全国中医药行业高等教育「十三五」创新教材

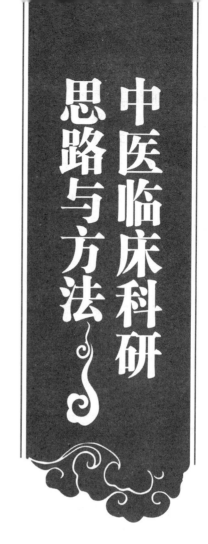

中医临床科研思路与方法

马英锋　夏铂◎主编

中国中医药出版社

·北京·

图书在版编目（CIP）数据

中医临床科研思路与方法 / 马英锋，夏铂主编 . —北京：中国中医药出版社，2019.7

全国中医药行业高等教育"十三五"创新教材

ISBN 978 – 7 – 5132 – 5442 – 7

Ⅰ . ①中…　Ⅱ . ①马…　②夏…　Ⅲ . ①中医临床—中医学院—教材　Ⅳ . ① R24

中国版本图书馆 CIP 数据核字（2018）第 301470 号

中国中医药出版社出版

北京经济技术开发区科创十三街 31 号院二区 8 号楼

邮政编码　100176

传真　010-64405750

山东百润本色印刷有限公司印刷

各地新华书店经销

开本 787 × 1092　1/16　印张 17.75　字数 326 千字

2019 年 7 月第 1 版　2019 年 7 月第 1 次印刷

书号　ISBN 978 – 7– 5132 – 5442 – 7

定价　68.00 元

网址　www.cptcm.com

社 长 热 线　010-64405720

购 书 热 线　010-89535836

维 权 打 假　010-64405753

微信服务号　zgzyycbs

微商城网址　https://kdt.im/LIdUGr

官 方 微 博　http://e.weibo.com/cptcm

天猫旗舰店网址　https://zgzyycbs.tmall.com

如有印装质量问题请与本社出版部联系（010-64405510）

《中医临床科研思路与方法》
编　委　会

编写说明

　　《中医临床科研思路与方法》是以科学观念与科研规范为核心，结合中医临床科研工作实际，阐述了中医临床科研概论、研究方法、疗效评价、科研选题、科研假说、课题的研究设计、数据收集处理方法、开题报告、论文撰写、文献检索等方面的内容，体现了从中医临床科研实际出发，注重中医临床科研的基本概念、基本知识、基本方法的学习，倡导科学观念的建立和研究规范的应用，突出中医临床科研的思路、基本步骤与基本方法，强调培养实事求是的科学素养、科学精神和严谨、规范的科学探究能力、创新能力的指导思想，目的是为培养能胜任中医临床科研工作的高层次人才奠定基础。

　　本教材分为十章进行编写。第一章为中医临床科研概论，由夏铂编写，包括医学科学研究概论、医学研究方法与分类、医学科学研究的过程、中医临床科研概述、中医临床科研特点及注意事项、中医临床科研发展思路等六节内容，以便学生学习和掌握中医临床科研的概念和特点；第二章为中医临床研究方法，由范灵编写，包括中医临床研究方法概述、临床流行病学及其研究方法、描述性研究、分析性研究、实验性研究、循证医学与中医药临床实践、中医药临床研究需要注意的问题、临床研究偏倚与机遇的控制方法等八节内容，以便学生学习和掌握中医临床基本的科研方法；第三章为中医临床评价及疗效评价体系研究，由马惠昇编写，包括中医临床评价的目的、中医临床评价的基本方法、中医临床疗效评价的设计等三节内容，以便学生学习和掌握中医临床疗效的评价方法；第四章为中医临床科研选题，由马英锋编写，包括医学科研选题概述，中医科研选题基本过程及思路和常见问题，中医、中西医、针灸康复临床研究的选题方法等三节内容，以便学生学习和掌握中医临床科研选题的思维和方法；第五章为中医临床科研假说，由崔瑞琴编写，包括科研假说概述、中医科研假说的特点与存在的问题、科研假说在中医临床科研中的应用等三节内容，以便学生学习和掌握中医临床科研假说的提出和应用；第六章为中医课题的研究设计，由邱红燕编写，包括科研设计概述、常见科研设计的类型、常用实验研究统计设计方法、研究设计的伦理学原则等四节内容，以便学生学习和掌握中医临床课题的设计类型和方法；第七章为中医临床科研数据收集处理方法，由郭忠琴编写，包括数据的采集、数据的存储、数据编辑与整理、数据的分析等四节内容，以便学生学习中医临床科研数据的处理方法；第八章为中医临床科研开题报告，由许建峰编写，包括开题报告的主要内容、开题报告的注意事项、课题论证、开题后修改、科研标书的撰写等五节内容，以便学生学习和掌握中医临床科研开题报告的撰写方法；第九章为中医临床科研论文撰写，由南一编写，包括撰写科研论文的意义、资料的处理及表现方法、撰写论文的主体部分等三节内容，以便学生学习和掌握中医临床科研论文撰写的方法；第十章为中医临床科研文献检索，由郎燕编写，包括文献概述、文献检索概述、中医文献检索数据库、文献信息服务保障系统、文献管理软件等五节内容，以便学生学习和掌握中医临床科研文献检索的方法和数据库、软件的应用。

教材每一章都根据学生对中医临床科研知识的需求，结合中医临床诊疗情况进行编写，更加契合临床实际和应用，并且更为合理地体现中医学科临床研究的进展，以帮助学生掌握和应用。

鉴于中医硕士专业学位研究生的教材建设尚在探索中，宁夏医科大学为了提高研究生的培养质量而进行了本教材的编写，期望研究生在接受本门课程教育的基础上，结合导师的课题和指导，以及中医住院医师规范化培训基地的临床实践教学，在中医临床和研究方面有所创新，对培养中医临床高层次人才的创新能力有所裨益。本教材适用于中医临床型硕士研究生，兼顾博士生，并可作为业内参考用书。本教材编写会有一些不足和缺点，敬请学者专家指教，我们的愿望是通过大家的努力，不断提高中医硕士专业研究生的培养质量。

在此对本教材编写过程中给予大量支持和帮助的中国中医药出版社表示感谢！

《中医临床科研思路与方法》编委会

2019 年 1 月

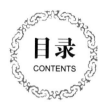

目录
CONTENTS

第一章　中医临床科研概论 ……………………………………………001

第一节　医学科学研究概论 ………………………………………001

一、科学研究与医学科学研究的定义 …………………………001

二、医学科学研究的目的 ………………………………………002

三、医学科学研究的特点 ………………………………………003

第二节　医学研究方法与分类 ……………………………………004

一、医学研究方法 ………………………………………………004

二、医学科研的分类 ……………………………………………006

第三节　医学科学研究的过程 ……………………………………009

一、选题与立题 …………………………………………………009

二、制定方案 ……………………………………………………010

三、资料收集 ……………………………………………………010

四、数据整理与管理 ……………………………………………011

五、数据分析 ……………………………………………………012

六、研究报告的撰写 ……………………………………………012

七、成果申请 ……………………………………………………014

八、专利申请 ……………………………………………………014

第四节　中医临床科研概述 ………………………………………015

一、中医临床研究生培养现状 …………………………………015

二、中医临床科研的基本原则 …………………………………016

三、中医临床科研的基本目标 …………………………………017

四、中医临床诊察技术及辨证论治体系研究 …………………018

第五节 中医临床科研特点及注意事项 ·· 019

　　一、中医临床科研特点 ··· 019

　　二、中医临床科研的注意事项 ·· 021

第六节 中医临床科研发展思路 ·· 022

　　一、中医临床科研方法的开发思路 ··· 022

　　二、对中医临床科研发展思路的思考 ·· 023

　　三、中西医结合科研发扬中医特色科研方法 ·································· 025

第二章 中医临床研究方法 ··· 027

第一节 中医临床研究方法概述 ·· 027

　　一、中医临床研究方法 ··· 027

　　二、临床研究的原则 ··· 028

　　三、临床研究的基本要素 ·· 029

第二节 临床流行病学及其研究方法 ··· 029

　　一、流行病学的定义及其诠释 ·· 029

　　二、流行病学研究方法 ··· 030

　　三、临床流行病学的定义 ·· 031

　　四、临床流行病学的特征 ·· 031

　　五、临床流行病学的核心内容 ·· 031

第三节 描述性研究 ··· 032

　　一、概述 ··· 032

　　二、现况研究 ·· 035

　　三、生态学研究 ··· 037

第四节 分析性研究 ··· 038

　　一、病例对照研究 ··· 039

　　二、队列研究 ·· 043

第五节 实验性研究 ··· 047

　　一、实验性研究概述 ··· 047

　　二、随机对照试验 ··· 048

第六节　循证医学与中医药临床实践 ···049

　一、循证医学的相关概念 ···049

　二、循证医学实践的方法 ···050

　三、循证医学的局限性 ···051

　四、循证中医药 ···052

　五、循证中医药的机遇与存在的问题 ···053

第七节　中医药临床研究需要注意的问题 ·······································054

　一、建立具有相对"金标准"意义的证候标准 ·································054

　二、进行严格的临床试验 ···054

　三、建立效应指标体系 ···055

　四、有关中医药的随机对照试验 ···055

第八节　临床研究偏倚与机遇的控制方法 ·······································055

　一、选择偏倚 ···056

　二、信息偏倚 ···057

　三、混杂偏倚 ···057

第三章　中医临床评价及疗效评价体系研究 ·······································059

第一节　中医临床评价的目的 ···059

第二节　中医临床评价的基本方法 ···060

　一、当代中医药临床疗效评价的指标、方法与体系研究 ·····················060

　二、针对不同疾病的中医药临床疗效评价研究 ·····························063

第三节　中医临床疗效评价的设计 ···065

　一、中医临床疗效评价的现状 ···065

　二、如何进行中医临床疗效评价 ···066

　三、如何构建并完善中医临床疗效评价指标体系 ·························068

　四、检验中医有效性科学假说的重要途径 ·····································070

　五、循证医学与中医临床疗效评价 ···070

　六、中医临床疗效判定指标研究结果的判定 ·································071

　七、加强质量控制，提高临床疗效 ···072

八、中医疗效评价的要素 ………………………………………………… 073

第四章 中医临床科研选题 …………………………………………… 075

第一节 医学科研选题概述 ………………………………………… 075

一、选题的概念 …………………………………………………… 075

二、选题的指导思想 ……………………………………………… 076

三、选题的意义 …………………………………………………… 076

四、选题的原则与思路 …………………………………………… 076

五、选题的步骤 …………………………………………………… 081

六、课题界定 ……………………………………………………… 081

第二节 中医科研选题基本过程及思路和常见问题 ……………… 082

一、中医科研选题的基本过程 …………………………………… 082

二、中医科研选题思路 …………………………………………… 083

三、中医科研选题常见的问题 …………………………………… 085

第三节 中医、中西医、针灸康复临床研究的选题方法 ………… 085

一、中医临床研究的选题方法 …………………………………… 085

二、中西医临床研究的选题方法 ………………………………… 086

三、针灸康复治疗研究的选题方法 ……………………………… 087

第五章 中医临床科研假说 …………………………………………… 089

第一节 科研假说概述 ……………………………………………… 089

一、假说的定义 …………………………………………………… 089

二、科学假说与伪科学 …………………………………………… 090

三、假说的性质 …………………………………………………… 090

四、假说的特征 …………………………………………………… 091

五、假说的类型 …………………………………………………… 094

六、假说的验证 …………………………………………………… 094

第二节 中医科研假说的特点与存在的问题 ……………………… 095

一、中医科研假说的特点 ………………………………………… 096

　　二、中医科研假说中存在的问题 ……………………………………………… 098

第三节　科研假说在中医临床科研中的应用 …………………………………… 099

　　一、假说的提出与检验 …………………………………………………………… 099

　　二、假说在中医理论发展及科学研究中的作用 ……………………………… 104

　　三、中医假说的建立步骤 ……………………………………………………… 106

　　四、中医假说的检验 …………………………………………………………… 107

　　五、中医研究中的特殊选题问题与医学科研的选题 ………………………… 108

第六章　中医课题的研究设计 ……………………………………………………… 109

第一节　科研设计概述 ……………………………………………………………… 109

　　一、研究设计的组成 …………………………………………………………… 110

　　二、科研设计的基本要素 ……………………………………………………… 111

　　三、科研设计的基本原则 ……………………………………………………… 113

第二节　常见科研设计的类型 …………………………………………………… 116

　　一、描述性研究 ………………………………………………………………… 117

　　二、分析性研究 ………………………………………………………………… 120

　　三、实验性研究 ………………………………………………………………… 127

第三节　常用实验研究统计设计方法 …………………………………………… 129

　　一、完全随机设计 ……………………………………………………………… 130

　　二、配对设计 …………………………………………………………………… 130

　　三、随机区组设计（配伍设计） ……………………………………………… 131

　　四、交叉设计 …………………………………………………………………… 132

第四节　研究设计的伦理学原则 ………………………………………………… 133

　　一、尊重原则 …………………………………………………………………… 133

　　二、知情同意原则 ……………………………………………………………… 133

　　三、有益原则 …………………………………………………………………… 134

　　四、公正平等原则 ……………………………………………………………… 135

第七章　中医临床科研数据收集处理方法 ································· 136

　第一节　数据的采集 ·· 136

　　一、统计报表 ·· 136

　　二、经常性工作记录 ·· 136

　　三、二次研究 ·· 137

　第二节　数据的存储 ·· 139

　　一、SPSS统计分析软件简介 ·· 139

　　二、SPSS for Windows主要功能与窗口 ······························ 140

　第三节　数据编辑与整理 ·· 151

　　一、数据库编辑与整理 ·· 152

　　二、文件编辑操作 ·· 164

　第四节　数据的分析 ·· 176

　　一、数据分类 ·· 176

　　二、常用统计分析方法的选择 ······································ 177

　　三、统计学描述 ·· 178

　　四、统计学推断 ·· 185

第八章　中医临床科研开题报告 ··· 205

　第一节　开题报告的主要内容 ·· 205

　　一、中英文摘要 ·· 205

　　二、课题立项依据 ·· 205

　　三、课题研究内容 ·· 205

　　四、课题研究的技术路线 ·· 206

　　五、初步研究基础或预实验结果及可行性分析 ························ 206

　　六、拟解决问题的关键问题和解决方案 ······························ 206

　　七、课题研究计划进度 ·· 206

　第二节　开题报告的注意事项 ·· 207

　　一、做好开题报告的知识储备 ······································ 207

　　二、认真写好开题报告 ·· 208

第三节　课题论证 ·· 210

一、对研究课题的论证 ································· 210

二、对课题实施和完成条件的论证 ··············· 210

第四节　开题后修改 ·· 210

第五节　科研标书的撰写 ································· 211

一、科研标书与开题报告的关系及特点 ········· 211

二、科研标书撰写的常见问题 ····················· 212

第九章　中医临床科研论文的撰写 ···················· 216

第一节　撰写科研论文的意义 ························· 216

一、对整体人类社会的意义 ························· 216

二、对于研究者个人的意义 ························· 217

三、撰写和发表科技论文是促进科学研究和学术交流的重要手段 ·········· 218

第二节　资料的处理及表现方法 ····················· 218

一、"引言"的定义和作用 ························· 218

二、"引言"的主要内容 ···························· 219

第三节　撰写论文的主体部分 ························· 221

一、"材料和方法"的主要内容 ··················· 222

二、"结果"的重要性及其目的 ··················· 223

三、科技论文中数据的处理表达 ··················· 224

四、如何撰写"讨论" ······························ 229

第十章　中医临床科研文献检索 ······················ 233

第一节　文献概述 ·· 233

一、文献基础知识 ···································· 233

二、医学文献的特点 ································· 237

第二节　文献检索概述 ···································· 238

一、文献检索原理（包含文献检索类型） ········ 238

二、文献检索语言 ··· 239

三、文献检索方法及途径 ··· 242

四、文献检索技术 ·· 243

五、文献检索的步骤 ·· 247

六、文献检索的评价 ·· 249

第三节　中医文献检索数据库 ····································· 250

一、中医古籍文献检索 ··· 251

二、现代中医文献检索 ··· 255

第四节　文献信息服务保障系统 ································· 260

一、中国高等教育文献保障系统（CALIS） ··············· 260

二、国家科技图书文献中心（NSTL） ····················· 261

第五节　文献管理软件 ··· 263

一、E-Study（数字化学习与研究平台） ··················· 264

二、NoteExpress ·· 265

三、EndNote ··· 266

参考文献 ··· 268

第一章 中医临床科研概论

第一节 医学科学研究概论

一、科学研究与医学科学研究的定义

科学研究是一种探索未知，创造新知识和新技术的活动。科学研究是实践中人类运用正确的观点和精确的方法去观察未知事物，并通过理论思维反映事物的本质规律或验证、发展有关知识的认识活动，最后获得崭新启示，发现事实，阐明其规律，建立新的理论，发明新的技术。

医学科学研究主要以人为研究对象，从生物、心理、社会与环境等多角度，揭示人体生命本质与疾病发生、发展的现象和机制，认识人与环境的相互关系，认识健康与疾病相互转化的客观规律，用理性的方法去整理感性的材料，为防治疾病提供技术、方法和手段来提高健康水平。医学科学研究涉及生命科学的各个层次。从宏观上要考虑生态、环境、社会因素对人类健康的影响，从微观上要从人体器官、细胞、分子水平揭示各种生命现象和疾病发生、发展和转归的机制。随着人类基因组学和蛋白质组学的深入研究，生命科学微观层次的研究已进入后基因组时代，使科学家对人体疾病发生的生物学过程的认识大大扩展了，为建立新的诊断和治疗方法，发展个体化医疗、个体化用药奠定了基础。随着现代医学与其他学科之间的相互渗透，以及从"生物医学模式"到"生物—心理—社会医学模式"的转变、健康概念的更新、对于医学目的的重新认识，医学研究的内容逐渐扩展，已经由原来的寻求治疗疾病的方法，转到寻找致病因素及"预防疾病、保护和促进人们身心健康"上来。

科学研究就是为了认识客观事物的运动规律和内在本质，为了探索并认识未知，而进行的一种能促进社会进步与经济发展的实践活动。医学科研是为了探索医学中未知事物并发现其内在规律，以防治人类疾病和增进人类健康为目的的科学研究。医学

科研的基本任务是揭示人体结构、功能与理化机制，揭示疾病的发生原因与发展过程，以及疾病与健康间的转化规律及其影响因素，研究对疾病有效的预防、诊断和治疗方法，增进人类的身心健康和延缓衰老等。

二、医学科学研究的目的

在医学科学研究活动中，运用科学的实践和理论思维技巧，充分发挥人类的智慧，去发现新现象，提出新理论。其中反映了医学科学研究的最重要的特征就是不断探索、创新和发展。如果仅仅是重复已被公认的前人的研究，没有新的见解或新的发现，那只能算是新技术或新方法的引进。因此，医学研究的首要任务是创新。医学研究的对象看起来简单，仅仅是人体，但以人体为中心展开的研究范围却十分广泛。在深度方面，对人的生老病死的每个阶段都要进行研究。在广度方面，对周围环境和社会环境中可能影响人体健康的各种因素也要进行研究。深度和广度之间的关系交织在一起，使得医学科学的内容变得十分复杂而庞大，任何其他学科的研究都难以与之相比。根据医学研究过程的不同发展阶段，联合国教科文组织把医学科研分为三大类：即基础研究、应用研究、发展研究。每个阶段都有各自的任务。基础研究是揭示生命现象的本质和机制的探索性和创造性研究活动。这类研究探索性强，研究周期长，对研究手段要求高。其研究结果是新观点和新信息常常上升为普遍的原则、理论和定律，是医学学科发展的源泉，是新发明、新技术的基础，是医学科学研究发展的动力。应用研究是基础研究的延伸，是从理论到实际应用的桥梁。主要以基础研究中揭示的一般规律、形成的学术观点和理论为指导，针对某个特定的有实际应用价值的目标开展的研究，如疾病诊断、治疗和预防方法的研究，新药物、新生物制品、新医疗技术及设备的研究等。对科学技术有所创新，形成解决这一问题的新技术、新方法。发展研究，又称开发研究或试验研究，是运用基础研究和应用研究的知识，推广新产品、新材料、新技术、新试剂、新仪器或器械、新设计和新方法，或对之进行重大的、实质性改进的创造活动，直接造福于人类，有明显的实用价值。既能促进科研成果的转化，又能产生社会效益和经济效益。和前两种研究的区别在于基础研究与应用研究是为了增加和扩大科学技术知识，而开发研究则主要是为了推广和开辟新的应用领域。以上三类研究互相补充，互相促进并可互相转化。基础研究是应用研究的基础，应用研究是基础研究的延伸。应用、开发研究不仅是对基础研究成果的进一步延续和证实，而且反过来又促进基础研究的发展。

三、医学科学研究的特点

（一）伦理性

医学研究特别是临床医学研究，一般将人作为研究对象。所以在研究过程中应体现伦理价值和道德追求，应该优先考虑到人的利益及相关伦理道德的问题，任何违背这一原则所开展的研究都是不道德的。因此，要求科研人员必须具有高尚的职业道德和严谨的科研作风，从事医学研究要符合伦理原则，保证安全可靠，绝不允许直接、间接地有损人的健康。尽管在实际的医学研究中，以人体为研究对象时，很多研究只能被动地观察，而很少能主动干预。例如，在研究基因与环境的交互作用时，研究对象的患病情况、基因分型、环境暴露等原则上是研究对象的自然属性，而不是研究者可以主动设置的干预措施。但涉及人体试验的研究，都必须在严肃的道德准则和严格的法纪规定下进行，国际上共同遵守的"人体试验准则"、美国的食品及药品管理法和我国药品临床试验管理规范等都对人体试验做了严格的规定，如知情同意原则、实（试）验设计及进行过程的伦理道德原则等，是每个医学科研人员必须遵循的。

（二）复杂性

人既在自然界中生活，又在一定的社会环境中生活，具有自然与社会双重属性。人体的精神、心理状况、生理活动和疾病过程研究不仅受到生物、心理、环境等因素影响，还受到社会因素的影响，从而增加了医学研究的复杂性。这就要求医学科研人员在制订研究计划，考虑研究方案时，更要有周密严谨的科学态度，以确保研究结果的可靠性。

变异是生物普遍存在的共同特征，人体生命系统通过自催化、超循环的方式不断与外界进行着物质、能量、信息的交换。外界环境中各种影响因子和自身遗传因素的交互作用使得不同的生命体内部处处存在随机涨落，表现出强烈的个体差异。例如，根据个体基因型的差异，可利用基因探针制备"基因指纹"，为每个人身份提供无可辩驳的证据，因为两个人具有相同"指纹"的概率只有三百万亿分之一。

医学研究中的干扰既有来自受试者的，也有来自研究者本身的；既有主观的，也有客观的。这些干扰可能严重影响研究的顺利进行，影响对研究结果的正确判断。可见，严谨的科学态度、严密的研究设计对于医学研究至关重要。只有应用科学严谨的科研设计方案，才能最大限度地减少和控制研究过程中可能产生的各种偏倚和错误，提高研究结果的重现性。

（三）多学科、交叉综合性

随着科学领域的不断向前发展，科学已发展成为一个纵横交错、相互联系的巨大网络系统。医学门类内部及医学与自然科学、社会科学等其他门类科学之间的交叉与融合，形成新的具有交叉性、综合性和系统性的知识体系。医学与自然科学的交叉是科学之间发生的外部交叉，这种交叉构成了医学发展的强大动力。例如，通过生物界全基因组的比较分析，大大促进了对人类致病基因及其在有关疾病诊断、预防和治疗中的研究。医学科学众多分支学科之间的交叉与融合，使医学研究及整个医学领域都得到了进一步发展，免疫学与生命科学中其他学科的交叉、融合就是鲜明的一例。很多生命活动的基本问题，都是通过免疫学研究首先发现的。医学与其他学科的交叉和医学科学内部各学科的交叉，扩大了医学科学研究的视野，引发了多元思考，促进了医学的新发现，学科交叉点往往就成为医学科学新的生长点、新的医学科学前沿，推动了医学研究层次的深入。

（四）微观研究与宏观研究相结合

医学研究已经历了从整体水平到器官水平、细胞水平、分子水平，从个体水平到群体水平、生态水平以至宇宙水平的发展历程。在微观研究不断深入的基础上向宏观研究不断拓展，从而出现微观研究与宏观研究相结合的新的研究领域和热点。人工器官、组织工程和生物材料的研究能很好地体现微观与宏观的综合研究这样一个特征。以组织工程为例，干细胞作为种子细胞定向分化为目标成体细胞和目标组织，不仅要关注种子细胞增殖成为目标组织，更要关注在这个过程中，哪些生长因子，在哪一个增殖环节上起作用，只有弄清楚了这些，才能把握干细胞向目标细胞转化，最后增殖形成目标组织这样一个宏观问题。干细胞定向转化的生长因子研究属于微观问题，但必须从研究胚胎发育及组织修复这样一些宏观过程入手，才能找出影响过程的微观因素——生长因子的作用、具体成分与结构，以及它们的作用环节与条件等。

第二节　医学研究方法与分类

一、医学研究方法

科学研究作为一种探索医学及相关未知领域的认识活动，必然要求具有科学的研究方法。要求运用正确的科研思维和方法，通过观察和实验获取有关资料，并通过理论思维将所获得的感性资料进行加工，上升为理论，以阐明事物内部的规律。通常是通过联合使用、交替使用和综合运用比较与分类、分析与综合、归纳与演绎、类比推理等方法，对各种信息进行选择、组织、解释、处理和转换，以认识生命现象的本质及其发生发展的规律。

（一）比较与分类

有比较才有鉴别，比较是人们思维的基础，是医学研究的重要方法之一。在相同的条件下通过定性和定量比较，找出同类现象或事物，认识研究对象间的相同点与不同点，揭示事物之间的异同。按照比较的目的将同类现象或事物编组，即根据事物的共性与个性特征进行分类，分类是整理加工科学资料的基本方法。

分类法和比较法是相关联的，没有比较就没有分类，没有分类就没有更深层次的比较。例如，同一生物活性物质作用于人体的不同器官或细胞，其生物效应不同，从而设想是由于各器官或细胞有不同的受体所致。进一步根据部位、结构和功能的异同，将受体分为若干亚型。肾上腺能受体分为 α 与 β 两类，而且 α-肾上腺素能受体又进一步分为 α1、α2，β-肾上腺素能受体分为 β1、β2、β3。

（二）分析与综合

分析是医学科学研究中必不可少的方法，将研究对象的整体分解为各个层次、环节、部分、要素、单元等，然后分别研究每一个组成部分，获得研究对象各部分的特殊性、作用、本质，以及各部分的关系的认识。

综合是建立在分析的基础上，将研究对象的各个部分联系起来加以综合、概括、提炼，从整体上认识它的本质，从而将认识引向深入。核内受体超家族学说的发展是一个典型例子。甾体激素受体、甲状腺受体、维A酸受体都属于核内受体，对它们分别深入研究的结果表明，其在一级结构和基因结构上具有同源性。它们的一级结构均可分为六个区域：N端的 A/B 区具有转录激活作用；C 区为 DNA 结合区；D 区与受体在核内定位有关；E 区为激素结合区，可与配基（激素）和热休克蛋白结合；F 区功能意义未明。由于这些结构区分别参与配基与受体、受体与 DNA 及受体与其他核内转录因子的相互作用，综合起来考虑，核内受体超家族是一大类转录调节因子。

（三）归纳与演绎

归纳是从个别事实中推演出一般的概念、原理，即从个别到一般，从特殊到普遍的思维运动。通过列举某一类有限的、个别对象的正确判断，来获得该类对象的合乎逻辑的全部判断，在概括经验事实的基础上，形成医学理论的假说。在许多情况下，运用归纳推理可以得到新的知识。按照一定的目标，运用归纳推理的思维方法，取得新颖性结果。

与归纳相反，演绎是由普遍性的前提推出特殊性结论的推理方法，从已知的一般原理、定量或概念出发，推理出个别或特殊的结论。只要前提是正确的，推理是合乎逻辑的，则演绎的结论必然是真实的。

归纳是演绎的基础，归纳又需要以演绎为指导，两者相互依赖，互相促进，互为补充，相辅相成。例如，发现大量食用黑木耳可引起紫癜，而紫癜的常见原因是血小板功能障碍，提出黑木耳可能含有抑制血小板功能物质的假说。

类比是根据两个或两类对象之间在某些方面有共性的、相似或相同的属性，从而推出它们在其他方面也可能具有相似或相同的属性，是从个别到个别，从特殊到特殊的推理过程，可以帮助形成假说。例如，阿托品能扩张血管，改善微循环，并已知阿托品属于 M- 胆碱能受体阻滞剂。中药颠茄中分离出来的山莨菪碱也属于 M- 胆碱能受体阻滞剂，因此、推测山莨菪碱也具有改善微循环的作用。

二、医学科研的分类

（一）按医学科研的任务来源分类

按医学科研的任务来源分类可分为纵向科研任务、横向科研任务和自拟选题。

1.纵向科研任务

纵向科研任务是指各级政府主管部门组织、下达并资助的项目与课题。包括国家、各级政府、有关科研管理部门和专业发展规划中确定的科研任务，或卫生部（现为国家卫生健康委员会，下同）根据医药卫生事业发展的要求和在疾病的预防与诊疗工作中遇到的一些科技难点与问题，进而提出的科研项目与课题。如我国的"863"与"973"项目、国家及卫生部攻关的重大课题、国家与省自然科学基金项目、各省市资助的社会发展课题与科技计划基金项目等，一般通过择优或申报的方式落实到科研单位或科研团队。

2.横向科研任务

此类课题与科研立项是以横向的科研合同为依托，主要由企业或事业单位委托科研单位或团队进行，研究经费一般由委托单位提供。由于我国社会和健康事业发展的需要，具有很强综合性的医学科研课题与日俱增，这类课题通常需要不同部门、不同行业、不同系统间的积极协作才能完成。

3. 自拟选题

自拟选题是科研人员根据本学科发展并结合本人的专长考虑医疗卫生工作的实际需要，由自己提出的研究课题。自拟选题的其中一部分是经过了答辩、评审等程序，由所在单位给予经费资助的课题，如医院青年基金、学校人才基金等；另一部分则是科研人员根据自己的专业方向，或是在科研、教学和临床实践中遇到的实际问题而自行研究的课题。自拟课题一般有创新的学术思想，很可能发展成重大科研课题，具有很强的储备性质。

（二）按医学科研的活动类型和意义分类

按医学科研的活动类型和意义分类，可分为基础研究、应用基础研究、应用研究和发展研究。

1. 基础研究

基础研究是以认识自然现象，探索自然规律为目的，获取新知识、新原理、新方法的科研活动。基础研究的周期往往很长，要求有先进的技术与科研手段，得到的结果通常是具有很强探索性的科学发现，可以对相关的科学领域产生深远的影响。医学基础研究是探寻生命活动的基本规律，发现人体生理机制，揭示疾病发生、发展和转归的一般规律，从而能对疾病的诊疗与预防提供科学理论依据的一系列科研活动。

2. 应用基础研究

应用基础研究指具有广泛的应用前景，并且其研究方向明确，以获取新原理、新方法、新技术为主要目的，可以在较短时间内取得技术突破的研究。应用基础研究是基础研究与应用研究之间的纽带，应用研究中的理论性研究也称为应用基础研究。医学应用基础研究是为了探索疾病的病因、发病机制、病理变化和转归，并能为疾病的预防、诊断、治疗和康复提供理论依据的研究。

3. 应用研究

应用研究指针对某种实际问题或特定有实际应用价值的目标而开展的研究，具体研究如何利用基础研究的科研成果并转化为新方法、新技术和新产品。医学应用研究主要研究如何解决疾病预防与诊疗中的实际问题，就是将医学的基础理论研究转化成实际运用的形式，如疾病的预防方法、诊断与治疗技术的突破、新药物、新医疗设备的研究等。

4. 发展研究

发展研究又称开发研究，指将基础研究和应用研究的科研成果扩大到生产中，推广新设计、新流程、新方法、新材料和新产品，并进行工业生产前的研究。医学开发研究是运用医学科研成果对疾病的预防、诊断及治疗技术进行实际的提高与改进，以及开发并工业化试生产新的药物、新生物制剂、新医疗设备等。

（三）按研究内容和学科的属性分类

按研究内容和学科的属性分类，医学研究可分为临床医学研究、预防医学研究、基础医学研究、社会医学研究等。

1. 临床医学研究

临床医学研究包括诊断方法研究和治疗方法研究。诊断方法研究的目标是向早期、特异、无损伤、微量、准确、快速、简便的方向发展，并逐步实现诊断技术的机械化、自动化。治疗方法研究包括药物、手术、放疗、化疗、理疗、体疗、精神心理治疗、营养治疗等，目的是安全方便、疗效可靠且可重复，结合要准确。临床医学研究需要中西医结合的研究，中医药学是研究人类生命现象和病理现象的知识体系之一，它有着独特理论体系和防病治病、养生保健的手段。应努力发展中医药学的特色，采取现代化科学研究方法和技术手段，提高中医药科学研究的水准。

2. 预防医学研究

伴随着医学模式的转变及"三级预防"学说的提出，医学研究需要从单纯治疗型向预防治疗型转变。疾病的早期发现、早期诊断、早期治疗、感染监控、消毒隔离、防止交叉感染、减少并发症、防止急病慢性化，以及社会预防、社会保健等都是预防医学研究的重要内容。

3. 基础医学研究

基础医学研究为疾病诊断、治疗和预防提供科学的理论依据，是新技术、新发明的源泉、后盾和先导。此外，基础研究对于提高医学学术水平、更新教材、改造旧专业、建立新兴的交叉学科、促进医学生的培养等方面有着十分重要的作用。

4. 社会医学研究

社会医学研究是从社会学角度研究医学问题的一类科学研究，它研究社会因素与个体及群体健康、疾病之间的相互作用及其规律，制定相应的社会卫生策略和措施，保护和增进人们的身心健康和社会活动能力，提高生活质量，充分发挥健康的社会功能，提高健康水平。

（四）其他分类方法

此外，按医学科研的体系，可分为现代医学科研、传统医学科研、中西医结合医学科研和药学科研；按医学科研采用的方法，可分为实验性研究、调查性研究和临床试验性研究；按医学科研的设计，可分为前瞻性研究与回顾性研究。

第三节　医学科学研究的过程

一般来说，一项完整的医学科学研究包括：在科学假说及其科学依据的基础之上，以探索和拟解决的医学问题为明确而且具体的目标来进行选题；确定研究计划、研究方案和技术路线，以及必要的信息和条件保障；设计整个研究工作中获取资料、整理资料和分析资料的方法与步骤；预计可能得到的研究结果与科学结论；形成研究报告、论文、专著；对研究成果与专利申请及转化的设想等。可总结为：选题→形成假说→定题→文献检索→科研设计→实验→数据收集→数据整理统计→分析、总结→科研论文、报告、答辩、发表、专利、推广→奖励→下一个选题。

一、选题与立题

选题是研究者想研究或准备解决的问题，如某一疾病尚未解决的病因、发病机制、诊断、治疗、预防等方面的问题。选题和立题是建立在假说的基础上。根据已知的科学实践和科学理论，对准备研究的课题提出一种假定的解释，以客观的事实和科学理论为依据，揭示某种医学现象或某个医学问题内在规律的可能，就是科学的假说。选取要研究的问题，再确立研究的题目，进行设计，制订计划。

实际工作中，供研究的题目很多，从疾病的发生到防治很多环节，各环节中都有很多值得研究探索的东西。在立题之前，不要重复研究已经解决了的问题，必须全面系统了解国内外对该课题已做过的研究工作的成就、现状、动态及其方法学，进行比较、选择和借鉴，改进或创新，必须全面系统查阅有关文献资料，特别是有代表性的主要检索系统中的有关资料。然后根据专业知识，经验，以及大量文献中得到的启示，以事实为依据，对本领域某问题提出理论假设，并据此立题。爱因斯坦曾说过："提出问题比解决问题更重要。"科研过程就是提出问题、解决问题的过程。

提出的问题是否可以立项，取决于该问题的科学性、创新性、先进性、实用性和可行性。例如：立论依据是否充分、是否符合当地政府科学发展战略的要求、是否符合人民群众对健康问题的迫切愿望、是否有助于阐明生命现象的本质、能否解决医学科学中防病治病的某些关键问题或关键技术、能否获取有价值的资料、所需要的经费和资源是否能解决等。

医学研究课题切忌过大或过于笼统。一个包罗万象、内容抽象、不切实际的研究课题是不可取的。搞科研要"有所为，有所不为"。特别对于刚刚加入科研行列者，应遵循先易后难、由小到大、由浅入深、不断积累、循序渐进的选题原则。

二、制定方案

研究课题确定后，需要一个周密的研究方案，为研究资料的收集、整理与管理、分析，研究工作的总结、论文的撰写，有关研究成果、专利的设想等做好组织安排，要求具体而明确，既要可信，又要可行。在研究方案中应注意：基础研究要能说明某一理论或机制；应用研究能说明创新点和改革方法；开发研究要能达到一定的经济和社会效益，这样才能使整个研究工作得以有效地进行。方案设计的优劣，直接关系到研究结果的成败，因此需要注意以下几点：

1.根据研究目的确定和合理安排研究因素，提高研究质量，如规定实验条件，设置适当的对照组，选择合适的分组方法和研究方法等。

2.正确选择研究对象、确定效应指标、正确估计样本含量。

3.严格控制非研究因素引起的误差，使研究结果保持较好的稳定性，如对混杂因素的处理，对不同来源变异的控制与分析等。在实际工作时，需根据研究目的、现有资源（人力、物力、财力）和时间要求等选择合理的研究设计，制定周密的研究方案。一般来说，从科学论证强度来看，前瞻性研究比回顾性研究强，随机对照研究比非随机对照研究强，纵向研究比横断面研究强，采取匹配控制的设计比完全随机的设计强。另一方面，科学论证性强的设计，操作起来往往相对较难。

三、资料收集

资料收集是指在研究设计方案指导下，力求取得准确可靠的原始数据信息。研究的指标与所研究的内容在科学理论上有本质的联系，要求正确反映研究因素的效应。指标有客观和主观之分。客观指标是指经仪器测定的结果记录或计算的有关指标，如身高、心电图、血细胞自动计数等。一般具有较好的真实性、可靠性，是研究设计中应着重选取的。主观指标包括研究者依据自己的经验判断和研究对象本身的主观感受所得结果的有关指标，易受心理状态及暗示程度的影响，如医生对病情、疗效的判定，患者自述的疼痛程度等，往往含有主观上的认识，以及随意性、偶然性，有时难以保证指标值的真实和稳定，甚至可能出现矛盾、误判，故在研究设计中常作为辅助指标。有时指标的客观性和主观性集为一体，如某些仪器检查所得的图像直接显示了客观结果，但这些未经数值化或未完全数值化的图像经医生的分析判断才能做出临床诊断，此时就含有主观性的成分。

为保证研究的质量，在数据收集的过程中，一切可能影响研究结果的非研究因素均应得到有效的控制。例如，各种处理方法应保持不变，实验的条件、环境应保持不变，采集、测量数据的仪器、方法和手段应保持不变。如果是多人合作、多中心合作，则正式实验前应进行统一培训，并进行一致性检验。研究过程中的所有观察结果，包括实验条件、环境条件等，都应该认真地、实事求是地记录和保存。对研究中出现的异常值，要持审慎的态度，不应简单地丢弃，应该查明原因，核查纠正。观察所得数据应及时交数据管理员进行管理。

四、数据整理与管理

为了充分有效地发挥数据的作用，必须对数据进行有效的管理。严格的数据管理是研究质量的又一重要保证，包括数据录入；数据审核，即检查数据的完整性、准确性；数据筛选，即将某些不符合要求的数据或有明显错误的数据予以剔除，获得符合条件的数据；数据排序，即按一定顺序将数据排列，以发现一些明显的特征或趋势，找到解决问题的线索等。大型研究数据必须由专人负责，数据管理员有责任确保数据的完整性和准确性。

一般采用计算机数据库程序进行数据管理，所用数据库必须是公认的数据管理软件，所建立的数据库文件必须能转换成统计分析软件能接受的数据格式，例如：Excel，EpiData，FoxPro。数据库的字段名须标准化，并且便于记忆和分析。为了减少数据录入的错误，对每个字段都要增加录入范围的控制和跳项选择。数据必须双份独立录，并且每一位数据录入员只能录入单份。对两次录入的数据进行比对，对发现的错误同样双份独立修改，直至两个数据库完全一致为止。这样，如果每一位数据录入员的错误率为1%，则两名数据录入员同时出错的概率为1/10000。研究期限较长的课题，数据管理员须根据课题需要，定时报告所收集数据的质量（如果是双盲试验，则进行盲态核查）。包括数据的逻辑检查，异常值、可疑数据的质询，缺失数据的报告，课题进展速度的报告，数据质量评价等，为课题负责人掌握课题进展，进行质量控制提供依据。

五、数据分析

数据分析的目的是把隐含在一大批看来杂乱无章的数据中的信息集中、萃取和提炼出来，以找出事物的内在规律。在实际工作中，数据分析可帮助人们作出判断，以便采取适当的行动。

数据分析中的统计分析方法的选择是以研究目的和资料的性质为依据，以统计理论为指导。对数据的分析（特别是大型资料）要有统计分析计划，并且计划在先，分析在后，尤其是验证性研究。须知，每种统计分析方法均有其应用条件，只有在满足该条件时方能达到最佳效果，在制订统计分析计划时应充分考虑到这一点，切不可没有计划，无视统计分析方法的应用条件，而根据统计分析结果的提示选择合乎主观愿望的方法和结果。对大型资料的分析，最好有专业统计人员的参与。

统计分析的任务不仅仅是根据研究目的对结果直接进行分析，同时还应包括对本次研究的质量和有效性进行评价，包括收集数据的目的是否明确，收集到的数据是否真实和充分，数据分析方法是否合理，数据分析所需资源是否得到保障，并对研究过程中可能的干扰进行控制。例如，受试对象的依从性评价；处理因素在研究过程中是否标准化；各处理组是否均衡可比；设立的对照组是否恰当；缺失数据的处理；对混杂因素的干扰采用分层分析或协变量控制的方法进行调整；多中心合作研究中，中心间的一致性评价，以及中心效应的分析与控制等，这些均应在统计分析计划中全面考虑。

进行统计分析应尽可能选用专门的统计分析软件，如 SAS、SPSS、STATA 等。除了专门针对统计方法进行研究，一般应用的统计分析方法均应是国际公认的、争议少的方法。对尚未得到公认的、争议较多的方法要慎用。应用统计分析软件时，要充分了解其功能和特性，正确选用相应的方法，谨慎设置各种方法的选择项，确保分析结果正确无误，并依据统计分析结果审慎做出结论。

六、研究报告的撰写

研究报告包括研究总结和研究论文，是科研工作的深化和总结，是从实践到理论的提炼，可以全面地概括研究工作的过程，充分反映研究的成果及价值，体现研究的水平。可供医学学术期刊或学术会议发表、交流，目的在于将有价值的研究成果进行推广、应用、转化，并接受实践的进一步检验。医学科研论文的质量，既反映了医学科研水平，也反映了医学发展动态，同时也为后人进一步研究发现和发明提供线索。它不同于一般的工作报告或工作总结，是将科研与实践工作中所得到的资料进行科学的归纳、分析、推理，并形成能够反映客观规律的论点。论文质量的高低取决于研究课题本身的学术价值，包括研究问题本身的理论价值和应用价值；取决于研究设计和手段的科学性、先进性、创新性；取决于研究质量的可靠性和可信性；取决于成果推广应用的普遍性、安全性和有效性等。有了好的研究课题，并获得了可靠的资料及相应的结果，对研究结果的正确表述与分析依赖于研究者的写作水平。一篇医学科研论文一般应表述清楚如下四个问题：为什么要做该项研究？是如何进行该研究的？发现了什么？对研究中的发现是如何思考和评价的？在撰写时要求用词准确、表达清晰、行文规范，层次清晰、便于审读、相互衔接，排版美观、图文并茂，具体注意以下几点：

1. 规范化

规范化主要是指论文行文格式的规范化，包括论文格式的规范化，计量单位的规范化，专业术语和缩略语的规范化，引用参考文献的规范化，统计图/表的规范化。规范化的目的是便于阅读，便于索引，便于交流。

2. 语言文字的表达

论文是用文字形式表达的，因此用词要准确、通顺、简明、严密。问题的阐述要有逻辑性，层次分明，论证充分、严谨，说理清楚，以理服人，首尾一贯，明白确切。行文规范、文笔流畅。

3. 统计图与统计表的表达

统计表用表格形式，有条理地罗列数据和统计量；统计图将统计数据形象化。二者是研究结果的重要表现形式，是研究论文的重要组成部分，与论文相互补充。因此，图表应具有可读性，简单明了，并可独立于论文。一个图或表表达一个专题内容，同一内容图与表一般不重复。在一篇论文中图表不宜过多，一般平均一个版面配一个图表。

4. 研究论文的基本格式

研究论文的基本格式一般包括：论文题目，即对论文研究内容的概括；作者及作者单位；论文摘要，要求准确、完整地浓缩论文的内容；关键词，即一些代表论文特征的名词或词组；正文，即一篇研究论文最主要的部分，包括前言、研究目的、研究对象与研究方法、结果、讨论、结论；致谢；参考文献。

七、成果申请

医学科研成果是通过考察、实验、研制、观测等一系列医学科研活动取得的，具有学术意义或实用价值的创造性成果，具有新颖性、先进性和实用价值。并通过鉴定、验收、评估、评价，或在刊物上公开发表等方式获得社会的承认或实践的验证。医学科研成果促进了科学的发展，产生了社会或经济效益，包括发明、发现、技术进步，以及技术改造与推广等方面的内容。

目前，由于研究的对象、任务和目的不同，所取得的研究成果的表现形式、特点、评价标准和方法也不相同。参照国际上对科学研究的分类，结合我国科技成果管理的实际情况，分为理论研究成果、应用技术研究成果和软科学研究成果三大类。成果申请时首先要进行成果鉴定，即对科学技术研究工作获得的结果，就其成熟性、实用性、先进性、创造性，以及经济价值、学术价值和社会价值等，进行综合性的审查和评价，最后得出一个恰如其分的结论，并提出推荐意见和建议。在进行鉴定时要注意，申请的成果是否具备有关鉴定管理办法规定的条件；申请资料是否齐全完整，并符合规定；组织好鉴定委员会；用实事求是的科学态度进行成果的鉴定等。

八、专利申请

专利是由国家专利主管机关依据专利法授予申请人的一种实施其发明创造的专有权。授予专利权的发明，应当具备新颖性、创造性和实用性。申请专利是一种法律程序，可以使研究发明受到最大限度的保护。在申请专利前，要学习和熟悉专利法及其实施细则，了解什么是专利，谁有权申请并取得专利，如何申请和取得专利；对准备申请专利的项目是否具备专利性进行较详细的调查；从市场经济的角度对申请专利进行认真考虑；了解专利申请文件的书写格式和撰写要求、专利申请的提交方式、费用情况和审批过程；在提出专利申请以前，申请人应当对申请内容保密，以确保专利申请的新颖性。

第四节　中医临床科研概述

一、中医临床研究生培养现状

研究生教育是现在临床医学教育结构中最高层次的教育，经过基础和专业课学习、临床专科实习、学位科研论文三个阶段的培养，使培养的学生既成为合格的临床医生，又能开展临床科学研究、指导临床医疗工作。如何根据临床研究生专业专科特点进行有针对性的培养，保证其将来担负起培养高层次人才和发展科学的双重使命，又能开展临床医疗及研究工作。

从临床导师的角度分析，临床研究生的科研能力严重欠缺，这不是个别人的问题，而是整个应试教育带来的结果。尽管当今高校教育已从单纯传授知识转变到既重视知识的传授，同时注重知识的活学活用和知识的创新上来，但"冰冻三尺，非一日之寒"，传统的应试教育的高分思想对目前的教育体制的影响仍根深蒂固。一方面，学校对学生的科研能力培养不够重视，表现在课程设置上知识传授类课程较多，能力开发和兴趣培养的课程偏少或几乎没有。另一方面由于现在大学生择业制度的改革，大学毕业生面临着较大的就业压力。因此部分大学生认为上大学就是为了获得一张文凭，找到一份好工作。所以只看重分数高低，不注重自身能力的锻炼和培养，或不能很好地处理好学习知识与培养能力之间的关系，对学习、科研活动不感兴趣，却对社会兼职十分热衷，由此而影响了理论与专业知识的学习。所以学生应该做好以下几个方面转变：

第一，由学习知识（输入）型转为创造知识（输出）型。研究生阶段不同于本科阶段，本科阶段是一个打基础的学习过程，倾向于基础医学知识、临床技能的学习掌握。而进入研究生阶段应更注重创新性思维的培养，培养学生的发散性思维，以及勇于提出问题、解决问题的能力，将自己所学的知识向外转化，转化为现实成果的过程。

第二，由知识积累型转为能力掌握与提高型。能力包括逻辑（科学）思维能力，实验动手能力，语言文字表达能力，人事组织协调能力，应变能力和忍耐力（涵养）等。研究生阶段，同学们经过了大学学习，积累了许多知识，所以研究生的培养更注重能力的提高，即运用知识能力的提高创新。

第三，知识增长方式的转变。进入研究生阶段，知识的积累不能是单一算术均数增长，而应转变思路、找方法，以几何均数的方式增长。

第四，由封闭型人才向开拓型人才的转变。开拓型人才的特点是竞争性，外向性（善于表达，善于交流），经济性（市场化），资源配置合理性，创造性。进入研究生阶段应该从比较封闭的院校教育模式向开拓型人才方式转变。

第五，由注重智商向注重智商和情商全面发展的方向转变。进入研究生阶段应该由"高智商型"转变为"高智商＋高情商型"的全面发展。

二、中医临床科研的基本原则

（一）以中医理论为指导

中医理论主体的合理性和科学性是明确的，在中医学数千年的发展中一直指导着中医临床实践，并且取得了许多卓越成绩，离开了中医理论无法发展中医科研。例如，中医藏象学说中的"肾"具有许多方面的生理功能，肾为先天之本，主水，所以与生殖、泌尿有密切的关系。但仅限于此是不够的，因为中医学中的"肾"还有纳气、藏精等功能，中医学中"久病及肾""恐伤肾""肾开窍于耳"等论述，仅从生殖、泌尿的角度来进行科学研究是不全面的。

（二）以中医特色和优势为研究重点

与西医学相比，中医学的特色主要体现在"整体观念""辨证施治"和"治未病"等，其中涉及证候、藏象、经络、诊断、方剂等多方面的内容。在临床实践中，中医学的相对优势主要表现在某些难治性疾病的预防与预后的改善。所以，中医科研应当在充分保证研究特色的基础上，围绕优势领域深入开展研究，其中也应包括中西医结合治疗方法的研究。

（三）注重与现代科学技术相结合

在现代生命科学领域研究飞速发展的今天，人们已经能够从蛋白质、基因水平揭示生命和疾病的本质，合理地将这些前沿技术为中医科研所用意义重大。例如，现代医学采用整体观念观察认识到，疾病发生的早期阶段是由"细胞器质性改变"所引起的功能状态紊乱。

（四）减少高新技术的滥用

目前，分子生物学技术、计算机技术、药物提取技术、指纹图谱技术等现代科学技术已经广泛运用于中医的各项科研活动。但是，选择、应用现代先进技术不可盲目，一定要注重指标的合理性和必要性，应当根据中医理论、临床表现、病理过程与指标揭示的本质，本着"少而精"的原则选择观测指标，不可为追求高新技术而盲目滥用。

三、中医临床科研的基本目标

临床研究是中医科研的重点，其主要内容包括：临床各科疾病的防治，名方验方及各种治法的临床研究，中医临床疗效的评价体系，中药新药的临床观察与验证，中医养生与康复研究，中医生物医学工程研究，现代科学技术在中医临床领域中的应用研究等。中医临床科研的基本目标是满足中医学自身发展的需求，通过科学研究，实现中医临床的不断发展。同时，在目前环境下，中医临床科研还要满足现代社会对中医的要求，使中医适应现代社会。

（一）中医临床科研要满足中医自身发展的需求

中医发展依赖科学研究，通过科学研究，全面、系统、准确地继承和发挥中医传统优势，使几千年积累的前人智慧为现代疾病的防治工作服务，同时为中医未来发展奠定基础；创新、发展和完善中医基本理论，发掘、开发新的研究领域，实现学科不断分化，建立完备的中医理论体系；拓宽中医预防、诊治疾病领域，对现代多发病、疑难病、新发病、医源药源性疾病、特殊疾病展开中医防治研究，提高中医对人民健康事业的贡献度，增加中医在整个医药卫生事业中的比重。中医临床科研只有通过科学研究，才能实现自身的发展、强大，才可以拓展生存空间。

（二）中医临床科研要适应和满足现代社会对中医的需求

中医学是以预防和诊治疾病、保障人类健康为目标的科学体系，其学科属性为自然学科，符合自然学科的一般特征。当代自然学科以基于还原论的实证学科为主导，人们认识和判别一门学科的科学性毫无疑问以之为导向，所以在当代，中医临床科研不得不向实证方向靠拢，接受科学性的检验。而中医起源于古代，其学科内容的表述均应用古汉语；其理论多具有形而上学的哲学性质，缺乏目前条件下可以被认知的物质基础；其诊疗技术多受限于自然形成的人体可感觉的范围；其对于基于现代生活方式的慢性病与西医学一样认识不足。所以，中医临床科研要在准确理解的基础上用现代汉语表达其学科内容，充分利用现代技术，发展中医诊疗技术，加强对现代疾病谱的防治研究，使中医临床科研在现代和未来社会环境下仍能生存并发展壮大。

四、中医临床诊察技术及辨证论治体系研究

（一）中医临床诊察技术研究

诊察技术通过察看、检查患者取得病情资料，是了解患者身体状况和判断疾病本质的重要一环，是治疗疾病的重要基础。诊察技术的进步是医学发展的重要标志之一。

1. 中医临床诊察技术存在的问题

中医诊察技术主要是望、闻、问、切四诊，目前尚局限在人体感觉所能及的范围，由于仅凭人体感觉查知的信息有限，同时又受主观成分影响较大，所以对疾病诊断能力尚不能满足临床需求，尤其是对所谓"无证可辨"的患者，治疗的盲目性较大。并且中医诊察客观化、标准化程度较低。

2. 中医临床诊察技术的研究思路

引进、发展适合中医需求的人体生理、病理信号采集系统和分析、整合、判断体系，作为中医诊断的辅助诊察技术；对已研制成功的中医舌诊客观化和脉诊客观化等研究成果进一步深化，作为临床中医诊断的有机组成部分进行推广应用；研究面色检测分析技术、体表信息诊断系统、排泄物分析诊断系统，以及化学气味分析系统和声音信号采集分析系统；开发其他相应技术，研究建立中医诊查多技术整合分析智能诊断体系等，为中医诊断实现客观化、可量化、标准化提供基础。

（二）中医辨证论治体系研究

中医辨证论治体系是中医特色之一，目前中医辨证体系包括八纲、病因、气血津液、脏腑、六经、卫气营血、三焦和经络辨证等 8 个体系和 127 个基本证候。

1. 中医辨证论治体系主要存在问题

目前中医辨证论治体系分类、分型较少，不能覆盖临床实践所见情况，也不能全面指导临床实践。按目前辨证方法能够准确辨证且规范治疗的疾病，仍有部分疗效欠佳。例如，能正确辨证为肾阴虚，用六味地黄丸（或汤）进行治疗而缺乏疗效者，临床并不少见。可见，辨证体系仍需进一步细化，层次宜进一步增加，证型和亚型也宜进一步丰富。

2. 中医辨证论治体系研究思路

在全面继承、准确理解现有辨证体系的基础上，进一步进行中医辨证体系的创新，对现有辨证体系进行进一步深化、细化、标准化和客观化研究；对辨证规律尚不明确

的疾病，可应用聚类分析等多元统计学方法将患者症状、体征进行归类，以提供辨证线索；研究各种疾病状态和亚健康状态下中医证候分布、演化规律和对中药方剂的反应规律，尤其应开展缺乏疾病因素干扰的亚健康状态下中医证候的演化规律的研究；进行生理状态下中医辨证研究，建立辨证生理学或辨证体质学；探索中医辨证与基因变化、蛋白质表达等相关性研究及细胞活动和信息传递相关性研究。

第五节　中医临床科研特点及注意事项

一、中医临床科研特点

在中医临床研究方面，早在 1985 年我国就制定颁布了《新药审批办法》，对新药临床试验提出了严格、具体、规范的要求。同时组织专家编写《中药新药临床研究指导原则》，从而提高了中药新药临床试验的科学性、标准性、规范性。而在中医临床研究中广泛采用的现代实验诊断技术、病理和治疗的理论与方法等，使中医临床诊治规范不断发展，建立起一系列诊断标准、分期分级标准、辨证分型标准等。同时，临床研究中注重随机对照、盲法设计、流行病学调查等科研方法的运用，提高了中医临床科研的科学性、规范性和标准性。中医药不仅对诊治临床常见病、多发病发挥了重要的作用，而且在诊治疑难杂病方面显示出明显的优势和特色，在重大疾病的防治方面越来越受到重视。因此，中医药科学研究应首先从临床研究入手，运用现代科学方法观察病例，肯定疗效，总结经验，掌握规律，然后再做实验研究，以阐明其作用机制，提高中医药临床疗效，这是中医科学研究的一大特点；另一个重要特点，就是对名老中医的经验及中医文献的发掘、整理研究，也是中医科学研究的重要内容。

中医学是一门以防治疾病、保护人民健康为目的的应用科学，而医学科学则是随着现代科学技术的发展而成长起来的科学。它们的研究对象均是人体，研究的内容是人类生老病死的规律及其防治疾病的方法。现代医学科研是在有了实验医学之后产生的，一般的研究程序是先从实验研究取得成果，然后再到临床做试用研究，而中医科学研究则与现代医学科学的研究程序有所不同。中医特色体现在：基础理论方面，是以阴阳五行体系为指导的脏腑经络学说、天人相应学说为依据；在临床实践方面，是以辨证辨病论治为核心的理、法、方、药体系为原则。

在中医学的发展过程中，中医临床研究方法主要是临床观察、医案报告和临床经验的总结研究。近年来，随着临床流行病学等研究方法的引入，中医临床研究朝着更加科学化和客观化的方向发展，中医学家从以下领域开展了临床研究工作：

第一，辨证论治规律和证候客观化研究。辨证论治规律研究主要体现在辨证论治的思路方法、中医证候的客观化研究、中医辨证论治数据库构建等方面。例如，方药中的辨证论治七步法（脏腑经络定位，阴阳气血、表里虚实、风火湿燥寒毒定性，定位与定性合参，必先五胜，各司其属，治病求本，发于机先）体现了在外感、内伤病中辨证论治的规律性，使中医辨证论治方法更加明确、充实和完善。症的量化评价和证的客观本质研究也是目前中医临床研究的一个特点，这些研究促进了中医辨证的客观化进程，并促进了中医相关诊断设备的研制开发。中医辨证论治数据库的构建可以将多种新兴学科的研究方法引入中医辨证论治规律的研究，可以促进辨证论治方法的统一及客观化、通俗化，有助于提高临床诊断水平及临床疗效。

第二，疾病防治新技术、新方法的研究。疾病防治新技术、新方法的研究是中医临床研究的重点。近年来，活血化瘀、扶正祛邪等中医治则治法及临床综合治疗手段的研究应用，使中医药对心、脑血管疾病，恶性肿瘤，病毒性肝炎，老年病等重大疾病的治疗效果显著提高；中西医结合治疗急腹症和骨伤科疾病取得了令人信服的疗效；在古代九针基础上结合现代医学外科用手术刀而发展形成的小针刀治疗软组织损伤性病变和骨关节病变具有较好的疗效。

第三，中医养生、保健理论的研究。围绕亚健康的内涵，还包括中医临床辨识、分类及中医药干预等关键科学问题，众多中医学家进行了有益的探索，如王琦将体质分为九种基本类型，而病理体质相当于亚健康状态。为贯彻《国家中长期科技发展规划纲要》的战略方针，国家科技支撑计划设立中医治未病及亚健康状态中医干预研究重点项目，以求建立和健全亚健康状态的诊断、评价标准、评价指标、亚健康状态的中医药有效干预、共性管理和共性支撑技术，研究亚健康与体质的关系；发挥中医治未病的优势，初步建立适合我国国情的亚健康状态防治体系。

第四，重大疾病治疗方案与方法的研究。重大疑难疾病给患者和社会带来了沉重的负担。通过对大量重大疾病治疗方案的多中心、随机对照临床研究项目的立项资助，重大疾病治疗方案与方法的研究更加规范，形成了大量有说服力的临床试验证据，使中医药对心血管疾病、恶性肿瘤、病毒性肝炎、老年病、戒毒等重大疾病的治疗效果显著提高。在此基础上，逐渐形成了以循证医学证据和指南为指导的多种疾病的中医临床路径，促进了医疗行为的规范化，提高了医疗质量。

二、中医临床科研的注意事项

中医学与医学科学相比，具有独特的理论体系和鲜明的学术特色。因此中医的科研应遵循中医学特有的理论和实践规范，保持和发扬中医学的特色和优势，促进中医学理论的发展。

（一）注重以中医学理论为指导

中医学经过数千年的发展，其学术理论经历了长期的考验，其科学性和实用性是毋庸置疑的。中医学的科学研究，目的是揭示中医学理论的本质，提高临床诊疗水平，所以只有在深入、全面、正确地理解中医学理论的前提下，才能保证中医科学研究的正确方向。以中医学理论作为中医科学研究设计的指导思想，并以此为评价标准，其研究结论必须融入中医理论之中，从而推动中医学理论的发展。中医学基础理论研究具有明显的临床特征，研究应该建立在坚实的临床基础之上，辅以相关的学科技术和方法。中医学在阴阳五行、脏腑经络、气血津液等基础理论指导下和长期的临床实践过程中，形成了以辨证论治为核心的临床诊疗体系，对这一体系的研究，是发展中医学特有医学模式的重要环节。此外，中医临床科研不能只限于验证中医临床疗效，还应该通过科学的研究，不断丰富和发展中医学理论，不仅要以现代科技理论和技术研究传统中医理论的本质和规律，也应注重中医学术体系的创新和发展。

（二）正确处理中、西医学理论的关系

中医学和西医学虽然都是研究人的生命现象和疾病现象的科学，但两者的学术体系有较大的差别，因此从事中医临床科研工作时应正确处理中西医的关系，以中医理论为指导，以丰富和发展中医学临床诊疗，防病治病为目的，借鉴西医学认识和技术手段，开展研究工作。如果没有牢固掌握中医学理论，或完全以西医来套中医，那样的研究对中医的发展无益。例如：中医藏象学说中的"心"和西医学中"心"的概念不完全一样，中医学"心"的概念较为广泛，除主血脉，还主神志，与大脑功能有关；在志为喜，与情志有关；在液为汗，与汗腺有关；开窍于舌，与消化、神经系统有关；所以单纯运用西医学"心"的概念，不能解释中医"心"的丰富功能。在中医临床研究中，应注意发扬中医特色，扬其精华，避其所短，重视辨证施治的研究，突出中医特色。

（三）避免中医临床研究的西化及医药分离

由于近代西医学渐兴，目前中医临床研究多以西医思维方式对中医进行推论，从而脱离了中医的文化基础。用西医生理、病理的观念与方法解释中医的藏象经络、病因病机；用西药药理、药物化学的观念与方法，代替中药、方剂理论；尤其是实行全盘西化的科研手段，用肢解研究对象的方法或用动物实验在动物体上模拟人类疾病进行实验方法，有悖于传统中医研究方法。西医临床观察重视解剖分析和科学实验的方法，对中医来说：一是解剖分析，越分析越细，但很容易忽视整体；二是科学实验，把科学实验对象从整体中分离出来，割断了和整体的联系。这些均不符合中医整体观念和辨证论治精神，背离了中医研究的实质。另外，中医与中药紧密结合密不可分，现在医药分离问题严重，如中药四气五味、性味归经与中医的脏腑辨证、六经辨证及八纲辨证是相呼应的，必须使证候与治法、治则、药物紧密结合起来才能有效。而在临床研究中，不依据中医理论及药物的属性用药，而是遇症状加药，不考虑辨证和药物的归经，这样的研究者很难搞好中医临床研究，即使是简单的临床观察。中医临床研究中的西化倾向与中医药分离，偏离了中医临床研究的正确方向，应该尽量避免。

第六节　中医临床科研发展思路

一、中医临床科研方法的开发思路

我国古人采用观察、实践、思辨等科学研究方法建立了中医系统科学，这些方法已被使用了几千年，固守这些方法已不能完全适应现代中医发展的需求。目前，一些科研工作者借助现代科学（包括现代医学）基于还原论的实证方法来研究中医，取得了些许成果，但由于中医学科属性与现代科学的差异，这些方法仍不能解决中医的核心问题。因此，应建立和完善适应中医特点的科学研究方法。

由于中医具有自然科学和社会科学的双重属性，所以自然科学和社会科学的研究方法均可以应用于中医科研。中医临床科研方法要全面继承各相关学科的研究方法，针对中医临床科研需要解决各种问题。要系统整理、总结中医临床科研方法，明确这些方法的适用范围，保留和应用这些方法解决相应的问题。同时应考察和评价现代科技的各种科研方法，研究其适用性，引进并反复验证、改良，创造适用于中医临床科研的新方法。中医理论研究可以借鉴现代信息技术、模糊数学理论、统计学理论、系统论、控制论等所包含的方法。中医实践和实验研究可结合现代生物、医学等已有的方法。中医临床科研方法的开发要注意避免"胶柱鼓瑟、裹足不前"，不敢对中医传统科研方法进行创新的倾向，同时又要注意避免"邯郸学步、削足适履"，不考虑中医的特点，盲目引用其他学科方法，最终对中医科学性产生怀疑的不良倾向。

二、对中医临床科研发展思路的思考

（一）自由的研究，研究的自由

中医临床科研应遵循"自由之思想，独立之精神"的原则。中医是一门古老的学问，在现代社会，其科学性不断遭受部分人的怀疑，这种情况下中医尤其不能自我封闭、设置禁区，而应欢迎、鼓励对中医的各种问题展开研究。只有通过规范的、令人信服的科学研究，中医的科学性才会被现代社会所充分接受。自然通过科学研究，中医才会发展壮大。中医是一门应用型学问，其理论来自实践，而其体系内学科的划分是相对的。所以，中医领域中各学科自由选题、交叉研究更有必要。基础学科的学者研究临床问题能在实践中升华理论，临床学科的学者研究理论问题能加强理论对实践的指导，基于兴趣和好奇心的交叉研究更能实现中医科研的突破。

（二）开阔的胸怀，开放的思维

古代中医的成就是多学科融合的结果，现代科技高度发达，多学科融合趋势越来越显著，所以中医科研更应该顺应和利用这种趋势，积极联合中医行业外学者，共同探索，以便借助其他学科的思路、理论、方法解决中医难题。同时，就像阴阳八卦理论启迪了计算机技术的开发一样，中医的思路、理论和方法也可能帮助其他学科解决难题。多学科融合、共同发展，中医就可以在现代社会生存、壮大。

（三）紧要的任务，科学的评价

中医的中心工作在于临床，所以建立对中医临床干预的科学评价体系是目前最紧要的任务。只有建立起令业内外信服的规范的临床评价体系，才能对中医临床疗效做出科学的评价，中医的科学性、有效性才会被认可，中医才能生存和壮大。

（四）理论的突破，根本的目标

中医只有实现理论的创新，才能从根本上得到发展，所以，理论的突破是中医的根本目标。例如，温病学派相对于伤寒学派是一个进步，但这并不可否认伤寒的地位及其现实意义。温病学是对传染病及严重的感染性疾病的研究和治疗，临床主要是以清热解毒的药物为主。传统意义上治疗外感为主的伤寒辨证体系，整体用药上偏于辛温，在治疗温病这一类以发热伤津为主要表现的疾病时不完全对证，正是明清两朝温病学家及其他医家在温病治疗上的实践和对理论的发展，使温病在理、法、方、药上自成体系，形成了比较系统而完整的温病学说，使温病学成为独立于伤寒的一门学科，既补充了伤寒学说的不足，又与伤寒学说互为羽翼，使中医学突破了一千多年来伤寒学说的框架，对外感热病的理论、诊断与预防等向着更加完善的方向继续发展。

（五）基金的支持，科研的保障

几十年来，国家和各级政府及各种基金一直都在积极支持中医科研。国家级别的项目有国家重点基础研究发展规划（973）项目、国家攀登计划、国家科技支撑计划、国家自然科学基金等；部级（行业）资助主要有卫生部、教育部和国家中医药管理局科研项目；各省市均有科研计划和自然基金支持中医研究，各地行业厅局、各学校和医院也都设有专门科研基金，另外还有企业的横向研究课题。这些计划和基金的招标指南都是相关部门组织高级中医专家提出的中医需要解决的各种重要问题，是中医发展的主要方向，解决这些问题对实现中医临床实践的突破有重要意义。中医科研工作者应主动在这些招标指南中选题，积极申报项目资助，充分利用这些计划和基金的支持。

中医临床科研具有上述特色，无论中医或中西医结合科研都必须发扬中医特色，充分利用自身优势。多年来，中医临床研究证明，中医具有独特的辨证论治体系，在对急危重症的治疗上，继承整理中医经验和挖掘中医特色、研制急救中药新制剂、对中医传统疗法或方药进行整理，并在临床实践中创新等方面，已经取得了显著成绩，这是由发扬中医特色而取得的。但同时也存在一些问题，如在中医临床科研中未能形成既有中医特色，又能适应并促进中医迅速发展的科研思路和方法，从而影响了中医临床医学的发展。当前，现代医学发展趋势正由治疗医学向预防医学、康复医学及保健医学发展，医学模式已由生物医学模式向心理—社会医学模式转变。中医药学的特点之一是强调"治本"，重视养生保健、重视精神情志因素和社会、自然环境因素与疾病的关系，正说明中医药学的特色和优势在适应未来医学发展的需要方面将发挥重要的作用，因此必须发扬中医特色。中医学中有许多没有被现代科学所认识的生命科学原理，可以为人体生命科学的研究提供新的思路、新的概念和更广阔的研究范围，为探索人体生命科学开辟新的途径，如气功、特异功能的人体科学的研究，只有发扬中医特色，才能有利于这个研究的深入开展。为研究中医药、全面发展振兴中医药，就必须发扬中医特色，并运用现代科学（包括现代医学）的先进技术武装中医、发展中医，把中医药学提高到现代科学的水平上来，以实现在 21 世纪使中医药学继续保持中医药特色和在世界传统医学中的领先地位，为中医药学的全面发展与振兴打下坚实基础，为人类医疗保健事业做出突出贡献。

三、中西医结合科研发扬中医特色科研方法

中西医结合科研中如何发扬中医特色科研方法，关系到我国中医学自身的生存、发展和在世界传统医学中是否能继续保持领先地位、使我国中医学走向世界的重要问题。发扬中医特色，走坚持中西医结合科研的道路，是一个重要的途径，在这个思想指导下，我们本着继承和发扬祖国医药学的优良传统，又要坚持改革创新的精神，主要的思路和方法有：

第一，从中医的实际出发，坚持在中医药学理论体系指导下，加强对中医基础理论，辨证施治、治病求本实质的研究。任何一项科学研究除应用现代一般的科学研究方法外，很重要的就是结合自身的特点，采用传统与现代的科学知识、技术和方法，以应用研究为主，加强基础理论研究，重视开发应用研究，要善于吸收多学科的新知识、新观点、新思想，以增强中医药学术发展潜力，同时要搞好协作攻关，以达到揭示中医药学的客观规律，继承和发扬中医药学的理论，使其理论体系进一步提高到现代科学水平，在理论研究上取得重大突破。要坚持对辨证施治、治病求本实质的研究，在探讨辨证施治的实质和充分掌握理法方药、治病求本规律的基础上进一步发展运用这个规律。

第二，加强中医临床科学研究。对常见多发病，特别是中医急症、难症的研究。进一步提高中医的医疗水平和质量，从而提高中医防病、治病的效果，使中医临床科研形成既具有中医特色，又能适应并促进中医药迅速发展的科研思路方法。

第三，要坚持中西医结合的方针。中医、西医互相配合、取长补短，努力发挥各自的优势，保持和发扬中医药特色及优势。组织中青年医师努力钻研中医学理论和认

真学习老中医的临床经验；创造良好的条件，充分调动广大中医药工作者的积极性及主动性，认真总结老中医的独到经验并发挥他们的"传、帮、带"的作用。继承是发展的基础，发展是继承的目的，我们采取的方针及对策应是医药并重、全面规划、发挥优势、系统研究、重点突破。

第四，坚持改革开放的精神，不断改变旧思想观念。加强中医药对外开放和横向联系，促进中医药学与其他学科相互交流、渗透和结合，努力克服担心多学科的渗透或结合会削弱甚至丢掉中医药特色的思想。中医药是我国最有优势的学科，应积极组织向国外开放输出，成立全国中医药科技开发中心，不断克服只图占有优势、拥有特色，但不去充分发挥优势、利用特色的保守思想。选择已有较好的基础、具有突破性、对中医药学术发展有重大影响的"经络及针灸作用原理研究"，和对危害人民健康较大的"几种常见病的预防、治疗、康复的系列化研究"为突破口，并从组织和物质条件上给予保证，尽快取得进展，进而促进并带动中医药学术和科学的全面提高与发展。

第五，加速中医药人才的培养、提高人员的素质。要想中医药队伍的总体结构、知识结构趋于合理，要使科研素质有极大改善，就必须培养出一批高水平的临床科学研究和理论研究的学术带头人，形成一支专业技能和科研创造能力较强、能适应、继承和发扬中医药学需要的科研队伍，为发扬中医药特色和发展中医药事业提供人才保证。

第二章　中医临床研究方法

中医药疗法在国内外得到广泛应用，在很多疾病的防治中有很好的疗效。但是其理论体系和治病原理难以用现代医学的理论加以解释，这限制了中医药的应用，阻碍了中医药走向世界。为促进中医药的发展和国际交流，学习方法学是中医药研究的关键环节。

第一节　中医临床研究方法概述

一、中医临床研究方法

（一）临床流行病学研究方法

20世纪30年代，John R. Paul 首先提出了临床流行病学的概念，后经几十年的发展，将流行病学和医学统计学原理及方法与临床医学的研究和实践有机地结合起来，并进一步扩展到与临床医学相关的卫生经济学和社会医学领域，极大地丰富和发展了临床研究的方法学。临床研究中的理论基础是现代临床流行病学和统计学，临床流行病学的方法学可以概括为设计、测量和评价，即"DME"方法。在中医药临床研究领域，临床流行病学研究方法提供了有力的方法学依据，保证了临床研究的科学性、真实性和可靠性。

（二）循证医学研究方法

循证医学是指导临床医疗进行科学诊治决策的方法学。针对患者具体的临床问题所做出的有关诊治方案，应建立在医生的专业理论知识和临床技能，最新、最佳的科学证据，以及患者实际意愿的基础之上。

循证医学方法可以广泛地应用于中医药临床研究的各个领域，循证医学方法在系统评价、定性研究、临床试验的注册和发表规范等方面有很多的应用。随着临床研究逐步从重视"病"到重视"人"的转变，单纯的定量研究方法逐步转向为定量与定性相结合的研究方法，使得定性研究在中医药临床研究中成了一种新方法、新思路。

二、临床研究的原则

（一）随机

从总体人群中随机抽样，将研究对象随机分配到试验组和对照组，使每个研究对象都有同等的机会被分配到各组，以平衡试验组和对照组各种已知和未知的混杂因素，从而提高两组的可比性，避免造成偏倚。

分组隐匿是为了防止征募病人的研究者和病人在分组前知道随机分组方案，是防止随机分组方案提前解密的方法。随机分组联合分组隐匿，才是真正意义上的随机分组。

（二）对照

在研究干预措施的效果时，直接观察到的往往是多种因素的效应交织在一起的综合作用，合理的对照能成功地将干预措施的真实效应客观地、充分地暴露或识别出来，使研究者有可能做出正确的评价。设立对照，关键在于有均衡的、可比的对照组，缺乏可比性的对照组无法科学地对比、解释研究措施的效应差异。

（三）盲法

试验研究中容易出现选择偏倚和信息偏倚。这些偏倚可以来自于研究对象和研究者，可产生于设计阶段和资料收集或分析阶段。为避免偏倚可以采用盲法，防止研究对象、研究者和资料收集和分析人员了解研究对照的分组和接受何种处理措施，不仅可以避免研究者知道分组情况后主观的影响而导致结果的偏差，同时排除研究对象因分组的影响而产生的心理效应。

（四）重复

重复包括两个含义：一是指研究结果可重复的稳定性，科学研究的结果都应该经得起重复；二是指样本量的大小，即样本的重复数。由于个体变异的原因及多种偶然因素的影响，一次研究需要有一定的样本量，才能获得较真实的研究结果。

三、临床研究的基本要素

（一）研究因素

研究因素是根据不同的研究目的给受试对象施加的各种处理，可以是生物的、化学的或物理的。在进行病因学研究或疾病预后研究时，研究对象本身具有的某些特征，如年龄、性别、职业等也常被用作研究因素。

（二）研究对象

由于研究目的不同，对研究对象的要求也不一样。要求在选择研究对象时还应制定纳入和排除标准，排除某些非研究因素的影响，确保研究的质量。尽量采用公认的国际疾病分类标准或全国性学术会议规定的诊断标准作为标准化的尺度来选择研究对象。这些标准具有权威性，便于与同类研究进行比较。

（三）研究效应

研究效应是指研究因素作用于研究对象所产生的效应，其大小需要采用恰当的指标来评价。在选用评价研究效应的指标时，需要考虑的原则包括特异性和灵敏性、真实性和可靠性、关联性和客观性等（请参考相关书籍）。

第二节 临床流行病学及其研究方法

一、流行病学的定义及其诠释

流行病学的定义具有鲜明的时代特点，不同时期面临的主要疾病和健康问题不同，流行病学的定义也不同。目前采用的流行病学定义是研究人群中疾病与健康状况的分布及其影响因素，并研究防治疾病及促进健康的策略和措施的学科。对流行病学定义的诠释见表2-1。

表 2-1　流行病学定义的诠释

分类	层次	内涵
研究内容	疾病	包括传染病、寄生虫病、地方病和其他非传染性疾病等所有疾病
	伤害	包括意外、残疾、智障和身心损害等
	健康	包括身体生理生化的各种功能状态、疾病前状态和长寿等
任务阶段	揭示现象	揭示流行（主要是传染病）或分布（其他疾病、伤害与健康）的现象
	找出原因	从分析现象入手找出疾病流行与分布的规律和原因
	提供措施	合理利用前两阶段的结果，找出预防或控制的策略与措施
工作范畴	描述	当任务是"揭示现象"时，主要通过描述性流行病学方法来实现
	分析	当任务是"找出原因"时，可以借助分析性流行病学方法来检验或验证所提出的病因假说
	实验	当任务是"提供措施"时，合理利用前两阶段的结果，可用实验流行病学方法来找出预防或控制的策略与措施

二、流行病学研究方法

流行病学以医学为主的多学科知识为依据，利用描述性研究来调查人群中的疾病和健康状况，提出假说，进而采用分析性研究对假说进行检验，最终通过实验研究来证实。之后还可以上升到理论高度，用数学模型预测疾病。具体方法见表 2-2。

表 2-2　流行病学研究方法

基本方法	类型	目的	常用方法	
观察法	描述流行病学	提出线索建立假说	横断面调查（现况研究）、生态学研究（相关性研究）、随访研究（纵向研究）、历史资料分析、监测、筛检	
	分析流行病学	检验假说	病例对照研究	非匹配设计的病例对照研究、匹配设计的病例对照研究、巢式病例对照研究、病例队列研究、病例交叉设计、病例—时间—对照设计、单纯病例研究
			队列研究	前瞻性队列研究、历史性队列研究、双向性队列研究
实验法	实验流行病学	验证假说	实验室实验	随机对照实验、非随机同期对照实验、回顾性对照实验
			临床试验	前后对照试验、交叉对照试验、序贯试验
			现场试验	个体分组试验、社区分组试验
			类试验	不设对照组、设立对照组

续表

基本方法	类型	目的	常用方法
数理法	理论流行病学	形成理论或方法；建立数学模型	流行病学模型研究、流行病学方法研究

三、临床流行病学的定义

临床流行病学（clinical epidemiology）是将临床医学和流行病学原理和方法融合在一起形成的一门临床医学理论和方法学学科。主要用于进行临床医学的科学研究和指导临床实践。

临床流行病学是在临床医学的领域内，引入了现代流行病学及统计学等有关理论，创新了包括严格设计、测量和评价的临床科研方法学，用宏观的群体观点及相关的定量化指标，为防治疾病提供科学依据。

四、临床流行病学的特征

临床流行病学的产生来自流行病学的群体观念和临床的个体诊疗二者的有机结合。所以既具有临床医学特征，又具有流行病学特征。临床流行病学的任务是解决临床上的各种问题，因此，首先就要具备临床知识和相关经验。流行病学是研究人群中的疾病现象与健康状态，即从人群的各种分布现象入手，将分布作为研究一切问题的起点，从患者的个体诊治扩大到对相应特定患病群体的研究，探讨疾病的病因、诊断、治疗和预后的整体性规律，力求排除或防止偏倚因素的干扰，确保研究结果的真实性，使获得的研究结论有充分的科学依据，并对防病治病的循证实践有重要实用价值。

五、临床流行病学的核心内容

（一）设计

临床科研设计是对临床科学研究的具体内容、方法的设想和计划安排。每项科研工作的起点都是选题，选题一定要紧跟国家或地区确定的健康和疾病的研究重点，为实现总体的目标做贡献。在选题时，应该对以下问题有清楚的回答：研究什么？为什么要进行这项研究？前人做得怎么样？有什么成果或问题？创新性和可行性如何？研究结果的价值如何？当这些问题能得到合理的回答时，选择的课题将是有意义的。要在广泛收集文献，特别是系统评价的基础上，掌握研究的科学背景和研究进展，来选择拟研究课题。然后设计研究工作的总体方案，包括研究对象样本量、选择和分组、研究内容、方法和观察指标，研究资料收集和数据处理方法，研究质量的控制，研究所需的人力、物力等方面。

（二）测量

测量是对临床症状、体征、实验室检查、治疗效果、不良反应和预后的定性或定量描述。在设计过程中应充分估计测量过程中可能出现的各种偏倚，从而尽量选择真实可靠的方法进行测量。测量的指标有两类，一类是可用具体的度量单位或数值客观表述，如年龄、性别、身高、体重等，常被称为硬指标；另一类为难以用具体的单位表述的指标，如疼痛、劳动能力、生活质量等，被称为软指标。硬指标的说服力要高于软指标。

（三）评价

评价是指运用临床流行病学的理论和方法，结合临床不同学科的相关知识，用一系列标准，严格评价试验设计、临床测量的各类数据和结论的临床意义，同时对资料进行统计分析，确定其统计学意义。

评价具有两方面的含义：一是在临床测量的基础上，运用科学方法对各项诊断措施的准确性和效益，各种治疗方法的近、远期疗效等做出客观评价，使临床医师对常用或新型诊疗方法的效能进行正确估计；二是对文献资料中设计的合理性、测量结果的准确性及研究方法的科学性等方面进行评估。

第三节　描述性研究

一、概述

（一）概念

描述性研究（descriptive study），是指利用常规监测记录或通过专门调查获得的数据资料，按照不同地区、不同时间及不同人群特征进行分组，描述人群中有关疾病或健康状态，以及有关特征和暴露因素的分布状况，在此基础上进行比较分析，获得疾病三间分布的特征，进而获得病因线索，提出病因假设。

（二）特点

1. 以观察为主要研究手段，不对研究对象采取任何干预措施。

2. 研究开始时不设立对照组，不能检验研究因素与疾病的因果关系，只能提出病因假设。

（三）种类

1. 现况研究 见后面详细描述。

2. 病例报告 对临床上某种罕见的单个病例或少数病例的详细介绍。

3. 病例系列分析 对一组相同疾病的临床资料进行整理、统计、分析、总结并得出结论。

4. 个案研究 又称个案调查，指到发病现场对新发病例进行调查。

5. 历史资料分析 研究者通过回顾性调查，提取和利用相关机构的日常工作的记录、各类日常报告、统计表格、疾病记录档案等历史资料，进一步开展统计分析，获得研究结果。

6. 随访研究 也称纵向研究，通过定期随访，观察疾病或健康状况在一个固定人群中随时间推移的动态变化情况。

7. 生态学研究 也称相关性研究，是在群体的水平上研究暴露与疾病之间的关系。

（四）用途

1. 描述疾病或者某种健康状况的分布及发生发展规律。

2. 获得病因线索，提出病因假设。

（五）疾病的三间分布

疾病分布（distribution of disease）是指疾病在不同人群、不同时间、不同地区的存在状态及其发生、发展规律，主要描述疾病发病、患病和死亡的群体现象。

1. 人群分布（population distribution）

（1）年龄（age）：年龄是人群最主要的人口学特征之一，几乎所有疾病的发生和发展均与年龄有相当密切的关系。一般来说，慢性病有随年龄增长发病率随之增加的趋势，急性传染病有随年龄的增加发病率下降的趋势。

（2）性别（sex）：疾病的性别差异与男、女性的遗传特征、内分泌代谢、生理解剖特点和内在素质的不同，以及致病因子暴露的特点有关。主要有三种表现：①男性多见，主要是由于男性的暴露机会多于女性，如恶性肿瘤（如膀胱癌、胃癌、肝癌等）与男性接触致癌因子机会较多有关。②女性多见，主要与解剖、生理特点有关，如胆囊炎、胆石症以中年肥胖女性多见。③男女无明显差异，主要包括通过食物及饮水引起的相关疾病。

（3）职业（occupation）：由于机体所处职业环境中的致病因素，如职业性的精神紧张程度、物理因素、化学因素及生物因素的不同可导致疾病分布的职业差异。

（4）民族（race）：不同民族由于长期受一定自然环境、社会环境、遗传背景的影响，疾病分布也显示出了差异性。

（5）婚姻与家庭：研究疾病的家庭聚集现象及其规律，可了解遗传因素与环境因素在发病中的作用，阐明疾病的流行特征，评价防疫措施效果。

（6）生活方式（lifestyle）：健康的生活方式有益于促进人群的健康水平，而吸烟、酗酒、吸毒、不正当性行为、静坐生活方式等不健康的生活方式可增加某些疾病发生的危险。

2. 时间分布（time distribution）

疾病频率随着时间的推移呈现出动态变化，通过分析疾病的时间分布可看出疾病的流行动态。

3. 地区分布（regional distribution）

疾病在不同地区的分布特征反映出致病因子在这些地区作用的差别。

（六）描述疾病分布的常用指标

1. 疾病频率指标

（1）发病指标：主要有发病率（incidence rate）、罹患率（attack rate）、患病率（prevalence）、感染率（prevalence of infection）、续发率（secondary attack rate，SAR）。

（2）死亡指标：主要为死亡率（mortality rate）、病死率（case fatality rate）。

（3）预后指标：主要包括生存率（survival rate）及残疾失能指标。残疾失能指标包括：病残率（disability rate）、潜在减寿年数（potential years of life lost，PYLL）、伤残调整寿命年（disability adjusted life year，DALY）等。

2. 疾病的流行强度指标

疾病流行强度是指在一定时期内，某病在某地区某人群中发病率的变化及其病例间的联系程度。

（1）散发（sporadic）：是指发病率呈历年的一般水平，各病例间在发病时间和地点上无明显联系，表现为散在发生。

（2）暴发（outbreak）：是指在一个局部地区或集体单位中，短时间内突然发生很多症状相同的病人。

（3）流行（epidemic）：是指在某地区某病的发病率显著超过该病历年发病率水平。

（4）大流行（pandemic）：是指某病发病率显著超过该病历年发病率水平，疾病蔓延迅速，涉及地区广，在短期内跨越省界、国界甚至洲界形成世界性流行。

二、现况研究

（一）概念

现况研究，又称横断面研究（cross-sectional study）、患病率研究（prevalence study），是按事先设计好的要求，在某一时点或短时间内，通过普查、筛检或抽样调查的方法，对某一特定人群的某种疾病或健康状况及有关因素进行调查，从而描述该疾病或健康状况的分布及其与相关因素的关系。

（二）目的

1. 描述疾病或健康状况在特定时间和人群中的分布情况及影响因素。

2. 了解人群的某些特征与疾病或健康状态之间的联系，寻找病因及流行因素的线索，以逐步建立病因假说。

3. 考核防治措施效果。

4. 了解人群的健康水平，找出高危人群，指出当前卫生防疫和保健工作的主要问题及对象，为卫生保健工作提供科学依据。

5. 为疾病监测或其他类型流行病学研究常用方法之一。

6. 确定人群中各项生理指标和正常参考值范围。

（三）特点

1. 现况研究一般在设计阶段不设对照组。但可在资料处理分析时，根据暴露状态或是否患病状态来分组比较。

2. 分为时点研究或时期研究（一般不超过 3 个月）。现况调查确定的时点，对于人群中的每个个体而言，时点所指的具体时间可以不同。

3.不能区分暴露与疾病的时间关系，在确定因果联系时受到限制。

4.对研究对象固有的暴露因素可以做因果推断，如性别、种族、血型在疾病发生之前就存在，不会因患病而改变，因此可以进行因果推断。

5.现况研究定期重复进行可以获得发病率资料。

（四）类型

1.普查（census）

全面调查，指在特定时点或时期内，特定范围内的全部人群（总体）作为研究对象的调查。特定范围可以是某地区、某单位、某居民区的全部居民或全部具有某特征的人群。

普查可以同时调查几种疾病，比较适用于患病率较高的疾病，要求有比较简便易行的监测手段和方法，并对调查的病例要有有效的治疗方法和足够的人力、物力支持才能进行普查。

2.抽样调查（sample survey）

（1）概念：抽样调查是指通过随机抽样的方法，对特定时点、特定范围内人群的一个代表性样本进行调查，以样本的统计量来估计总体参数所在范围，即通过对样本中的研究对象的调查研究来推论其所在总体的情况。抽样必须随机化，样本量要足够。

（2）抽样方法

①非随机抽样：如典型调查。

②随机抽样

a.单纯随机抽样：最简单、最基本的抽样方法。从总体 N 个对象中，利用抽签或其他随机方法（如随机数字）抽取 n 个，构成一个样本。总体中每个对象被抽到的概率相等。简便易行的科学分组方法是利用随机数字表，抽签、抓阄的方法严格地说不能达到完全随机化，但因其简单、实用，在小范围的抽样仍可以使用。简单随机抽样首先要有一份所有研究对象排列成序的编号名单，再用随机的方法选出进入样本的号码。在实际工作中，单纯随机抽样往往由于总体数量大，编号、抽样麻烦，以及抽到个体分散而导致资料收集困难等原因而较少使用，但它是其他抽样方法的基础。

b.系统抽样：也称机械抽样，按照一定的顺序，机械地每隔若干单位抽取一个单位。每次抽样的起点必须是随机的，这样系统抽样才是一种随机抽样的方法。例如，拟选一个 5% 的样本（抽样比为 1/20），可先从 1～20 件随机选一个数，如为 12，这就是选出的起点，再加上 20 得到 32，32 加 20 得到 52……这样得到 12，32，52，72，

92 就是从第一个 100 号中选出的数字，以后以此类推。

c.分层抽样：先将总体按某种特征分为若干层，再从每层内进行单纯随机抽样抽取一个随机样本。每层内个体变异越小越好，层间变异越大越好。这是从分布不均匀的研究人群中抽取有代表性样本的方法。分层抽样分为两类：一类为按比例分配分层随机抽样，即各层内抽样比例相同；另一类为最优分配分层随机抽样，即各层抽样比例不同，内部变异小的层抽样比例小，内部变异大的层抽样比例大，此时获得的样本均数或样本率的方差最小。

d.整群抽样：将总体分为若干群组，抽取其中部分群组作为观察单位组成样本。抽样单位不是个体而是群体，抽到的样本包括若干个群体，对群体内所有个体均给予调查。其抽样误差较大，故通常在单纯随机抽样样本量估算的基础上再增加 1/2。

e.多阶段抽样：将抽样过程分阶段进行，每阶段抽样方法不同，即将以上抽样方法结合使用，在大型流行病学调查中常用。多阶段抽样可以充分利用各种抽样方法的优势，克服各自的不足，并能节省人力、物力。

三、生态学研究

（一）概念

生态学研究（ecological study）又称相关性研究，是在群体水平上研究某种暴露因素与疾病之间的关系，以群体为观察和分析单位，通过描述不同人群中某因素的暴露状况与疾病的发生频率，分析该暴露因素与疾病之间的关系。

（二）特点

1.最基本的特征是以群体为单位，是一种粗线条的描述性研究。

2.无法得知个体的暴露与效应（疾病）之间的关系。

（三）类型

1. 生态比较研究（ecological comparison study）

生态比较研究是指观察不同人群或地区某种疾病的分布，然后根据疾病分布的差异，提出病因假设。

2. 生态趋势研究（ecological trend study）

生态趋势研究是指连续观察人群中某因素平均暴露水平的改变与某种疾病的发病

率、死亡率变化的关系，了解其变动趋势，通过比较暴露水平变化前后疾病频率的变化情况，来判断某因素与某疾病的联系。

3. 混合型研究

实施中常将上述两种类型混合使用，即混合型研究，分析结果受到混杂因素影响较小，可提高生态学研究的准确性。

（四）应用

1. 可以提出与疾病的分布有关的病因假设，探讨中医药的使用与一些常见慢性病的发生与分布的关系。

2. 可以用于疾病监测工作。生态趋势研究可以用于估计某疾病的趋势，有利于疾病的预防和控制。

3. 可用于评价干预实验或现场实验的效果。例如采用中医的适宜技术，如贴敷疗法进行冬病夏治的生态学研究，以了解该疗法对常见的呼吸道疾病如哮喘和上呼吸道感染的预防作用。

（五）优点

1. 节省时间、人力、物力，可以较快得到结果。

2. 为病因未明的疾病提供病因线索。

3. 对个体剂量无法测量的情况是唯一可供选择的方法。

4. 适用于研究因素暴露变异范围小、较难测量暴露与疾病的关系的研究。

5. 适合于对人群干预措施的评价。

（六）局限性

1. 生态学谬误（ecological fallacy），即群体测量评价结果与个体水平测量的结果不同或相反。

2. 难以控制混杂因素。

3. 难以确定两变量之间的因果关系。

第四节　分析性研究

分析性研究（analytical study），是检验疾病病因假设、研究病因或危险因素的一类方法，主要包括病例对照研究和队列研究。

一、病例对照研究

（一）基本概念

病例对照研究（case-control study）是选定患有所研究疾病的人群作为病例组，未患有该病的人群作为对照组，分别调查上述两组所有对象既往对某个（或某些）因素的暴露情况和暴露水平，并比较两组中暴露率和暴露比例的差异，以研究该疾病与这个（或这些）因素关系的一种观察性研究方法。

（二）基本原理

病例对照研究中分析、比较的指标为病例组某一因素的暴露率，即 a/（a+c），和对照组的暴露率，即 b/（b+d）。若经检验两组的差别具有统计学意义，则可认为该因素与所研究疾病之间存在统计学上的关联。并需进一步分析暴露因素与疾病之间的关联强度大小，估计各种偏倚对研究结果的影响，再借助病因推断原则和方法，最终推断出暴露因素与疾病的关系（图 2-1）。

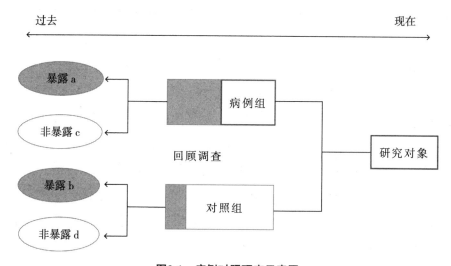

图2-1　病例对照研究示意图

注：阴影区域代表暴露于所研究的危险因素的研究对象

（三）特点

1.属于观察性研究。研究者未给研究对象施加干预措施，只是客观地收集研究对象既往对某个（或某些）因素的暴露情况。

2.研究方向是回顾性的，是一种由果推因的研究。

3.设立对照组，与病例组之间进行有比较的研究。

4.可用于探索疾病的危险因素及初步检验病因假设，但不能验证暴露与疾病是否存在因果关系。

（四）病例对照研究的设计与实施

1.一般步骤

（1）提出假设：根据已有的描述性或现况调查得到的资料，并结合文献查阅结果，提出欲研究疾病的病因假设。

（2）制订研究计划：如病例和对照的选择、样本量大小、问卷设计、偏倚的控制、经费预算和人员分工、对调查员进行培训和预调查等。

（3）依据研究计划进行资料收集、整理和分析。

（4）总结并提交依据报告。

2.病例和对照的选择

病例和对照的选择，特别是对照的选择成功与否，是病例对照研究的关键。基本原则有两点：一是所选择的研究对象应具有代表性，即选择的病例要足以代表总体的病例，对照应足以代表产生病例的总体人群或源人群；二是要强调病例与对照的可比性，要求病例组与对照组的成员在年龄、性别等主要特征方面尽可能地一致。

（1）病例的选择：病例的来源主要有两种，一是医院病例，来源于某一或若干所医院的门诊或住院处在一定时期内诊断的全部病例或随机样本。优点是容易收集病例，缺点是仅反映该医疗机构的患者特点，不易代表全体该病患者的特点，容易产生选择性偏倚。另一来源是一般人群，可以从现况调查获得。优点是能够代表全人群的情况，结论推及该社区人群的真实性较好；缺点是较难获得资料。所选病例必须是患同一种疾病的患者，诊断标准、病例的年龄、性别、职业等，选择时需要有明确的规定。

（2）对照的选择

①对照选择的原则：对照组与病例组应来自同一总体；经采用相同诊断标准确认为不患有所研究疾病的人；不患有与研究因素有关的其他疾病；对照组应与病例组有相似的暴露于研究因素的可能性。

②设立对照的目的：平衡研究因素以外的其他因素如性别、年龄等对研究结果的影响，以提供比较的基础。

③对照的来源：医院或门诊中患有其他疾病的人：优点是应答率高，合作性好，资料容易获得。缺点是代表性差，容易发生选择偏倚。为了避免偏倚，应选择多个医院、多个科室、多病种的病人作为对照。一般人群：如果病例是来源于人群，如来源于死亡报告、肿瘤登记、疾病监测、普查或抽样调查等的病例，则对照也应从人群中选择，以提供良好的可比性和代表性。但无应答率较高，不易实施。病例的亲属、同事、邻居：优点是对照在很多方面与病例相一致，可比性好；缺点是在某些研究因素方面可能与病例有相同的暴露。

3. 样本量估计

（1）决定样本含量的因素：①研究因素在对照人群中的估计暴露率；②预期暴露于该研究因素造成的相对危险度（RR）或比值比（OR）；③假设检验中第一类错误概论（α）；④假设检验中第二类错误概论（β），或检验效能（1-β）。

（2）样本量估计方法（略）

4. 确定研究因素

在病例对照研究中，根据病因假设与研究所具备的条件确定研究因素，包括确认的危险因素、可疑的危险因素、保护因素及可能的混杂因素等。

（五）病例对照研究的资料收集、整理与分析

1. 资料收集

病例对照研究的资料可以通过多种途径获得，如查阅医院病案记录、疾病登记报告，以及出生、死亡、健康体检记录；测量各种指标，如检测病人的体液标本；现场观察等。但是主要还是依靠问卷调查获得信息。无论采用什么方法收集资料，都应该严格实行质量控制，以保证资料收集的准确性和可靠性。

2. 资料整理

第一步为核查调查资料，包括项目填写是否完整、有无漏项、有无逻辑错误等。对缺失项尽量进行弥补，纠正逻辑错误项，弃去不合格者。

第二步为进行编码并建立数据库。

3. 资料分析

（1）描述性分析

①描述研究对象的一般特征：描述病例组和对照组的一般特征，如病例组和对照组中研究对象的人数、性别、年龄、职业、居住地、疾病类型等。一般用均数和构成比表示。成组匹配时，还应描述病例组和对照组中匹配因素的比例。

②均衡性检验：是指检验病例组和对照组在研究因素以外的其他基本特征方面是否相似或相同，目的是为了检验两组间的可比性。

（2）统计推断：可将数据整理成表 2-3 所示的形式。根据表 2-3 可以计算病例组的暴露率和对照组的暴露率，分别为 $a/(a+c)$ 和 $b/(b+d)$，利用卡方检验，检验病例组和对照组两组的暴露率有无统计学差异。

表 2-3　病例对照研究资料整理表

暴露或特征	疾病		合计
	病例	对照	
有	a	b	$a+b=n_1$
无	c	d	$c+d=n_0$
合计	$a+c=m_1$	$b+d=m_0$	$a+b+c+d=t$

比值比（odds ratio，OR），又称优势比或交叉乘积比，是指病例组的暴露比值与对照组的暴露比值之比。其中暴露比值是指有暴露史的概率与无暴露史的概率之比。

根据表 2-3，病例对照研究中病例组的暴露比值为：

$$\frac{a/(a+c)}{c/(a+c)} = a/c$$

对照组的暴露比值为：

$$\frac{b/(b+d)}{d/(b+d)} = b/d$$

$$比值比(OR)=\frac{病例组的暴露比值(a/c)}{对照组的暴露比值(b/d)}=\frac{ad}{bc}$$

OR 值的意义是指暴露者发生某种疾病的危险性是非暴露者的多少倍。OR>1，疾病的危险度因暴露而增加，暴露与疾病之间为"正"关联。OR<1，疾病的危险度因暴露而减少，暴露与疾病之间为"负"关联。OR=1，暴露与疾病无关联。

（六）中医病例对照研究现状

今年来，病例对照研究在中医临床研究中主要用于中医的病因病机研究和中药的不良反应等负性事件的研究。这些成绩集中体现在 2006 年国家科技部以"973"中医理论研究专项立项——重大疾病及难治病的中医病因病机创新研究。由于中医对病因病机的认识和西医学对病因的认识存在较大差异，如中医强调"审证求因""审因论治"，因此，中医研究中开展病因病机研究有其特殊性。如陈可冀院士开展的心血管血栓性疾病"瘀""毒"病因学的系统研究，可应用病例对照研究筛选"瘀""毒"的微观物质基础。

二、队列研究

（一）定义

队列研究（cohort study）：是将人群按是否暴露于某可疑因素及其暴露程度分为不同亚组，追踪其各自的结局，比较不同亚组之间结局频率的差异，从而判定暴露因子与结局之间有无因果关联及关联大小的一种观察性研究方法。

（二）队列研究的基本原理

在一个特定人群中选择所需的研究对象，根据目前或过去某个时期是否暴露于某个待研究因素，或其不同的暴露水平而将研究对象分成不同的组，如暴露组和非暴露组，随访观察一段时间，检查并登记各组人群待研究的预期结局的发生情况，比较各组结局的发生率，从而评价和检验研究因素与结局的关系（图2-2）。

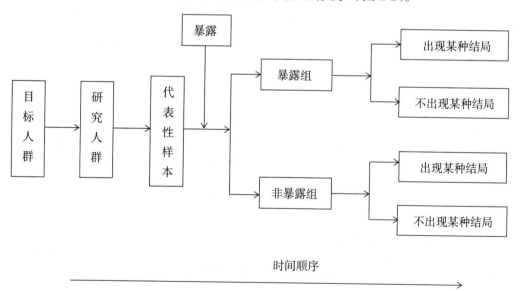

图2-2　队列研究设计示意图

（三）队列研究的特点

1.属于观察法。暴露是客观存在的，这是与实验研究的根本区别。

2.设立对照组。与病例对照研究相同，有别于描述性研究。

3.在探求暴露因素与疾病的因果关系上，先确定其因，再观察其果，属于由因及果的研究。

4.观察者能确切知道暴露的作用和疾病的发生且能准确计算发病（死亡）率，能确证暴露与疾病的因果联系。

（四）队列研究的类型

根据研究对象进入队列时间及终止观察的时间不同，分为三种（图2-3）：

1.前瞻性队列研究（prospective cohort study）

也称即时性队列研究。研究对象的分组是根据研究对象现时的暴露状况而定，此时研究结局还没定，需要前瞻观察一段时间才能得到。

2.历史性队列研究

也称非即时性队列研究。分组是依据研究对象在过去某个时点的暴露状况的历史资料做出的，研究开始时研究的结局已经出现。

3.双向性队列研究

也称混合型队列研究，在历史性队列研究的基础上，继续前瞻性观察一段时间。

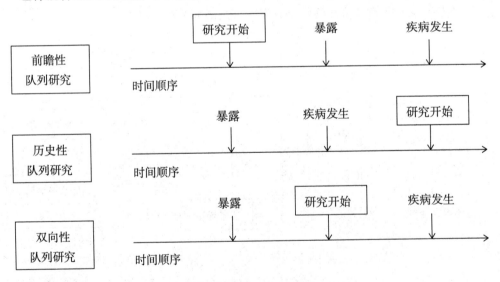

图2-3　队列研究的3种设计类型

（五）队列研究的设计与实施

1.确定研究因素

研究因素也称暴露因素，通常是在描述性研究或病例对照研究的基础上确定的。根据研究因素选择具有某一特征的研究对象，研究对象接受的暴露因素是在研究之前已客观存在的。除了要确定主要的暴露因素外，也应同时收集其他次要的暴露因素资料及一般特征资料，以便做好混杂偏倚的控制。

2. 确定结局变量

结局（outcome）是指随访观察中将出现的预期结果事件，也是队列研究观察的自然终点。要按照国际或国内目前公认标准，判断结局指标。

3. 确定研究人群

选择未患所研究疾病或不存在结局变量的个体，按其是否存在暴露因素分为暴露组和对照（非暴露）组。

（1）暴露人群（exposure population）的选择

①职业人群：如果要研究某种可疑的职业暴露因素与疾病或健康的关系，应选择相关职业人群作为暴露人群。如研究联苯胺与膀胱癌的关系，可以选择印染厂工人。

②特殊暴露人群：指接触某些特殊暴露因素的人群。如要研究核辐射与白血病的关系，可以选择原子弹爆炸的受害者。

③一般人群：所研究的因素与疾病是人群中常见的，想要观察一般人群的发病情况时，可以选择一个地区的全部人口或其样本。

④有组织的人群团体：有组织的人群团体是指一般人群的特殊形式，如医学会会员、某行业工会会员等某些群众组织或专业团体成员。

（2）对照人群（control population）的选择：设立对照是为了比较，基本要求是有较高的可比性，即对照组除未暴露于所研究的因素外，其他各种因素的影响或人群特征（年龄、性别、民族等）都应尽可能与暴露组相同。对照组可与暴露组来自同一人群，也可以来自不同人群。

4. 确定样本量

（1）计算样本量时需要考虑的问题

①一般人群中所研究疾病的发病率水平 p_0，p_0 越接近 0.5，所需样本量越大。

②暴露人群的发病率 p_1，用一般人群发病率 p_0 代替对照组的发病率。两组之差 $d=p_1-p_0$，d 值越大，所需样本量越少；RR 值越大，所需样本量越少。

③显著性水平即检验假设时的第 I 类错误 α 值。

④把握度，即 $1-\beta$。

⑤其他：暴露组与对照组的比例、失访率。

（2）队列研究样本量计算方法（略）。

5.资料的收集和随访

（1）基线资料的收集：在开始随访研究之前，必须获得多种必要的材料作为判断研究终点和分析比较的基础，这些材料即基线资料。包括以下几方面：①收集人口学资料；②现有记录：如调查医疗记录、工作档案、工作日志等。③调查访问：以直接询问、电话询问和邮寄调查等方式，访问队列成员或其他可提供资料的人；④医学检查：对研究对象进行体格检查或实验室检查；⑤环境调查和监测。

（2）随访：随访的目的是确定研究人群中的各种疾病事件或结局、确定研究对象是否仍处于观察之中、进一步收集有关暴露和混杂的资料。随访内容一般与基线资料内容相同。随访的方法包括利用常规登记的人群和疾病资料随访，以及特殊安排的随访（如定期家庭访视、电话访问和信访等）。研究对象观察到了终点，即出现了结局事件，将不再随访，而观察终止时间指整个研究工作的截止时间。

6.队列研究资料的整理与分析

首先要对资料进行核查，发现明显错误的数据要及时补救，无法修正的要剔除，不完整的资料要设法补齐。在此基础上，对资料进行描述性统计和推断性分析。

根据统计分析的要求，队列研究的资料一般整理成表 2-4（累积发病率资料）或表 2-5（发病密度资料）。

表 2-4　队列研究资料整理表（累积发病率资料）

	病例	非病例	合计	累积发病率
暴露组	a	b	$a+b=n_1$	a/n_1
非暴露组	c	d	$c+d=n_0$	c/n_0
合计	$a+c=m_1$	$b+d=m_0$	$a+b+c+d=t$	

表 2-5　队列研究资料整理表（发病密度资料）

	暴露组	非暴露组	合计
病例数	A_1	A_0	M
人年数	T_1	T_0	T

（六）应用

队列研究常用于探索病因和干预措施的不良反应，检验病因假设，评估医疗卫生服务管理的效果，研究疾病的自然史等。由于医学伦理学的限制，在不能使用随机对照试验时，可以用队列研究评估干预措施的疗效。

第五节　实验性研究

一、实验性研究概述

（一）概念

实验流行病学，又称流行病学实验，是指研究者根据研究目的，按照预先确定的研究方案将研究对象随机分配到试验组和对照组，对试验组人为地施加或减少某种因素，然后追踪观察该因素的作用结果，比较和分析两组或多组人群的结局，从而判断处理因素的结果（图 2-4）。

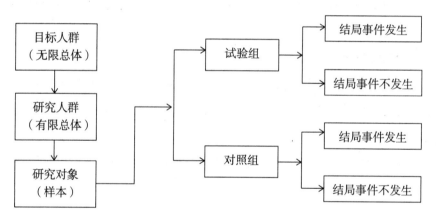

图2-4　实验流行病学研究设计示意图

（二）特点

1.属于前瞻性研究：干预在前，效应在后。

2.遵循随机分组的原则：采用随机方法把研究对象分配到试验组或对照组，以控制研究中的偏倚和混杂。

3.具有均衡可比的对照组：对照组和试验组均来自同一总体的样本人群，其基本特征、自然暴露因素、预后因素应相似。

4.有干预措施。

二、随机对照试验

（一）概念

随机对照试验是采用随机分配的方法，将合格的研究对象分为试验组和对照组，然后接受相应的措施，一组给予要评估的干预措施，另一组给予对照的干预措施，在一致的条件下，同步进行并观察试验效应，来评估干预措施的效果。随机对照试验是目前公认的防治性研究偏倚可能性最小的设计方案。

（二）设计和实施

1.确定研究对象

应根据疾病和有关健康问题的国际统计分类和全国性学术会议规定的诊断标准来选择患者。在试验方案设计中规定明确的病例诊断标准、入选标准、排除标准与退出标准。

2.设立严格的对照

设立对照的目的是：排除疾病自然变化和非处理因素的干扰；判断处理因素的作用和效果；确定治疗措施的不良反应与安全性；验证试验方法，确定最佳条件。

3.随机分组

（1）原则：随机化。每位研究对象被分配到实验组和对照组的机会相等，目的是使二组具有可比性，减少偏倚。

（2）方法

①简单随机法：用随机数字表、随机排列表、抽签、抛硬币的方法，分配到各组的样本量可能不等。多中心试验研究不适合此法，可是二组人数不等，产生偏倚。

②区组随机法：将条件相近的一组受试对象作为一个区组，每一区组内研究数量相等，然后用简单随机分配法将每个区组内的研究对象进行分组。优点：二组数量相对一致；可设计不同区组。

③分层随机法：按照对治疗效果影响较大的特征进行分层，再运用简单随机化方法将每层内的研究对象分到治疗组和对照组。优点：使两组特征相近，增加组间可比性；样本量小，效率高。

4.应用盲法

盲法的目的是避免来自资料收集或分析阶段的偏倚，去除人的主观心理因素对研究结果产生的某些干扰作用。

5. 资料的整理

所有研究对象的资料都应整理，要说明退出者和缺失资料情况。要注意这些资料：不合格的研究对象、不依从的研究对象和失访的研究对象。

第六节 循证医学与中医药临床实践

一、循证医学的相关概念

（一）循证医学的概念

循证医学（evidence based medicine，EBM）是指临床医生面对着具体的病人，在收集病史、体检，以及必要的实验和有关检查资料的基础上，应用自己的理论知识和临床技能，分析与找出病人的主要临床问题，并进一步检索、评价当前最新的相关研究成果，取其最佳证据、结合病人的实际临床问题与临床医疗的具体环境做出科学、适用的诊治决策，在病人的配合下付诸实施，最后分析与评价效果。

（二）循证医学与传统医学的区别

循证医学既来源于传统医学，又高于传统医学，它们之间的区别见表2-6。

表2-6 循证医学与传统医学的区别

比较类别	循证医学	传统医学	
		西医学	中医学
证据来源	强调RCT及Meta分析	临床观察与实验室研究	临床观察
证据收集	较为系统全面	不系统、不全面	引经据典
证据评价	非常重视	不重视，取决于个人意识	忽视
疗效评价	患者生活质量及经济效果指标	疗效指标	经验指标
判效指标	强调终点指标（结局）和生存质量	主要为中间指标	主要为主观指标
治疗依据	最佳临床研究证据	基础研究	个人经验
医疗模式	以患者为中心	以疾病和医生为中心	以人为本
决策依据	最佳临床研究证据	临床经验、教科书或专家意见	临床经验
医疗成本	注重考虑	较少考虑	部分考虑

二、循证医学实践的方法

（一）提出问题

找准患者存在的且应解决的临床重要问题，如疾病诊断、治疗、预防、病因等方面的问题。应勤于思考，在临床实践中认真观察，善于发现问题和提出问题。在构建一个具体的临床问题时，可采用国际上常用的 PICO 模式。P（patient or problem）指患者或问题，应包括患者的诊断及分类；I（intervention）指干预措施，包括暴露因素、诊断试验、预后因素、治疗方法等；C（comparison）指对比措施，与拟研究的干预措施进行对比的措施，必要时用；O（outcome）指结局指标，不同的研究选用不同的指标。

（二）检索有关医学文献

根据"5S"模型将证据资源分为 5 类，即证据系统（system）、综合证据（summaries）、证据摘要（synopses）、系统评价（syntheses）、原始研究（studies）。检索时应从证据系统、综合证据、证据摘要、系统评价、原始研究逐级检索，原则上如果上一级数据库检索的文献解决了提出的临床问题，则无须继续检索下一级数据库。

（三）严格评价文献

1.GRADE 证据质量评价系统

2000 年由包括 WHO 在内的 19 个国家和国际组织共同创立了 GRADE 工作组，旨在制定出国际统一的证据质量分级和推荐强度系统，并于 2004 年正式推出 GRADE 证据质量评价系统。GRADE 证据分级标准于 2011 年进行了更新，而推荐强度标准于 2004 年提出后一直沿用至今（表 2-7、表 2-8）。

表 2-7　GRADE 证据等级

质量等级	当前定义（2011年）	早前定义（2004年）
高	我们非常确信真实的效应值接近效应估计值	进一步研究几乎不可能改变我们对效应估计值的确信程度
中	对效应估计值我们有中等程度的信心：真实值有可能接近估计值，但仍存在两者大不相同的可能性	进一步研究有可能给我们对效应估计值的确信程度造成重要影响，且可能改变该估计值
低	我们对效应估计值的确信程度有限：真实值可能与估计值大不相同	进一步研究很有可能给我们对效应估计值的确信程度造成重要影响，且很可能改变估计值
极低	我们对效应估计值几乎没有信心：真实值很可能与估计值大不相同	任何效应估计值都是非常不确定的

表 2-8　GRADE 推荐强度

推荐强度	具体描述
强	明确显示干预措施利大于弊或弊大于利
弱	利弊不确定或无论质量高低的证据均显示利弊相当

2. 证据评价

参考证据分级标准，从证据的真实性、可靠性、临床重要性及适用性严格评价收集到的证据。这里将有三种结果：①质量不高的文献，或质量可靠但属无益或有害的干预证据者，当弃之勿用；②研究的证据尚难定论，当作参考或待进一步研究和探讨；③属最佳证据，则可根据临床的具体情况，解决患者的问题，用以指导临床决策。

（四）应用最佳证据指导临床决策

经过严格评价的文献，从中获得的真实可靠并有重要的临床应用价值的最佳证据，用于指导临床决策，服务临床。将最佳证据用于自己的患者作相关决策时，务必遵循个体化原则，要对具体的情况作具体分析，切忌生搬硬套。还要涉及患者接受相关诊治决策的价值取向和具体的医疗环境及条件，只有三者统一，才可能使最佳决策得以实施。

（五）总结经验与评价能力

通过上述四个步骤，总结评价应用当前最佳证据指导解决问题的效果如何。若成功可用于指导进一步实践；反之，应具体分析原因，找出问题，再针对问题进行新的循证研究和实践。

三、循证医学的局限性

1. 循证医学在收集、总结、传播和正确利用研究证据上存在较大的难度。收集到客观证据的可靠性不是绝对的，如观察时间、对照设置、效益低估等是研究本身可能存在的缺陷。由于研究人群的不同，年龄、国家、种属等的差异，客观证据也存在偏倚。

2. 由于循证医学研究所需信息量大，查全率和正确纳入率都受到限制。此外，由于各种客观原因存在，临床中还有大量的研究和试验没有纳入汇总分析，所以客观证据的查全率和正确纳入率也受到限制。

3. 客观证据不能代替医生的专长，需依靠个人专长判断客观证据是否适合某一患者。

4.并非每个试验都可采用 RCT，况且 RCT 对于有关病原学、诊断方法和预后的信息较少。

5.建立循证医学体系需要花费一定的资源。

6.在医疗卫生决策受经济、价值取向、伦理等因素影响的情况下，科学证据必须做出让步。

四、循证中医药

自 20 世纪 90 年代以来，临床流行病学的方法被引入中医的临床研究中，使得中医临床研究的水平得以提高。然而，在对中国发表的中医药随机临床试验的质量评价中发现，极少有大规模、多中心或随机双盲对照试验，"随机"概念的误用或滥用，中药试验的对照设置不合理，存在发表偏倚和系统误差使结果不可靠，疗效的评价指标不能体现中医特色，临床试验的报告不规范（未按 Consort 报告标准）。

世界卫生组织倡导循证的传统医学（evidence-based traditional medicine），强调从基本的药物目录制订到临床研究与实践都应当按照循证医学的方法来进行。循证医学得到了国内中医药界的高度重视，中医药界已经认识到循证医学对于中医临床研究的重要性，用循证医学方法评价中医临床疗效，目的在于避免无效或有害干预措施的滥用，有效或利大于弊的干预措施使用不足或误用。

中医强调辨证论治，但是中医的"证"与循证医学的"证"是不同的。中医的"证"是指对疾病或亚健康状态通过望、闻、问、切等手段观察获得表象，进而对这种表象及其动态变化的综合表述，英文翻译为"symptoms"或"syndrome""complex of symptoms"（证候）。这种"证据"是不全面的，而且会随观察者的不同而变化，易于发生偏倚。循证医学的"证"是指经过严格设计的研究获得的客观、真实的结果，是经得起检验和重复的，英文翻译为"evidence"。用循证医学的方法对中医的临床疗效做出客观、科学、系统的评价是十分必要的。循证医学可用于中医证候诊断的客观化研究、中药和中医疗法的疗效、安全性和成本费用的评价，以及评价指标体系的建立，能够以客观的证据取得国际上的认同，从而在更大范围上发展中医药学。循证医学的具体应用包括：①在中医药研究中开展国际认可的、高质量的随机对照试验，评价疗效的指标应以疾病终末事件发生为标准；②对现有的高质量的临床试验加以收集和整理，根据不同的疗法和病种建立相应的疗效资料库，促进国际交流和传播；③采用系统评价的方法对以往发表的临床试验尤其是随机临床试验进行荟萃分析，为中医药走向世界提供确凿的科学证据；④正确认识和理解中医药疗法在防治疾病作用上的优势和劣势，对中医药研究疾病的优先性进行排序，把有限的卫生资源用在独具特色的疗法上；⑤对中医药治疗进行费用—效益的经济学评价，为医疗决策提供科学依据。

五、循证中医药的机遇与存在的问题

（一）机遇

循证医学的发展为循证中医药的发展提供了机遇。中医药的现代化必须借助循证医学的方法和思路，将分析与综合、微观与宏观辩证统一起来，以中医理论为指导，确定科研的选题、设计方案和方法，把实验结果同中医理论的要素结合起来加以评价。

将循证医学的方法用于中医药治疗性研究将在以下几个方面发挥重要作用：①全面了解中医药临床科研方法的应用状况、存在的问题、对研究质量的基线和总体水平做出评估；②对中医药和中西医结合治疗疾病的有效性做出较客观的评价，指导临床治疗决策；③对未来的临床研究设计提供建设性意见；④为中医药临床研究的方法学改进提供建议；⑤通过使用科学证据决策，提高有效卫生资源的利用率；⑥有利于中医药的国际交流，促进中医药走向世界。

（二）存在的问题与对策

实践循证中医药可能存在的问题包括：①中医师和研究人员的观念更新和转变，能够接受新的科学评价方法；②对中医药从业人员和临床科研人员进行方法学的培训与教育以培养循证实践的技能；③需要确定中医药临床研究的优先领域。

循证医学方法对中医药的临床疗效评价可以从以下几方面着手：①按病种或药物（疗法）确定急需评价的目标病种或极有潜力的药物（疗法）；②对综合评价后不能提供严格疗效证据的药物（疗法）进行严格的临床试验；③对现有中医药的临床试验进行鉴定、整理和综合，为临床实践和进一步的临床研究提供线索；④重新确定主要病种药物疗效评价的、结合中医特色的指标体系。

发展循证中医药的几点对策：①通过国内、国际的协作，充分发挥优势互补，用3～5年时间使中医药临床疗效评价有一个大发展；②培养循证中医药科研的人才；③循证医学的基础学科是临床流行病学和医学统计学，急需在国内中医药院校的教学，尤其是针对研究生的教学中开设临床流行病学、统计学、计算机文献检索、循证医学的课程；④对重大疾病的主要中医药疗法进行系统评价，为中医药疗效提供证据，为高质量的临床研究提供线索。

第七节　中医药临床研究需要注意的问题

世界卫生组织传统医学策略报告（2002—2005）指出：当前对传统医学盲目的热情和无知的怀疑都是不可取的。中医学对于生命活动规律和疾病发生学的整体观，强调个体化治疗的医学模式；运用综合疗法或复方对机体的多层次、多水平、多靶点的整体调节，以实现机体的动态平衡等都是中医学的精髓与优势，同时也向包括临床流行病学在内的科研方法学提出了挑战。

一、建立具有相对"金标准"意义的证候标准

中医的防病治病是建立在"整体观""辨证论治"等理论体系的基础上。中医传统的辨证过程是以"四诊"为手段，得到患病个体的表象信息，进而根据中医学理论，进行分析、思辨，并借助一定的标准，进行度量并将其归属于相应的证候类别。现代医学应用临床流行病学方法评价某一检测指标对疾病诊断的价值时，总需要与"金标准"加以比较。中医学的证候标准是以特定的症状、舌象、脉象等所组成，它们属于"软指标"或定性指标的范畴，难以有像西医病种的金标准。这就需要我们在方法学上下功夫，使建立的证候标准成为具有相对意义的"金标准"。

二、进行严格的临床试验

对于中药新药的研制来说，不能只停留于经验层次，严格的临床试验是十分必要的。与化学药物的动物实验或人体试验显著不同的是，许多中药已有长期使用的历史，中药新药的发现或立题多来源于临床的直观观察和经验所获得的启示，对其安全性、有效性的评价也具有初步的临床基础。因此，从临床实践中提出并通过临床实践检验假说是中医临床研究的重要模式。这种从临床到临床的研究模式的优势为，避免了结论外推过程中从动物到人的种属差异。但是由于医学伦理学等方面的原因，从动物实验到临床研究仍然是新药的发现、研究的重要模式。

三、建立效应指标体系

"同病异治""异病同治"是中医学"整体观"和"辨证论治"在临床治疗学上的具体体现。从整体观出发，中医防病治病重视脏腑、经络、气血功能活动的协调和有序，建立机体内环境的稳态，从而提高机体对于外环境的适应能力。建立包括重要临床事件、功能状态、证候相关指标、受试者对治疗效果的总体满意度和生存质量在内的多维效应指标体系，对于许多受试方药的评价是十分必要的。

四、有关中医药的随机对照试验

随机对照试验能够对中医药干预措施的有效性评价给予有力的支持。但是因其在方法学上存在诸多问题及中医药的治疗特点等原因，以至于中医药的临床疗效未能得到科学的评价和认可，阻碍了中医药走向世界。中医药的临床试验应遵循随机、对照、盲法、重复的原则，还要结合中医药的理论与临床特点。例如，中医药的干预措施在盲法实施方面有一定困难，可以进行结局的盲法评价和盲法统计分析。国际上开展的许多中药、针刺、灸法等疗法的盲法研究，如个体化中药处方双盲胶囊、双盲针灸器具研制、使用类似太极拳的动作对对照组受试者实现盲法等，对国内的中医药研究人员有很好的借鉴意义。

第八节　临床研究偏倚与机遇的控制方法

偏倚（bias）是指从研究设计、到实施、到数据处理和分析的各个环节中产生的系统误差，以及结果解释、推论中的片面性，导致研究结果与真实情况之间出现倾向性的差异，从而错误地描述暴露与疾病之间的联系，是系统误差。

机遇是某一事件发生的可能性大小。当某一事件的出现是由概率的影响而发生时，就称为机遇。机遇是任何抽样研究都不能避免的。只要不是建立在整体人群上的观察研究，机遇影响是无法避免的。在实际临床研究中，常通过适当的样本量减少其影响，并由统计学方法估计其大小，将其限制在容许范围内。

偏倚的种类很多，一般将其分为三类，即选择偏倚、信息偏倚和混杂偏倚。

一、选择偏倚

（一）概念

选择偏倚是指，被选入研究中的研究对象与没有被选入者特征上的差异所导致的系统误差。此种偏倚在确定研究样本、选择比较组时容易产生，也可以产生于资料收集过程中的失访或无应答等等。根据产生原因的不同，选择偏倚有入院率偏倚、检出证候偏倚、现患病例 - 新发病例偏倚、无应答偏倚、志愿者偏倚、易感性偏倚、时间效应偏倚等（请参考相关书籍）。

（二）选择偏倚的控制

选择偏倚的控制包括以下几种方法：

1. 随机分组

目的是使各比较组之间具有可比性，提高研究结果的真实性。每个研究对象被分配到各比较组的机会相等，尽量使得比较组之间除研究因素以外其他各种条件保持均衡。

2. 采用多种对照

指采用一种以上的对照与观察人群进行比较。例如在队列研究中，既可以用内对照又可以用外对照，或用全人群资料作为对照。在以医院为基础的病例对照研究中，可设立两个或多个对照组，其中之一最好选自一般人群，其他对照组可以来自医院，这样既可以代表社区一般人群，又可以代表医院内不同类型的患者。或者选择多个医院的病例，或位于不同地区、不同水平的若干医院的病例作为病例组，不同科室的非研究疾病的患者作为对照组。然后对试验组和各对照组的主要基线状况进行比较，以判断是否存在选择偏倚。若基线状况中各对照组之间除了研究因素外的其他因素无明显差异，则选择偏倚存在的可能性较小。

3. 严格选择标准

在研究设计阶段应明确研究对象的纳入和排除标准，以使其能较好地代表所出自的总体。在研究实施阶段要严格遵守，不能随意改动。否则，会对研究结果的真实性造成影响。

4. 争取研究对象的合作

在研究中要尽量取得研究对象的合作，以降低无应答率、实验性研究中的不依从或队列研究中的失访等。若出现了以上情况，要针对产生的原因采取补救措施，应争取在无应答者或失访者中进行随机抽样调查以获得应答，并将抽样结果与应答者的结果进行比较，若结论一致，则表明无应答或失访对结果影响不大，若差异明显，则出现选择偏倚的可能性较大。

二、信息偏倚

（一）概念

信息偏倚，又称观察偏倚，是指在研究实施过程中，获取研究所需信息时产生的系统误差。信息偏倚主要发生在收集资料阶段。常见的信息偏倚包括回忆偏倚、报告偏倚、暴露怀疑偏倚、诊断怀疑偏倚、测量偏倚、诱导偏倚、错分偏倚、沾染偏倚、文献偏倚等（请参考相关书籍）。

（二）信息偏倚的控制

信息偏倚的控制包括以下几种方法：

1. 在研究设计阶段，对调查内容要有明确、客观的标准，并力求指标的定量化，如对各种指标要做出严格、可操作的定义，对于疾病要有统一明确的诊断标准等。研究中使用的仪器、设备应予校准，试剂应符合测试要求。调查员要进行培训，统一标准、统一方法。研究者要向研究对象清楚地解释研究的目的、意义和要求，以获取其支持和配合。

2. 在资料收集阶段，尽可能采用盲法收集信息。在盲法收集信息不可行时，尽可能收集客观的定量指标，如实验室分析结果和现场测量数据等。比较的各组使用相同的调查表，同一观察人员以相同询问方式、询问时间来进行询问。对资料收集者进行统一培训，保证资料收集者之间的一致性。尽可能选择新发病例作为研究对象，以减少回忆偏倚。

三、混杂偏倚

（一）概念

混杂偏倚或称混杂（confounding），是指在流行病学研究中，由于一个或多个外来因素的影响，掩盖或夸大了研究因素与研究疾病之间的联系，从而使两者之间的真正联系被错误地估计的系统误差。

（二）混杂偏倚的控制

混杂偏倚的控制包括以下几种方法：

1. 在研究设计阶段可以使用的方法

（1）限制（restriction）：指在研究设计时针对某些潜在的混杂因素，对研究对象的选择条件加以限制。限制后，可以得到同质的研究对象，从而避免某些混杂因素的混杂作用。研究对象的代表性和研究结论的外推性会受到一定的影响。

（2）随机化（randomization）：指以随机化原则与技术使研究对象以同等的概率被分配到用于比较的各组之中，使潜在的混杂变量在各组间分布均衡，从而排除其混杂作用，常用于实验性研究。

（3）分层抽样（stratified sampling）：在进行人群调查时，先按拟控制的混杂因素进行分层，然后在各层内进行随机抽样。适用于对主要混杂因素有较充分了解的情况下使用。

（4）匹配（matching）：是指在为研究对象选择对照时，针对一个或多个潜在的混杂因素，使其与研究对象相似，从而消除这个（些）混杂因素对研究结果的影响。匹配的因素过多可能会导致匹配过头的情况，并且增加工作的难度。对于匹配的因素，既不能分析其作为所研究疾病危险因素的作用，也不能分析其与其他因素间的交互作用。

2. 在分析阶段可以使用的方法

（1）标准化法：当不同暴露强度组间混杂因素分布不均匀时，可以采用标准化的方法来调整原来分布的不均衡性，再计算相应的效应值 RR 或 OR。

（2）分层分析：是将研究资料按照拟控制的混杂变量分层，若各层间研究因素与疾病间的联系一致，即不存在混杂变量与研究因素的交互作用，可用 Mantel-Haenszel 分层分析方法进行分析，得到将该混杂变量调整后的结果。分层分析的缺点就在于样本量较小和拟控制的混杂因素较多时，分层分析常不适用，此时可以直接采用多因素分析方法。

（3）多因素分析方法：可以采用 Logistic 回归分析、协方差分析、Cox 模型等方法进行分析。

第三章　中医临床评价及疗效评价体系研究

第一节　中医临床评价的目的

随着现代医学理论体系及其诊疗模式在中国的普及，循证医学的深入人心，中医学者逐渐认识到，如何使中医药疗效得到国内外业界的广泛认可，如何使传统的中医学理论体系及其独特的诊疗方法得到科学的验证，成了影响中医学发展并走向世界的关键问题。临床疗效指在临床实践中，不同的医学手段和治疗措施作用于患者机体所产生的生物—心理—社会属性的独立或综合效应。疗效评价是对临床治疗效应所产生的效能和效力，按照既定的标准进行定性、定量和综合判断的过程。临床疗效问题是临床医学的核心和关键问题。中医学重视患者的主观感受和生活质量的改善，强调整体观的同时也注重个体化治疗，所以，一直以来中医药的临床疗效评价侧重于个体症状的改善，缺乏相关疾病统一的、公认的疗效评价标准，不同研究之间结果也缺乏可比性，这些都是中医学疗效一直无法被国内外同行认可的原因。所以，建立规范的、能够体现中医特色的、得到现代医学认可的中医药临床疗效评价体系，成为目前很多中医学者研究的重点。

因此，中医临床评价的目的是建立符合中医自身规律的临床疗效评价标准奠定基础——"标准"的标准，建立基于病人报告的临床结局测量系统。

第二节　中医临床评价的基本方法

一、当代中医药临床疗效评价的指标、方法与体系研究

（一）中医药临床疗效评价的指标及方法研究

疗效评价指标决定疗效评价的方法。中医疗效评价指标和方法中，前者是关键。现代医学的不同疗效评价指标回答疗效的侧重点不同，量表适用于神经、精神疾病和慢性病，中医的"证"作为疗效评价指标，大致与量表的适用范围相同。课题研究不应以全面建立中医自己的疗效评价指标为目的，也不应以舍弃现代医学的疗效评价指标为指向，应根据评价指标和方法的客观性和科学性，合理取用各种疗效评价指标。在众多中医学者寻求建立完善、统一且能够反映中医特色的中医药临床疗效评价标准及体系的今天，能够科学、客观地对待中西医疗效评价指标和两者之间的关系，这值得我们深思和学习。在把中医的证作为所有疾病疗效评价指标是否科学的问题上，梁茂新等还指出，不是所有疾病都适合用"证"来评价中医干预的疗效。疗效评价指标的选择也必须做到"因病制宜"，如习惯性便秘有寒热、虚实之不同论治，疗效评价指标应当以排便间隔时间、每次排便所需时间、大便质地变化等作为指标，而不应把参与辨证的乏力、神疲气短等作为指标的侧重点。所以，应在确定有关原则的基础上，对适合以"证"评价中医疗效的疾病、疾病分期、疾病分型等做出规范。未来建立的中医疗效评价指标和方法体系应当是科学的，可以通用于评价中医干预因素的疗效和现代医学干预方法的效能，不仅可以评价中医药某一疗法为优，还可以判断中医药另一疗法为劣，这样才能得到医学界的普遍认可。

中医界现有的疗效评价方法有：①病证相结合的疗效评价方法及选择标准，包括以西医的病和中医的证相结合及中医的病和证相结合的两种模式；②系统评价的疗效评价方法及选择标准，这种方法需要大量的临床研究，纳入的数据也要进行严格的质量评估，才能保证结果合理；③证候的疗效评价方法及选择标准，如果从"治标"是改善症状体征，"治本"是消除病因、病理产物的角度看，该方法只适用于对疾病"标证"的疗效评价；④生存质量的疗效评价方法及选择标准：在生物—心理—社会医学

模式下，目前还没有公认的方法能客观评价中医整体调理的疗效，而对患者生存质量的评定能较好地体现这点，生存质量的评分表能提供反复使用的客观指标，便于长期监测，是未来中医临床及科研的有效方法；⑤主证起效时间的疗效评价方法，这种方法可以从时效角度反映中医疗效。

通过总结认识到，中医疗效评价体系应该是多层次、多角度、多靶点的，但疗效评价标准不能过于复杂，还是应当反复从不同角度对中医药治疗方法或方药进行评价。

例如，中医药对糖尿病早期微血管病变进程的影响中，采用加权秩和比法（weighted rank-sum ratio，WRSR）对 2 型糖尿病微血管病变的中医临床疗效进行了评价和探讨，认为中医药干预糖尿病早期微血管病变客观指标有临床价值，加权秩和比法适用于糖尿病早期微血管病变的中医疗效综合评价。

又如，将循证医学（evidence-based medicine，EBM）方法应用于评价干预措施的疗效和安全性已经得到世界卫生组织及西方国家的广泛认可。临床疗效是评价中医理论科学性的唯一标准，WHO 倡导循证的传统医学，目的是使广泛应用的传统医学疗法有证可循，将循证医学的理念和方法应用于中医药的疗效评价是发展的潮流。

另外，通过量表法来评价临床疗效，更适合体现以证候表现的软指标为主要证据的中医诊疗过程。但目前使用的量表大多是从国外直译的，缺乏中医特色，制定符合中医药特色的量表需要继续努力。

此外，还有其他多种方法进行的中医疗效评价，如国际上提出"四指标法"即基于医生、护士等临床医护人员、患者主诉的主观性评价报告资料与实验室指标等客观性评价报告资料综合起来进行临床疗效评价；中医临床疗效综合评价方法，即用多个指标和多种方法综合进行总体评价；采用模糊综合疗效评价方法评价复方羌芪片治疗急性病毒性心肌炎的疗效；以综合集成的方法探讨肝癌证候的量化评价。

（二）中医药临床疗效评价体系研究

著名临床流行病学专家赖世隆教授曾指出："一个具有较强科学价值的中医药临床疗效评价标准应该包括以下条件：一，对于病的公认常规疗效评定标准；二，构成证候的若干指标变化的评定标准；三，生存质量的评定标准（通用的生存质量评定量表、体现中医特点生存质量量表、疾病特异性的生存质量量表）。"目前，这一观点已经得到中医界的广泛认同。

1. 以经验为主的中医疗效评价

中医在长期的临床实践中，已经建立起一套系统的理论体系和独特的诊疗方法。

在数千年的医疗实践中，医家根据患者的主观症状和舌象、脉象等一系列软指标作为依据，很大程度上依赖于个人经验来判定疾病的向愈与否。中医古籍也是以医案的形式记录医生的诊疗经过，侧重于以某一疾病症状的改善、消失作为判定临床向愈的标准。由于中医本身比较复杂、模糊，注重个案评价，重视患者服药后的主观感受的传统临床疗效评价标准，带有一定的主观性。这种主观性还受过分追求有效事件评价的影响，对同样疾病状况，治疗方法、药物相差无几，可由于评价的标准不同（有的为自拟评价标准），可出现完全不同的结果。有些疗效标准虽经专家咨询、论证，但其应用的范围也比较局限，严重影响了中医临床真实疗效的系统评价。

2. 借鉴西医评价标准的中医疗效评价

现代研究中，人们多效仿西医的临床疗效评价方法，重视微观评价，强调疗效的客观指标，注重各种有效率（有效率、好转率、痊愈率）的变化以及辅助检查、实验室检测结果等。较多的研究者采用实验室方法，开展中医学的实质研究、"物质基础"研究，以及在器官、组织、细胞、分子水平研究，从而使中医成为一门物质基础明确、实验指标客观、数据精确、标准具体的科学。

虽然中医和西医都是研究生命现象、揭示生命本质的体系，但二者的理论与实践，思维与方法截然不同。实践证明，把"中医现代化"等同于"中医科学化"，简单地用西医的疗效评价指标和方法去界定中医疗效，中医治疗的优势和特点无法体现。如中医治疗晚期恶性肿瘤主要是提高患者的生存质量，改善放、化疗带来的不良反应，延长患者生存期等，而对实体肿瘤大小可能无效。中医辨证诊断具有系统认识疾病的特点和优势，借鉴西医评价标准难以反映中医临床的客观疗效，自然主观和局限。

一些学者对中医药临床疗效评价体系的建立进行了相关研究，如冠心病的中医临床疗效评价体系框架有三层四维；三层指的是目标层、维度层、指标层；四维是中医证候、西医疾病、生存质量、终点事件。要在原有生理领域、独立性领域、心理领域、社会关系领域、社会环境领域等基础上，将中医的四诊与现代心血管疾病的各种真实方法进行有机的结合，从形态学、病理学、细胞分子生物学等多方面对疾病的疗效进行微观化定量评价，构建完备的中医药疗效评价体系。冠心病的中医药疗效评价要从中医证候疗效评价、疾病常规疗效评价、重要临床事件评价、生存质量评价等多维度进行。冠心病心绞痛的中医药疗效评价标准构成条目应包括疾病（总体）疗效、证候疗效、理化指标、重要临床事件、生存质量等，应建立多维综合的指标体系。在该病的临床疗效评价中，许多指标是中西医可以共用的，如西雅图心绞痛量表、重要心血管临床事件发生率，但由于中医学以证候为中心的辨证论治特点，需要构建以证候要素为内容的冠心病心绞痛中医疗效评价体系。通过研究建立的疗效评价体系与心绞痛周发作次数、生存质量有较强的相关性，能够体现中医治疗目标与结果的相关性。由于该评价体系在临床操作复杂，还开发了相应的计算机软件。

二、针对不同疾病的中医药临床疗效评价研究

（一）中风病领域中医药临床疗效评价

由王永炎、张伯礼院士主持的国家"八五""九五"攻关课题致力于中医中风病证候的标准化研究，目前已经研制出的《中风病诊断疗效评定标准》《中风病证候诊断标准》，为中医界其他疾病建立诊断及疗效评定标准奠定了基础。关于中风的临床试验，注重实验室指标、症状改善的较多，注重功能评价和生存质量评价的较少，而疗效评定指标不合理、证候相关的疗效评定标准相对缺乏，都不利于合理判断以辨证论治为主的中医药治疗的有效性。所以，他们采用横断面调查与前瞻性随访研究相结合的方法，对现有的中风病疗效评价的指标进行系统评价，综合各指标的灵敏度、信度、效度及优点后，初步建立了一个包括中医证候疗效判定指标、西医疗效评定指标、生存质量指标在内的、科学系统的、具有一定效度和信度的中风病结局评价指标体系，并在此基础上，探索建立有中医特色的临床疗效评价指标体系的方法。

体质影响疾病的发生，决定疾病的易感性、倾向性，影响疾病的病程及转归。将体质辨识的方法引入中风病诊疗中，对体质积分和中风病常用的中西医疗效评价指标做相关性分析，探索体质辨识在中风病疗效评价方面的意义，这不仅丰富了中风病疗效评价的指标体系，更加体现了中医学整体观和以人为本的特点。目前中风病中医临床疗效评价量表中存在一些问题：①中风病诊断量表与疗效评价量表易相混淆；②中风病中医临床疗效评价量表的使用对象应细化，中风病病情有轻重之分，病位有深浅之分，神志障碍是区分中经络、中脏腑的主要标准，两者的临床表现、治疗方案、预后转归存在显著差异，在临床疗效评价的条目上也应各有所侧重，而目前中经络和中脏腑使用同一量表现象显然会影响疗效评定的结果；③中风病中医评价量表适用范围不明确等。

（二）冠心病领域中医药临床疗效评价

在冠心病心绞痛中医疗效评价标准的研究中发现，目前该领域的中医疗效评价标

准种类多，但每一种的使用率均未超过 40%，不能满足当前临床需要。所以，该病的疗效评价标准应在原有的心绞痛疗效、心电图疗效、证候疗效、硝酸甘油停减率等方面的基础上，增加生存质量、冠心病终点指标（心肌梗死、猝死）等，来体现中医的辨证论治和整体观念，客观地评价中医药干预效果的有效性。冠心病心绞痛疾病的复杂性（多基因复杂性疾病等）、中医治疗的复杂性（多靶点干预等）、证候的复杂性（多维多阶复杂系统等）决定了冠心病心绞痛的疗效评价标准应是多维综合的指标体系，应从疾病（总体）疗效、证候疗效、理化指标、重要临床事件、生存质量等多维度进行综合评价。目前中医防治冠心病的临床疗效评价，大多照搬过去西医生物医学模式的疗效评价方法和标准，尚不能够充分体现出中医临床疗效的特色及优势。应当在中医证候疗效、对"病"的常规疗效、重要临床事件、生存质量 4 个维度的基础上，加强循证医学理论的评价，引入综合评价的概念。在冠心病中医证候诊断规范及中医定性证候轻重程度量化评价研究的基础上，选取中医症状量化值为底层指标，证候总评价为顶层指标，初步建立了冠心病证候层次分析综合疗效评价的方法。并通过临床验证，结果显示在以证候为内容的中医疗效评价方法中，证候总评分是可以反映病情轻重的综合指标。

（三）糖尿病领域中医药临床疗效评价

建立糖尿病及其并发症的中医药临床疗效评价标准，对当前糖尿病研究领域和中医学的发展很有必要，符合国际临床医学发展趋势，是提高中医药防治糖尿病的综合能力和整体水平的有效手段。他们遵循临床科研设计、衡量、评价（design, measurement and evaluation in clinical research，DME）的原则，按照 WHO 卫生研究方法学的要求，以糖尿病中医临床疗效评价指标体系研究为切入点，开展多中心的临床调研工作，对糖尿病的中医证候特征及证候演变规律进行多层次地系统研究，制定出了用于证候诊断的糖尿病辨证标准及中医药临床疗效评价的相关标准。糖尿病辨证与疗效评定标准是制约中医临床及科研的瓶颈，目前中医药行业学会、医政和药监管理部门的相关标准推广欠佳，除与中医学固有理论体系自身特点有关外，还与制定标准过于主观，缺少不同地域代表性专家广泛参与，未参照临床流行病学方法等因素相关。基于此，赵进喜教授提出了单向证候判定和综合评价临床疗效的思路，并初步形成糖尿病中医辨证和疗效评定草案。

糖尿病中医辨证标准分为本虚证和标实证；本虚证有气虚、血虚、阴虚、阳虚；标实证有结热证、湿热证、郁热证、气滞证、血瘀证、痰湿证、痰热证、风阳证、痰饮证、水湿证、湿浊证。糖尿病疗效评价标准：分别对疾病疗效、证候疗效、降糖疗效进行评价，分显效、有效、无效三个等级评价。证候疗效是对适应证候的症状效应指标变化的综合评价，并对糖尿病肾病肾功能不全的证候疗效评价进行研究，采用多中心、单盲、随机、平行对照等临床研究方法，对构成糖尿病肾病证候的症状、舌苔、脉象进行观察，参照《中药新药临床研究指导原则》中"中药新药治疗慢性肾功能衰竭的临床研究指导原则"提出的"证候疗效判定"进行 3 种防治方案的中医证候疗效判定。结果发现中医辨证论治方案改善糖尿病肾病肾功能不全患者证候安全、有效，在证候疗效评价方面优于氯沙坦。

第三节　中医临床疗效评价的设计

在 21 世纪里，随着全世界对传统医学的关注和需求的日渐增加，对中医临床疗效进行客观、科学、系统评价的要求也越来越强烈。美国替代医学研究中心的前身——替代医学办公室顾问委员会，在 1995 年提出的替代医学研究方法论的报告中就明确指出，传统 / 替代医学疗法的"有效性评价是一个关键和核心的问题"。因此，如何对传统医学科学、客观地进行疗效评价，已成为发展中医、弘扬中医的关键。

一、中医临床疗效评价的现状

中医在长期的临床实践中，虽然已经建立起一套比较系统的理论体系和独特的诊疗方法，但传统的临床疗效评价标准只侧重于症状的改善、消失，仅停留在个案报道及病例的临床治疗总结上。

由于中医本身比较复杂、模糊，又受传统临床评价标准影响，现阶段中医临床疗效评价存在诸多问题：如不够重视临床科研方法学，缺乏严谨合理的设计，随机对照试验少，随机质量不能让人满意，盲法应用少，仅从单侧面、生物学指标判断疗效，缺乏影响生命质量的评价及对远期结局的评价，对不良反应、随访资料的收集欠缺，统计方法比较落后，没有严格的操作规范和质量控制，简单地照搬西医的临床疗效评价方法和标准等，从而造成了疗效评定困难，疗效评价标准不一，不能充分体现中医个体诊疗和复合干预策略的特色和优势。使得中医药的研究成果缺乏说服力，难以得到国际认同。

二、如何进行中医临床疗效评价

作为一种药物或治疗措施（统称为干预措施），应该具有改变某一个体和（或）人群的特定病症或非健康状态的自然进程、结局或预后的能力，这是临床疗效评价的核心。

中医临床疗效系统评价体系的建立、推广和应用，是一项繁复的系统工程。它的总体目标是：建立一个包括中医临床疗效评价中心和资料中心在内的、由专业虚拟网络进行连接和协作的，能资源开放和成果共享的完整体系，科学、系统地评价中医药新产品、新技术和新疗法的临床疗效，全方位、多层面地服务于政府职能部门、国内外中医药临床和科研机构、企业和个人。

（一）中医证候

中医证候是中医临床诊断的重点，疗效评价的前提。证候作为度量客观事物的标准，必须具备准确性和可靠性。证候诊断标准的建立应该借助循证医学，从典型的证候入手，通过文献分析，专家咨询，科学合理的问卷调查和多中心、大样本的证候研究，结合多门学科，经过严格的数据统计分析，从多层次水平来探寻其客观规律和科学内涵，逐渐达到宏观辨证和微观指标相结合，使"证候"能够定位、定性、定量或半定量，从而建立起一整套科学的临床证候诊断标准，使临床识证准确、辨证有据、有法可循。

（二）生命质量

生命质量，又称为生活质量、生存质量。受中国传统文化影响，中医在治疗疾病时，强调整体调节，意在协调脏腑气血功能，使其阴平阳秘，提高人体对自然和社会环境的适应能力，这种观点与生命质量有着相同的理念。医学模式从单纯生物模式向生物—心理—社会综合医学模式的转变，使人们对健康的认识发生了根本性的改变。越来越多的临床医学专家认识到，过去沿用的有关疾病防治措施的有效性评价指标，如患病率、发生率、生存率、死亡率及有关疗效评价的痊愈、显效、好转、无效等指标存在一定的局限性。在防治疾病时应该全面考虑疾病对患者精神、情绪、心理、工作能力、社会职能及生活方式的影响，甚至对社会卫生经济的影响。生命质量是包含生物医学和社会、心理、精神等因素的多维概念，它能够全面地反映人体的健康状况。评定生命质量，可以避免单纯追求延长患者生存期限的现象，使临床治疗真正体现"以人为本"的精神。

生命质量的评定主要依据的是受试者的主观感觉，在临床上属于软指标，主观性较大，易受其他因素干扰，评定比较困难，需要在中医理论指导下，借鉴西方心理测试和生命质量量表研制的方法学，应用现代数理统计分析方法和技术，按照严格的程序进行测量。有学者设想开发一个共性模块（量表），它主要是针对疾病和健康所关心的共性内容所建立的量表。然后再根据具体的病种或系统开发一个特异性模块（量表），它是主要针对某一个疾病、系统或"证"所建立的模块。由一个共性模块加上一个特异性模块构成一个特异性较强的生命量表，再按照国际规范对量表的信度、效度和反应度等科学性进行考核，以便确认其有效性和可操作性。并通过多病种、多中心的反复临床验证和修改后才能广泛应用于临床。

（三）结局指标

医学模式的转变，使得生命质量的评定成为临床疗效评价的重点，也使结局评价成为国际医学界研究的一个热点。替代医学办公室（OAM）强调"疗效必须用人们认可的终点指标来加以证实"。WHO将终点指标的选择提高到了和随机、对照、盲法几大原则同等的高度。

结局指标的分级，根据WHO对疾病状态的分类（死亡除外），我们可以把结局指标相应地分为以下4个水平：①病理，即和疾病有因果关系的生物学参数；②损害，即病理损害所致的各种症状、体征；③能力减退，如日常生活活动能力的减退等；④残障，即疾病对社会功能的影响。其中病理水平相对客观、稳定、易于测量，是临床医生关心最多的问题，和病人直接相关、病人最关心的指标依次是残障、能力减退和损害水平。

主要结局指标是指那些对病人影响最大、最直接，病人最关心的临床指标，如终点事件、重大事件。随着医学模式的发展和疾病谱的改变，综合评价病人主观感受、功能状态、生命质量的指标被认为是与病人最直接相关、病人最关心的主要结局指标，临床上最常见的是日常生活活动能力等功能评价及生命质量（QOL）的测量。次要结局指标是指能完全反映干预所引起的主要结局指标的变化，并在主要结局指标不可行（如时间、财力等）的情况下对其进行替代的间接指标、主要是指单纯的生物学指标、包括实验室理化检测和体征发现。在提倡应用功能评价与生存质量指标的同时。替代指标在探索其可能的疗效及治疗机制方面还是有重要的作用，而且在今后一段时期内，仍将会在临床试验中扮演重要的角色，但替代指标的应用必须符合以下两个条件：该指标必须与真正的临床结局有因果关系；它可以完全解释由治疗引起的临床结局变化的净效应。若使用未经严格验证的、不适当的替代指标，在解释临床有效性和推广应用时必须十分谨慎。否则可能会造成非常严重的后果。

因为采用不同的判效指标可以得出不同、甚至截然相反的结论，故疗效评定指标是临床试验的重要环节之一。过去大多只选择与疾病相关的生物学指标来证明临床干预的有效性。如临床症状、体征、病理学检查、实验室指标等，这难以对生命质量做出全面评价，现在，人们提出要分清主要结局指标与次要结局指标的临床意义，强调从人体对干预措施的整体反应来选择有关的结局指标。

三、如何构建并完善中医临床疗效评价指标体系

著名临床流行病学专家赖世隆教授指出，完善的中医临床疗效评价指标体系可从以下几方面进行构建：①对于"病"的公认的常规疗效评定指标；②构成"证候""症""征"变化的评定指标；③生命质量的评定指标，包括通用的生命质量评定量表、体现中医学特点的通用生命质量量表、疾病特异性的生命质量量表。

在具体构建指标体系时，还要结合考虑研究目的等因素进行有侧重点地选择。并且要对评价指标进行特异性、敏感性、准确性、可重复性、经济实用性等一致性检验。阐述选择指标的意义、适用的范围、等级、阈值，以期能得到广泛认可和采用。

（一）中医临床评价体系指标制定的原则

中医临床评价体系的指标制定有 5 项原则，分别是：①指标体系的系统性、覆盖范围和针对性；②定量指标与定性指标相结合；③直接指标和间接指标配合使用；④掌握好指标的互斥性与有机结合；⑤解决指标体系的系统性和简洁性的矛盾。

（二）中医临床评价体系构建指标制定的方法

质量评估指标体系的设计，以质量控制关键环节为指导，即针对临床研究质量控制的关键环节设计质量评估指标。中医临床研究过程要经过试验设计、病人筛选、随机入组、发药、检测、数据收集和分析等多个环节，将质量评估指标体系的设计落实到每个环节。通过评价每个环节的操作质量，实现质量评估的目的。同时，通过质量评估来发现并纠正差错，实现质量控制的目的。临床研究各环节工作的重要性不同，表现在其出现的差错对全局的危害作用不同。关键环节如果出现差错将有可能导致错误的结论，而其他环节如果出现差错对全局的危害相对较小。这也意味着，在质量评价指标体系中，与这些环节对应的评价指标的重要性，即权重不同。在实际工作中，

常常依据质量控制的重点确定指标在临床研究中的重要性。

对于不同类型、不同阶段的临床研究，质量评价的重点和要求有所差异。如横断面研究设计方案、队列研究设计方案等对研究对象的代表性、完整性和同质性要求很高，在质量评估中需要重点关注与此相关的环节；而病例对照研究则需要把握好病例组与对照组的可比性，对人群代表性和完整性的要求可以降低，质量评估的重点是可比性问题；随机对照试验中，对随机化的执行要求严格，质量评价时需格外关注随机执行情况。不同的临床研究设计方案可以设计出质量控制重点不同的、有差异的质量评估指标体系，以改进质量评估指标体系在不同临床研究中的质量、效率和可操作性。

（三）临床疗效指标选择需要基于临床实践经验的总结

中医药的疗效基础并无实验室的研究过程和数据参考，所以其疗效评价仍需要一个临床使用观察和中医疗效经验总结的过程作为基础，才能进一步形成有针对性的评价指标设计，这种"从临床中来，到临床中去"的思维和方法在中医界是普遍存在的固有模式和现象，也是临床疗效指标制定的根本性基础。

评价中医复杂干预疗效本身是多层面的，可以是宏观的，也可以细致到一般性的中医临床评价。尽管临床疗效评价的研究内容实质上包括了方法学、方向（医学益处、医学害处、患者心理接受状况和患者经济压力）和具体指标等多个方面，但忽视的主要还是评价的目的，即评价是为了确认某种治疗是否能对患者有益及其程度，日后能否在临床应用推广，以及提炼最佳应用细节（即效应背景、应用筛查，或"疗效定位"，带有广义"治疗靶点"定位的意味）等方面。并且影响疗效的原因有多种，包括合适的人群、干预的强度，以及用以体现或表达疗效的指标选择等，设计量统计稍有不当，便会高估或低估了某干预因素的疗效。所以，评价应在一开始便设想其未来可能的应用情况，这尤其是新药研发中疗效评价的重中之重。同时，疗效也是一个需要前提的相对概念，是依赖于研究主体和客体指标而存在的，它终究是要有自己的定位，包括适用范围和不适用范围，即适应证和禁忌证。这一点是疗效评价界始终关注的本质和目标问题，不论是中医的证候疗效研究，还是其他的研究方向，均不可能与此分割。另外，一种好的疗效的获得，也不是简单的"输入""输出"模型，不是简单的药物与疾病或患者之间交互过程的结果，而可能是复杂的、带有复杂前提和广义过程的动态结果评价。尤其是中医，往往是带有过程性的综合结果，就像虚弱的、饥饿的人逐渐恢复体力的原因不能简单归功于数日来每日进食的最后一个馒头，而需要归功于整个恢复过程的一系列过程和因素一样。所以，不要简单地说一个药对某病有效和无效，而应该基于情景和过程进行深入评价，只有这样才能真正做到客观评价那些临床反馈良好但屡经研究都似无效的中医药产品。同样，在评价疗效时，也一定要对患者和病情进行细致分层，这样才可能找到疗效出现的环节，给予药物真正的疗效评价。

所以，临床疗效评价既是一个评价的过程，又是一个对适应证和禁忌证的筛查过程，也是对治疗效应的发现和展现过程。换言之，其目的是给干预因素一个"疗效定位"。

四、检验中医有效性科学假说的重要途径

采用现代临床研究科学方法学是检验中医有效性科学假说的重要途径。采用现代临床医学科研方法的形成和发展经历了相当长的历程，20世纪80年代和90年代，新发展起来的临床流行病学和循证医学吸取和总结了临床医学研究和相关学科的成果，成为医学界公认的，对指导临床决策和临床研究员有极其重要价值的，最为科学的方法学。

采用现代临床研究科学方法学进行中医临床疗效评价是时代对中医发展的要求，在人体的临床实践中产生理论，反过来又指导临床实践、进一步检验理论、发展理论，这正是中医经久不息的源泉。然而，直接观察、经验总结还不能被认为是真正意义的科学试验，据此进行归纳、演绎、推理产生的结论难免有一定的片面性、局限性，有的甚至可能是错误的。医学科学发展过程中的正反经验，使人们越来越重视方法学对医学发展的作用，临床流行病学和循证医学等现代临床研究科学方法学可以使中医药临床研究从直接观察、经验积累发展为严格的科学试验，这是对传统研究方法的一个突破。

五、循证医学与中医临床疗效评价

循证医学概念的出现引起了医学实践模式及观念的巨大变革。它使人们认识到，长期、广泛应用的临床治疗方法并非都是有效的，一些理论上有效而实际上无效或弊大于利的治疗措施可能被长期、广泛地应用于临床，而一些似乎无效的治疗方法经大样本、多中心、随机对照的临床试验或随机对照试验的系统评价被证实真正有效或利大于弊后被推广应用。

中医是一门源于临床实践的经验医学，它是对数千年临床实践的总结，从某种意义上讲也是历代中医药专家经验的积累。它也属于证据的一部分，但其可靠程度及科学性仍有待提高，所以国家中医药管理局"十五"策略就提出要借助循证医学推动中医药现代化，我们应把握这一有利时机，借鉴循证医学的策略和方法学，加快中医发展的步伐。同时，中医的发展也必然会促进循证医学的发展，使医学更好地为患者服务。

但是在应用循证医学时要注意，如果临床研究设计不合理，操作不当，即使中医药是有效的，也可能得出相反的结论。也就是说，它既可以验证中医的有效性及科学性，也有可能从根本上否定中医。

六、中医临床疗效判定指标研究结果的判定

中医临床疗效判定指标研究结果的判定要包括有效性和安全性两个方面的内容。疗效评定指标的选择有以下要求：①指标的特异性。选用的指标与被试因素具有本质性联系，或能确切反映被试因素的效能。②指标的客观性，在科研中一般尽量采用客观指标，便于检测和统计分析。③指标的灵敏度与精确度，应当选择对研究因素反应较为灵敏的指标，使研究因素的效应能较好地显示出来，同时指标的精确度要好。④观察指标的数目要适当，根据研究目的精选观察指标，指标不是越多越好。

复方对机体多层次、多环节、多靶点的整体调节，被认为是产生疗效的依据所在。它并非通过作用于单一靶点、特异性对抗疾病的其中一环节发挥功效，并且发挥功效的物质基础也还不清楚，与现代医学单纯比拼实验室微观指标的改变难以展现中医药自身的优势。因此，临床试验中疗效评价指标的选择不应从单纯的生物医学模式出发，而应该从中医药的整体调节优势和机体对干预措施的整体反应性建立科学的疗效评价指标体系。

吸取现代医学关于结局评价的最新研究成果，综合集成两种医学在结局评价方面的思路和优势，合理应用现代医学的疗效评价标准，构建科学、客观的中医药临床疗效多维结局指标体系是十分必要的。中医药的临床疗效评价指标体系，既要与国际接轨，还要有中医的特色，应兼备病、证疗效两个方面的内容，具有客观、灵敏、准确、多维的特征。①理化指标：可以适当采用国外公认、可操作性强、相对成熟的一些理化检测指标，但要注意对效能解释的合理性。②症状、证候变化指标：评定中医药的临床疗效时，要体现其特色和优势，不应缺少反映症状、证候改善的指标。③生存质

量（QOL）：威胁人类生命的是越来越多的难治性疾病、慢性病。限于当今的医疗水平，大多是对症治疗或姑息治疗，即使新的治疗方法也难以提高生存率，人们越来越意识到生存质量的重要性，QOL 是包含生物医学和社会、心理、精神等因素的多维概念，它能够全面地反映人体的健康状况。从 QOL 的角度研究疾病的预防、治疗，可以使医生避免单纯追求延长患者的生存期限，而不顾其承受多少痛苦和代价。生存质量的测评多由量表完成，简便易行，便于进行统计。将生存质量评价模式引入中医学的临床和科研中，评价难治性疾病的中医药疗效，可以显示中医药的优势，增加评论的科学性，结果易于被医学界承认。④终点指标：由于难治性疾病不可能短时间内治愈，需要长期治疗，观察远期疗效和终点结局，关注重大临床事件的发生情况，是临床治疗的重要目的之一。增加终点指标在临床治疗评价中的应用，将提高中医药临床疗效评价水平。⑤其他指标：如价格 / 效益比、缩短住院时间、中西药联用减毒增效等方面来反映中医药的优势。

中药有几千年的应用历史，有丰富的经验。但由于药材生产的质量规范尚未全面建立且目前有许多中药新剂型，炮制方法有所改变，加之临床应用中多种药物的联用及患者的个体差异等原因，难免发生不良反应，所以方案设计中有体现安全性的指标，在研究中要注意不良反应的监测，对使用药物后发生不良反应的病例，进行分析，判断其与使用药物的关系，确有问题需及时处理，严重者中止研究。

七、加强质量控制，提高临床疗效

临床研究结果的真实性受到多种因素的影响，为了确保真实性，获得科学的结论，在研究方案的设计与实施及资料分析的全过程中，一定要有相应的措施。确保中医药治疗性研究的质量。需要从以下 4 个方面考虑：①遵循顶层设计的原则。对方案的设计要严格执行科研设计的基本原则，通过相关学科的专家进行论证，保证方案合理性和可行性。统计学的知识贯穿于课题设计及资料分析和处理的全过程，故需要统计学专家全程介入以保证方案的科学性。②按照药品临床试验管理规范（GCP）的原则进行。试验要遵循 GCP 规范，结合具体试验制定相应的操作规程。③提高研究者和患者的依从性。患者的依从性好坏将影响研究质量，应加强医学知识教育和改善医疗服务环节，以提高患者的依从性。对参加研究人员进行多次培训，加强对研究者严谨作风和科研道德的培养，对弄虚作假的行为进行治理。④充分利用网络技术。加强对试验过程的动态管理，同时加大监查力度，发现问题及时解决。

中医药临床研究设计一方面要十分重视中医药学的自身特点和优势，另一方面又要采纳现代科学技术和方法，提高科研设计的科学性、试验的严谨性和管理的规范化、科学化，进一步提高临床研究水平，为中医药的疗效提供高质量证据。

八、中医疗效评价的要素

"疗效定位"同样需要用指标的形式加以体现，而这些指标从设计之初到实施的全过程，均需考虑到三个方面，即干预初始情况（评价背景或前提）、评价者（评价主体）和评价角度（评价客体），而不可以简单地依赖于单一的既定目标（如《中药新药临床研究指导原则》上的硬性规定），因此笔者认为，若想更好地评价中医的疗效，则其疗效评价要素的构成应有"背景""主体"和"客体"三大密不可分的要素。

（一）评价背景

评价背景是疾病因素、患者因素、干预因素、影响因素的所有属性，这相当于评价的前提条件与环境基础，作为未来中医药应用推广的条件的参考。没有背景的评价是不实际的，也就失去了评价的可比性和应用价值。如结合"患者因素"至少应该考虑到是男性还是女性，抑或是不分性别，并考虑哪个年龄段比较适合该中药的使用等。

（二）评价主体

评价主体有医方评价、患方评价、疾病评价。不同的主体评价的指标和方法有所不同，即与后述的"评价客体"密切相关，如医生评价可能采用从医理方面的评估；患方评价多采用患者报告结局量表；而疾病评价多采用客观的检查、检验、随访终点等硬指标。

（三）评价客体

评价客体包括评价目的、评价指标及其分类框架。其中，目的包括探讨某干预因素与疾病、病人、其他诊疗方法的相互影响，预防和控制，或评价最佳疗效的发挥前提等。指标及其分类框架包括宏观和微观；长期或终点、中长期、短期、超短期（超急性期）；用药中和停药后；正向疗效和不良反应；主观与客观；生物—心理—社会情况等（详见后述），甚至包括前期动物实验中的药效学效应如果在人体上存在，则也可以认为是疗效，但仍需要在临床上加以验证。

对"目的"的理解还包括一些大的指标制定方向，例如姑息疗法，其主要目的只是减缓身体、精神和外在痛苦，并对最佳可能的患者及其护理家用的生活质量进行支持，控制常见症状如疼痛、呼吸困难、疲劳、焦虑，并设计治疗目标，有疗效和效率的过渡性处理。如果想评价一种姑息疗法的临床价值，此时的评价指标，就不应把与姑息疗法目的不相关的内容牵扯进来，这是最基本的常识，但有时也常被护士忽视。

建立"基于临床观察经验，以疗效评价背景、主体和客体相结合的中医临床疗效评价指标体系模型"，完善中医药的"疗效定位"的评价指标。指标的选择应该有一个更加实用的指标体系模型和原则作为指导，才能有利于中医疗法评价标准的解决，应建立"基于临床观察经验，以评价背景、主体和客体三者相结合"的新的中药临床疗效评价指标体系模型，启发疗效评价指标的设计思路和过程，并将中药疗效定位作为评价的目的，这样将有助于针对性地探索和制定能够表达测量及其效应的指标，更好地揭示中医药的疗效，避免评价的盲目性和局限性，提高疗效评价的效率和效果。

第四章　中医临床科研选题

科研选题指在特定的、具体的科学领域中，选择和确定尚未认识而又应探索和解决的科学问题，作为自己研究的对象。培根指出："如果你从肯定开始，必将以问题告终；如果从问题开始，则将以肯定告终。"科研选题是对整个科研工作全部内容和目标的高度概括，它关系到科学研究的方向、目标和内容，影响着科学研究的途径及方法，决定着科研成果的水平、价值及其发展的途径，集中体现了科研人员的科学思维能力及研究水平。

科研选题就是提出并选择在科研活动过程中将要研究或解决的问题。提出问题是科研工作的起点，解决问题是科研工作的目的。选题是每一项科学研究的主导思想，它决定着该项研究的设计及研究的全过程。研究对象、研究方法、观察指标的选择、资料的处理方式，包括对结果的分析与讨论，都须紧紧围绕科研选题而展开，可以说科研选题是科研工作的战略决策问题。

科研选题是科学研究的首要步骤，是科学研究的重要组成部分。选题在科学研究中具有极其重要的作用。在中医药科学研究实践过程中，选题决定研究的主攻方向和目的，关系到科研成果的大小与成败。

第一节　医学科研选题概述

一、选题的概念

选题指提出一个有待解决的问题，并且由一套借助文献资料和个人工作经验，经过分析、归纳、类比和推理等科学思维程序而形成的科学假说及掌握证实这一假说的有效方法和实验手段。其中包含三个关键词：一个有待解决的问题——问题；一个对问题的理论解释——假说；一个证实理论的切实手段——技术路线和方法。

二、选题的指导思想

坚持以中医理论为指导，密切结合临床实际，充分运用现代科学方法，突出中医的特色和优势。中医学有其自身的科学内涵和学术结构，能以其独特的思维方式、理论和方法，保证科研选题的科学性和先进性；以临床疗效为基础，将基础理论与临床研究相结合，保证设计方案的实用性和可行性；以继承和发扬中医学为目的，在继承的基础上创新，保证科研设计的创造性和前瞻性。所以，中医科研的选题，一定要正确处理好现代医学科学和发展中医特色的关系，使中医整体观念、理法方药和辨证论治等特色得到发扬。

三、选题的意义

选题是选择和确定研究课题的过程，也是决定论文成功与否的关键，选题能力是科研工作者的重要素质之一。

四、选题的原则与思路

中医科研是医学科研的重要组成方面，既有医学科研的特点，又有其独特的思维方式、思想理论。

（一）科研选题的基本原则

在一个研究领域，所要研究的问题很多，我们不可能把所有的问题都拿来当作课题研究，必须遵循一定的原则对所列举出来的问题进行比较、分析和筛选，择优选取。一般而言，科研选题应遵循科学性、实用性、创新性（先进性）、可行性和自明性的原则。

1. 科学性原则

科学性原则要求人们在选题时，必须以客观事实和科学理论为依据，按照客观事物发展的规律办事。把课题置于当时的科学技术背景之下，做到选题以事实为依据，从实际出发，实事求是，切忌凭主观臆测选题。选题要与已有的且经实践检验是正确的科学理论、原理或定律相一致，但这并不排除选题的创新性思维，因为创新性思维也要以科学事实为依据。中医药科研选题的科学性是指其选题要有充分的中医药理论基础和客观依据。另外，选题要具体，不能含糊其词、太笼统，如"针灸对胃下垂的治疗作用"与"针灸足三里穴对胃下垂的治疗作用"这两个题目虽然都是研究针灸对胃下垂的治疗作用，但后者更具体、更明确。同样，"针灸对消化液分泌的影响"比"针灸对人体生理功能的影响"更具体。

2. 实用性原则

实用性原则指选题必须符合社会需要和科学理论发展的需要。社会需要包括经济发展、医疗卫生、文化教育、通信、国防建设等，科学理论发展的需要包括开拓科学领域、更新科学理论、改进科学方法等。其中科学理论发展的需要属基础性研究，社会需要属应用性研究或开发性研究。中医药科研选题也必须从防治疾病的需要，社会经济发展的需要以及中医药学术发展的需要出发，选择具有实用价值和应用前景包括经济效益和社会效益良好的课题。其次，实用性原则还要考虑到一旦得出研究成果，该项成果必须具有实施、推广的可能性，利用现有的资源、经济技术力量即可实施或推广。

3. 创新性原则

创新性原则是指选题必须具有先进性、独创性和新颖性。作为应用性研究的课题，就必须有所发明、有所创造，或把基础理论研究的成果转化为新的技术原理；作为开发性研究的课题，就必须开发出新技术、新材料、新工艺、新产品、新方法，或把原有的技术应用推广到新领域；作为理论性研究课题就必须建立新概念，提出新见解，得出新结论。创新性课题包括独创和修改或拓展前人研究成果的课题，并尽量选用先进的研究方法、手段和技术指标。创新是科研课题的生命，每一课题都必须在某一点或某一方面有所创新，否则就没有研究的必要。要做到创新，首先要了解国内外科技情报和科技信息、掌握科技动态，以保证其科研选题的高起点。我们在选题时，既要继承、又要创新，而且创新是关键。根据创新性原则所选出的课题应该是前人或他人从未研究过的；或者前人或他人虽对此有所研究，但本项的研究对既往的理论认识或技术有所发展和补充，或者修正与否定；或国外已有研究报道，结合国内实际进行研究，以填补国内在该领域的研究空白；或提出全新的研究思路和设想，对现有技术工艺进行改造或革新。

4. 可行性原则

可行性原则要求所选课题必须与主客观条件相适应，即根据已经具备或经过努力可以创造的条件进行选题，以保证课题能按计划完成并取得预期成果。影响可行性的主观因素包括科研工作者的知识水平、知识结构及科研思维能力（如设计的合理程度，大型研究还包括研究队伍的结构及管理人员的管理协调能力）。影响可行性的客观因素有实验场地、实验仪器设备、经费来源等。因此，在选题时，一定要从研究者本人和本单位的实际出发，选择在现有条件和技术水平下可以实现或通过主观努力与横向协作可以实施的课题，而不能脱离实际去构想。缺乏可行性的选题实际上是无法实现的选题，也就等于幻想。

5. 自明性原则

"知己知彼，百战不殆"，学术研究也是如此。前述4项原则的目的是做到"知彼"，即了解研究对象。第5项原则是要"知己"，了解自己的长处和短处，尽可能回避自己的短处，尽可能发挥自己的长处。主要考虑四个方面：①是否擅长思辨研究；②是否擅长实证性研究；③掌握外语的种类及程度；④专业知识上的长处和短处。

（二）选题的思路

选题的思路是指从哪些途径选择科研课题，也就是要了解科研问题的主要来源。当今社会科学和自然科学飞速发展，各个学科在不断解决问题的同时，又不断地出现新问题，这就要求我们不断地探索，发现问题和解决问题。我们可以从以下几个主要方面发现问题：

1. 从新的科学事实与原有的科学理论的矛盾中发现问题 当科学实践活动中发现新的事实和现象，用原有的科学理论不能够说明和解释的问题。

2. 从科学理论内部的矛盾中发现问题 作为一种科学理论应该能够自圆其说，互不矛盾。但有时有些科学理论中，会出现概念之间的自相矛盾或者逻辑推理上的不严密，而导致结论的不可靠或推导出相互矛盾的结果，这也是我们发现问题、提出问题的一个途径。

3. 从对同一事物或同一现象的不同理论解释的矛盾中发现问题 在科学研究中，对于同一问题的研究，由于科研人员所站的角度不同，从而产生了不同的理论。如在医学领域中对肿瘤病因及病机的研究提出了基因突变学说、基因调控学说，也有从免疫角度，甚至社会心理角度提出了不同的假说，而且这些假说各自都有不同的科学事实来支持自己的理论观点。

4. 从社会需要与现有的技术手段不能满足这种需要的矛盾中发现问题 随着社会的不断发展和进步，现有的科学技术水平不能满足人们经济、社会、文化、医疗卫生的需要，这为我们发现问题、解决问题提供了巨大的市场。

5. 从机遇中发现问题   我们有时在科学研究的观察、实验、分析和调查研究中会遇到一些意外的现象，我们不应该轻易放过这些现象，应该以这些意外现象为线索，抓住时机，深入研究，不仅会发现问题，而且可能会有新发现。如科学家在科学实验过程中，意外地发现了青霉素和 X 射线，对医学的发展做出了巨大的贡献。所以，仔细观察科研活动中的意外现象也是发现问题的重要途径之一。

青霉素的发现者是英国细菌学家弗莱明。1928 年的一天，弗莱明在他的一间简陋的实验室里研究导致人体发热的葡萄球菌。由于盖子没有盖好，他发觉培养细菌用的琼脂上附了一层青霉菌。这是从楼上的一位研究青霉菌的学者的窗口飘落进来的。使弗莱明感到惊讶的是，在青霉菌的近旁，葡萄球菌忽然不见了。这个偶然的发现深深吸引了他，他设法培养这种真菌进行多次实验，实验显示青霉素可以在几小时内将葡萄球菌全部杀死。弗莱明据此发现了葡萄球菌的克星——青霉素。1929 年，弗莱明发表了相关学术论文，报告了这个结果，但当时并未引起重视，而且青霉素的提纯问题也有待解决。1935 年，英国牛津大学生物化学家钱恩和物理学家弗罗里对弗莱明的发现很感兴趣，钱恩负责青霉菌的培养和青霉素的分离、提纯、强化，使其抗菌力提高了几千倍，弗罗里负责对动物进行观察试验。至此，青霉素的功效得到了证明。由于青霉素的发现和大量生产，拯救了千百万肺炎、脑膜炎、脓肿、败血症患者的生命。青霉素的出现，当时轰动全世界。为了表彰这一造福人类的贡献，弗莱明、钱恩、弗罗里于 1945 年共同获得诺贝尔生理学或医学奖。

X 射线，即伦琴射线，是德国物理学家伦琴于 1896 年发现的，它与放射线和电子的发现并称为"19 世纪末 20 世纪初物理学的三大发现"，是现代物理学发展的标志。X 射线的发现让人类社会，特别是生命科学研究翻开了崭新的一页。美国《时代》杂志曾介绍了 2000 多年来对世界医学做出重大贡献的 17 位关键人物，伦琴是其中一位。1895 年 11 月 8 日，50 岁的伦琴在威茨堡大学的实验室用克鲁克斯管做实验时发现工作台上的氰亚铂酸钠纸屏能发出荧光。他分别用纸和书本遮住纸屏，纸屏仍然发光。令伦琴更为惊奇的是，他把手放在纸屏前时，纸屏上留下了手骨的阴影。经过反复的实验，伦琴认为从克鲁克斯管中放出的是一种穿透力极强的射线，他连续多日将自己关在实验室里，集中全部精力进行全面研究。6 个星期后，伦琴确认这确实是一种新的射线。当时因不详其性质，他称之为"X"射线。同年 12 月 22 日，伦琴好奇地用这种射线给自己的妻子 Ludwig 拍摄了一张手部照片，照片清晰地显示出她的左手掌骨骼和无名指上金戒指的轮廓，这也是著名的人类历史上第一张人体 X 光骨骼照片。12 月 28

日，伦琴向威茨堡市物理医学会递交了他的学术论文——《关于一种新射线的初步报告》；1896 年 1 月 4 日论文和这张 X 线照片在柏林大学物理系的"柏林物理学会 50 周年纪念会"上首次展出；1 月 5 日在奥地利《维也纳日报》的头版，以《耸人听闻的发现》为标题的独家新闻第一次报道了 X 线的发现，引起全球轰动。伦琴也因发现 X 射线及对其性质的深入研究，荣获了第 1 届（1901 年度）诺贝尔物理学奖。有关资料表明，在伦琴发现 X 射线之前，也曾有几位科学家偶然发现过这种现象，可是他们认为这是干扰，只是想方设法去排除它，没有人像 50 岁的伦琴这样以高度兴趣、锲而不舍的精神去研究，从而错过良机。而伦琴却能认真对待这种偶然性的发现，通过现象看本质，从中找出事物内部的必然联系，最终发现了引起学术界轰动的 X 射线。为纪念伦琴对物理学的贡献，后人将 X 射线命名为伦琴射线，并以伦琴的名字作为 X 射线和 γ 射线等的照射量单位。

科学研究的重要特点是通过各种途径去探索自然规律，这个进程是曲折而复杂的，不可能完全遵循某一条预定的途径达到预期的目的，为偶然性和必然性规律之间的辩证关系。因此，谁善于捕捉意外事情，谁能透过大量纷繁复杂的偶然性客观现象揭示其必然性规律，也就能有所发现发明，登上科学的高峰。正如一句名言所说："机遇青睐有准备的头脑。"此是一个很好的例证。

6. 从怀疑中发现问题　在学问上解决问题的最好方法是坚持和经常地怀疑，怀疑把我们引向研究，研究使我们认识真理。科学发展与科学发现的历史告诉我们，客观世界多样性的重要表现形式之一就是任何事物的现象是丰富的，本质也是丰富的，事物具有多本质的特点。因此，从某一特定时代所认识到的现象是借助当时的理论思维水平所探求的本质性的认识，也只是具有相对的本质性与相对的正确性。某一种医学理论的出现，既不表明对原有理论的完全否定，也不表明它将终结对本质的认识。所以，在医学科学领域里，多种理论与假说同时并存的机制是不可避免的。鉴于此，我们在广泛掌握新的事实的基础上，应站在新的高度或角度，对他人的研究结论进行认真的分析与探讨，研究并确定它的深度、预见力、适用范围及同化反常的能力。在这一过程中，我们一定能够发现新问题，提出新的选题。

7. 从学科领域内的空白区与学科之间的边缘区发现问题　在一个学科内部，科学的发现与发展从宏观上看是连续的，从微观上看常常是不连续的。也就是说，我们在本学科内的某一个领域里取得的突破，有时带有偶然性，因而不可避免地遗留下不少空白地带。以中医病因为例，除了现有的病因分类，是否还可以找出新的病因。推而广之，在人体内还能否找到新的经络及其他组织结构，在临床上还能否归纳出新的证候。有时，学科领域里的空白是在参照其他学科的已有结构的基础上发现的，有些是在整个科学飞速发展的形势下形成的。当某学科的发展速度稍有迟延，自身便会形成大量的空白或差距。例如环境科学的发展向中医提出环境医学问题；宇宙科学的发展向中医提出宇宙医学问题等。在一级学科的边缘地区，往往是产生新的学科的温床。例如数学与医学之间产生了医学数理统计学；地理学与医学之间产生了医学地理学；物理学、化学、工程科学与医学结合之后，都产生了相应的新兴学科。在这些新兴学科领域里，在尚未形成新兴学科的某些学科边缘地带，都有许多的研究课题等待我们去研究。

五、选题的步骤

科研选题步骤就是选题的思维过程，一般来说，课题选择没有固定的步骤，根据医学课题选择的实践与经验，归纳为以下步骤：提出问题，萌生意念→查阅资料，综述文献→科学推测，建立假说→确立选题，精练标题→选题评估和论证→形成课题申请书。

六、课题界定

课题界定是对课题中的一些关键概念下比较明确的定义。简单地说，就是课题题目的解释，内容包括：①课题的含义（简洁明了）；②课题的内容（简洁明了）；③课题研究的范围（把握好度）；④课题研究的对象（明确，不能泛指）；⑤课题研究的方法；⑥课题题目的名词解释应规范、正确。课题界定，一方面可以使该课题研究在确定的范围内开展，使课题思路明确清晰，具有可操作性，使研究成为一个有确切含义的问题，具有科学性；另一方面，便于别人按照研究者规定的范围来理解研究结果和评价该研究的合理性。因为在中医科研和实践中，许多概念说法不一，观点各异，所以没有明确定义就无法显示研究目标。对一些关键概念给予界定，也称为"给变量下抽象定义"，即对变量的内涵做出明确的说明。在实际研究中，通常用确定变量结构指标的方式来给变量下抽象定义，即分析一个变量的内容性质、范围角度结构，也就是说，从哪些方面或哪些角度对变量进行研究。

第二节 中医科研选题基本过程及思路和常见问题

一、中医科研选题的基本过程

科研选题是一个极其复杂的工作，其主要问题在于提出问题、建立假说和选择验证手段，并对两者进行全面系统的说明，使选题者和审题者更清楚地判定选题的可行性、科学性和创新性，即假说验证的合理性。

（一）初始意念或提出问题

李政道指出，"做学问，要会问，只会答，非学问"。在医学实践中进行思考，从多种认识中去比较分析，去粗存精，弃伪存真，以选出最重要、最能影响全局的问题去研究。例如，可以采用 PICO 模式提出一个临床需要解决的具体问题：P（patient/population）指临床情况及患者人群；I（interve expose）为干预措施或暴露措施；C（comparison/control）为对比措施；O（outcome）为结局。

（二）文献查阅

在阅读文献的过程中，特别注意四个问题：①论文所研究的科学问题是什么，是否重要，为什么重要？②论文中用到哪些研究手段，这些研究手段足以解决所提出的科学问题吗？③论文中是否有创新的思想，是否使用了新的研究手段？④论文产生了新的结论或概念吗？论文的数据是否能够支持这些结论或概念？并在最终的文献综述中体现对这四个问题的看法。

（三）假说形成

就是对科学上某一领域提出新问题，并对这个问题提出未证实或未完全证实的答案和解释。假说的必备条件是：①要符合自然科学的基本原理，基于以往的科学资料；②具有个人的初步实践经验体会；③可被重复验证。因此，假设确定了研究内容与理论观点。

研究假设的陈述形式为：①条件陈述。如果A，那么B；只有A，才会有B。例如，如果长期吸烟，就有可能得肺癌。②差异陈述。A与B在变量上有无显著差异，例如，山区正常成年男子与普通成年男子的心率无明显差别。

（四）陈述问题

一般而言，课题就是尚未解决的问题。就科学活动而言，就是要探索自然界没有被认识的问题。研究课题既不完全属于未知的领域，又不完全属于已知的领域，而是已知与未知的辩证统一体。已知，才明白研究什么和怎样研究。这些问题既是人类认识和实践的结果，又是人类进一步认识和实践的起点。

二、中医科研选题思路

（一）中医科研选题的基本思路

中医科研选题首先应考虑中医学科的特点，这既为选题带来一定的难度，也为选题扩展了空间。其次应该考虑求新求异、力所能及的原则；科学无禁区，选题有限制。最后应具体考虑我想做什么（选题目的、意义），我应该做什么（目标可评估的标准），我能做什么（可实现性条件）。

（二）中医科研选题的方法

1. 从学术争论中选题

如高血压，西医归类为心血管病，在中医属"眩晕""头痛"等，其病机为肝阳上亢、肝肾阴虚。那么，高血压的病理机制是否与现代实质性脏器肝脏相关？是否可以从突破现代医学理论的限制作为切入点建立假说，确立研究选题。

2. 以反常现象作为选题

在研究工作中，不时可能会出现一些意想不到的反常现象，这种反常现象可能就会成为一个新的课题，弗莱明发现青霉素的过程即为经典的实例。

3. 从学科交叉边缘区和空白区选题

如血液流变学与血瘀证关系的研究、舌诊的研究等。

4. 在临床实际中选题

在临床观察中发现新的问题是医学研究选题的重要来源，如流行病学调查显示，高血压伴随脂肪肝的基础病变，其发病机制尚不清楚，由此也可联想到高血压与中医的脏器肝有关，从高血压与脂肪肝发病的关系研究中是否能发现高血压与实质性肝脏之间的关系？

5. 运用借鉴移植的方法选题

如由于缺乏可靠的参照系统，中医证候模型的建立难以得到认可。西医的大多数疾病是以病理组织学为诊断基础的，便可以建立与临床疾病病理组织学相似的动物模型，但同一疾病可有多种不同病理机制的动物模型，从这些同一疾病不同发病机制的动物模型中是否可研究中医同病异证？是否可以结合相关专业知识，从中医以方测证的思维方法进行探索？

6. 从项目指南中选题

各级科研课题招标均有招标指南，可以从中选择研究课题。

7. 选择与国际学术研究合拍的课题

中医要想走向世界，就必须了解国际研究动态，选择与国际学术研究合拍的课题，在国际核心期刊发表文献。在高校或研究机构，尽管一些教师或学者治学严谨，基础扎实，但科研成果不突出，重要原因就是不重视有关领域学术动态，其选题与国际先进水平还存在一定距离。

8. 借助工具选题

①查阅有关领域的检索工具；②了解 SCI 收录期刊所反映的科技动态，ISI 期刊信息可在 http://www.isinet.com 查阅，或从 SCI 印刷版每期 A、D 分册的来源出版物目录（Lists of Source Publications）查找。还需从 ISI 引用期刊报告（Journal Citation Reports，JCR）了解期刊信息，该文献有印刷版、网络版（JCR on the Web）和光盘版（JCR on CD-ROM）；③利用 ISI 提供的选题工具帮助，例如，能对正在开展的工作进行量化分析以保证用户科学研究同科学发展趋向基本一致的（Essential Science Indicators），介绍有关最杰出人物研究状况、有关领域研究热点和发展趋向的（ISIHighlyCited.com）；④利用网上数据库了解国际学术研究动态及有关资料。

9. "主动选题"与"被动选题"相结合

前面归纳的选题的思路、来源是开展"主动选题"的来源或方法，所谓"被动选题"，主要是在各级主管部门编制的"规划"或"指南"中，在国家有关部门或国际上有关合作或协调组织所提出的选题中，以及相关领导的讲话中，它是青年科技人员最重要的选题来源和参考依据。对这些资料进行搜索和收集并认真研读，对于拓展选题思路和提高选题的准确性非常重要！

三、中医科研选题常见的问题

1.想要做什么？主要阐述研究内容和目标、研究成果的价值。例如，你发现了什么问题、准备解决什么问题。所有的思路、基础背景、应用价值等都由此展开。

2.为什么要做？立项依据、目的和意义。

3.如何去做？研究路线、实施方案与方法。技术路线简单有效，方法经得起推敲。不要为了方法而方法，应该采用最合理的方法，而不是最先进的方法。

4.为什么能做？由个人/团队来完成（主要论著、学术奖励、承担科研项目），已具备的科研工作基础和能力及工作条件，即可行性如何。

第三节 中医、中西医、针灸康复临床研究的选题方法

一、中医临床研究的选题方法

中医临床研究属于应用研究的范畴。中医临床研究的重点包括常见病、多发病、疑难病、病毒性疾病、重大疾病，要充分发挥中医对这些疾病的治疗优势及特色，以产生新疗法、新方案、新设备和新药为目标，以便促进中医防治疾病水平的提高。

（一）从临床实践中选题

临床疗效是中医能够生存的基础，也是中医科研的出发点和落脚点。临床实践中有大量未知或尚未解决的问题，要善于从临床中发现问题、提出问题、解决问题，学会抓住在临床工作中经常遇到的难题与难以解释的问题进行分析，追根溯源。

（二）从中医特点中选题

经历二千多年的临床实践，中医学总结了一整套关于病因、诊断、治疗和预防疾病的理论、方法和措施，无论是在指导思想还是研究方法等方面都显示了其自身的特点。因此，在进行中医临床研究的选题时，一定要保持中医特色，充分发挥中医的优势。选择中医防治中的特长或具有低毒增效、改善生命质量作用的研究，如免疫功能低下、衰老及退行性病变的防治等。

（三）从项目指南中选题

国家指导性科研课题均给出申报指南，明确提出鼓励研究的领域和重点资助范围，详细提出一系列可供选择的研究项目及课题。申请人应仔细阅读项目指南，学会使用指南，领会指南的精神实质含义；瞄准适合国家国民经济建设和发展中关键的问题，及时收集科技信息，了解前沿技术及科学发展动态，在此基础上，可以根据自身条件选择适合自己的研究课题。

（四）从学术争论、学科的边缘交叉区选题

实践证明，医学发展在很大程度上依赖于其他学科新原理和新技术的发展，故学科交叉点选题已经成为时代发展的趋势。在百家争鸣的时代，学术争论必然存在，学术矛盾意味着新的研究领域的突破，留心存在争论的学术问题（文献报道相互矛盾、学术交流意见相左），深入分析争论产生的焦点，找出解决问题的思路和方法。

（五）从名老中医经验中选题

在中医科学研究工作中，应进一步做好中医临床经验的继承工作，特别是名老中医的临床经验和学术思想，仍需我们进一步努力继承与整理，从个性中找出共性，提高临床疗效。另外，对疗效确切的院内制剂、单验方及简便易行的诊疗技术亦当进一步整理、验证与推广，以丰富中医学术体系，提高临床诊疗水平。

二、中西医临床研究的选题方法

中西医结合是我国独特的医学模式，中西医结合的临床研究是辨证与辨病相结合，功能辨证与形态辨证相结合，宏观辨证与微观辨证相结合。

（一）寻找西医治疗的空白点

在中西医结合的科研中，应注意"取长补短"，查阅已有的科研课题，寻找中西医盲点，结合中医的特点和亮点，寻找课题选取方向。

（二）寻找新的生长点

在信息来源多、病例丰富、病种多样的临床工作中，捕捉思维灵感，发现新线索，寻找细微的差异来扩大选题。

（三）从中医与西医的相似之处选题

中医与西医研究的对象是一致的，两者有许多相似之处，但这些相似之处常常需要现代科学的理论与实验依据来阐明。

（四）运用现代科学技术及实验手段对中医理论进行研究

中医要发展，应要引用现代语言来表述其基本概念和理论体系，中医实验研究的开展不仅对中医本身，而且对充实和深化西医学的内容有着重要意义。

（五）从中西医结合的理论差异中选题

由于中医和西医的理论体系不同，所以出现较多的科研空白。在众多的差异或者空白区选题，结合自身的特点，紧紧围绕自己的专业强项，选取擅长的课题。

三、针灸康复治疗研究的选题方法

针灸康复是以中医理论为指导，在继承、发扬我国古代针灸学术思想、医疗实践经验的基础上，运用传统方法和现代技术研究经络、腧穴、针灸等方法的操作技能、治疗法则和临床应用的学科。针灸康复研究具有中医特色，选题要与国际接轨，如何捕捉科研前沿性的课题，最好设计周密，尤其是目的和结果的一致性、可获得性和可预期性。

（一）选题范围

要根据中医针灸基础理论和研究现状，选择对中医针灸发展有重大影响并有研究基础和优势的研究领域，瞄准针灸学科发展的前沿开展重点基础研究。如采用现代科学技术进行经络现象的研究，为科学划定学科，界定学术内涵，完善和发展中医针灸基础理论提供科学依据。

（二）选题的种类

科研选题有不同的类型，各类型选题的研究目的、设计要求及研究方法有着很大的差别，资助经费的方式及强度也有所不同，研究者应当了解它们的特点，并结合研究方向及自身条件来决定选题类型。

1. 基础研究

这是以增加科学技术知识、解决未知领域的理论问题为目的，探索在中医针灸领域中带有全局性的一般规律的科学研究。这类研究的特点是一般不以具体应用为目的，探索性强，自由度大，风险高。由于未知因素多，在课题设计上要求有比较原则，对研究手段要求高。如中医针灸学中的经络现象、经络实质、腧穴功能与结构、经脉腧穴与脏腑相关、针灸作用的规律和原理、时效和量效等研究。

2. 应用研究

这是以应用为目的，针对中医针灸实践中的某一具体问题进行研究并提出解决问题的方案、方法。其特点是采用基础研究提供的理论和成果，解决具体的实际问题，因此实用性强，理论和方法比较成熟，风险较小，在课题设计上要求技术路线清晰，方法具体可行，成果具有推广价值，如针灸防治临床各科疾病的临床方案、疗效评估体系的研究。

3. 开发研究

这是以物化研究为目的，运用基础和应用研究的成果研制出新产品，或对产品进行技术工艺改进的创造性研究。这类研究是采用较成熟的理论和技术进行产品研究，未知因素较少，风险低，成功率高，具有投资大、经济效益高的特点，如中医针灸诊疗仪器研制或改造等。除传统的针刺治疗外，还发展了许多新的有效的物理治疗方法，如"穴位理疗法"，即利用天然或人工的物理因子（包括电、光、声、磁、热及各种机械刺激）作用于经络穴位，引起双重反应，即利用穴位本身的特异性反应和该物理因子固有的生物学效应，可以提高健康水平，预防和治疗疾病，恢复身体健康的方法。

第五章　中医临床科研假说

科学的发展离不开假说的不断提出与验证。作为一种科研方法，对假说的定义、内涵、特征、应用思路及方法的探讨，对建立科学的中医科研假说、找准科研切入点或方向，提出新理论、新方法，促进中医现代化事业的良性发展具有重要的现实意义。

第一节　科研假说概述

一、假说的定义

对科学假说的认识一直存在不少的分歧。《形式逻辑》中的假说是"根据已有知识对所研究的事物或现象作出初步的解释"；《自然辩证法概论》中的假说是"根据已知的科学事实和科学原理对所研究的自然现象及其规律性提出一种假定性的推测和说明"。现代研究者认为的假说则是出现在探索未知过程中提出的一种理性认识。但其共性就在于——均认为假说包含"已知"和"未知"两方面，所谓"已知"即指人们现阶段已把握和揭示事物和现象的存在及其本质规律，而"未知"是指人们未总结而归纳的事物及现象的存在及其本质规律。在研究过程中，假说可以是根据现有的知识对已存在和已发现的事物现象做出种种假定的解释和说明，也可以是根据客观规律性和已掌握的事实材料，对尚未存在的事物或现象做出有根据的推测和预言。综上所述，本节内容提出，假说是根据现阶段已知的事实材料及科学理论对未知的存在的自然现象或事物及其客观规律做出的科学性、假定性解释和说明，是建立和发展科学理论不可或缺的重要思维方式。假说具有科学性、假设性、解释说明性、预见推测性、待验证性和易变性六条特征，其中科学性、解释说明性、预见推测性、待验证性是科学假说的本质特征。

二、科学假说与伪科学

科研假说有科学假说与伪科学之不同，科学假说与伪科学之间的较量一直存在并将会继续存在。从理论的角度区分科学假说与伪科学，对于坚持科研的创新、防止伪科学的混淆视听方面均具有重要意义。科学假说具有"假设性"特征，其对未知的事物的本质及其规律的解释存在试探性和猜测性，甚至可能是错误的，但这种假设性的解释说明常受到当前科学资料、检验条件等客观方面的限制，因此在未来既有被证实并经修正完善为新理论的可能，也存在有可能被证伪而淘汰的概率。而伪科学正是借着科学假说具有的"假设性"特点这一可乘之机，打着"发展科学、提出新假说"的旗号欺骗大众，其往往具有明显的急功近利、不负责任、夸大其词的表现特点。科学地对待只能在一定程度上预示着有代替已有理论可能的假说，就该问题在学术范围内进行探讨、争论，绝不应急功近利地扩大实验范围，不负责任地扩大传播范围。

假说是否与已知科学事实相一致是辨别科学假说和伪科学的重要特征，科学假说与现阶段已论证的科学理论不应相互矛盾，并且必须能用观察、实验的方法加以检验而得到证实。尽管科学的最后审判又源于观察和实验，也不能否认现有的观察手段和实验方法存在滞后性的可能。科学假说可检验性原则的滞后性给伪科学留下了生存的空间，例如地心说与日心说的争论。即使可检验性原则尚不能作为完全区分开科学假说和伪科学的唯一标准，它仍然是一条重要的鉴别依据。

三、假说的性质

科学研究的任务是揭示某一事物或某一自然现象的本质和规律，但客观事物本质的揭示有一个过程。当客观事物的本质尚未充分暴露而现有的事实资料又不够完备时，借助于假说提出猜测性的设想是进一步探索客观事物的本质和内在规律的重要方法，也是科学研究的必经之路。科学的发展史就是科学假说和科学理论不断争辩而交替的历史。关于科学假说的内涵，大都认同的说法是："假说是建立在科学的事实和科学原理等基础之上的，针对已存在的事物或现象（包括未知的现象）所给出的初步性的假设、解释、说明，其真理性尚待进一步的验证。"假说与科学理论间存在的关联性，公认的观点是："未经论证的科学理论为假说，而经过证实的假说可被称为科学理论。"因为假说的提出依据已有的经验、知识、理论和逻辑，是在一定科学事实和理论的基础上进行的推断和解释，所以是一种需被证实的科学理论，并具有可被证实或被证伪的对立属性。

四、假说的特征

假说具有科学性、假定性、解释说明性、预见推测性、待验证性和易变性六个特征，其中科学性、解释说明性、预见推测性、待验证性是科学假说的本质特征。

（一）科学性

假说的科学性特征是指假说与现有人类文明已确信的科学原理和基本事实相一致。假说的科学性体现在科研假说的提出依据来源于大量的事实资料，并且是在一定的科学理论的前提下，合乎逻辑要求而提出的，绝非随意的设想和毫无根据的臆测。假说成立的必要条件在于其是否科学，故而假说的本质特征在于科学性。以"星云假说"为例，这一假说是借助行星公转的同向性、共面性、近圆性这些科学事实依据，通过引力、斥力的相互作用这一基本原理来解释现存状态下太阳系的演化进程，所以是科学的假说。科学研究并不排斥具有启发性的神话、幻想，但神话往往缺乏科学依据，幻想不总符合逻辑，而假说自有它的科学性。

医学科研假说往往是通过大量临床实践而总结出的带有规律性的认识或提炼出的理论设想，如对糖尿病足坏疽的致病机制，临床上一致认同的是"血管闭塞缺血、神经变性、感染"三因致病学说，因此沿用活血化瘀治法以改善肢体缺血状态合并抗感染治疗的传统方案，但这种治疗方案的结果是患者的截肢致残率较高（38.5%～75%）。上海名中医奚九一教授结合自身多年依据临床经验及实验研究的结果，认为糖尿病足坏疽的组织病理基础在早期主要是肌腱的特异性变性，据此提出了糖尿病足坏疽的主要病因是"非缺血性肌腱变性坏死"的科学假说。后经临床实践验证后应用于临床，大大降低了患者的截肢伤残率。

假说的科学性包含事实和科学理论两大要素，其中更重要的是事实。科学理论必须服从事实。从构成上来说，科学理论虽然也是假说的重要依据，但它只是对事物和现象相对完整的认识，其内容随新事实的不断发现而逐步被完善，在人类的文明史上，无论过去、现在还是将来，理论都是与事实相符合的，虽然有时候会有时间差。理论服从事实，假说必须能解释事实。

（二）假定性

科学假说的假定性特征体现在科学假说是在一定事实资料基础上的理论思维产物，是对事物本质和规律的猜测。当客观事物或现象的本质尚未充分暴露、现存的科学资料又不足够充足、现有的检验手段也不够完备时，借助假说提出猜测性的假设是进一步探索客观事物本质和内在规律的一个有效途径。假设提出后可能会被证伪然后被淘汰，也可能被初步确证，然后经修正完善最终成为科学理论被确立。科学假说最终被认同为科学理论需要经历一个长期、复杂而艰难的过程。科学假说的假定性特征指明了假说的提出需要发挥思维的想象力，对自然现象或事物本质和规律进行大胆地猜测和推断。例如量子假说的提出就是在经典物理学理论中关于"运动电荷的轨道将随着能量损耗而连续变化"的理论无法解释原子中的电子轨道具有分立性和稳定性现象时进行的大胆猜测，所以说量子理论发展的历史证明了假定性是科学假说促进科学问题和理论困难解决的重要方法和必由途径，是科学假说的一个基本特征。

（三）解释说明性

解释说明性特征是指科学假说遵循从个体到大众、从特殊到普遍的认识规律，通过对事实材料进行逻辑分析、整理加工、归纳总结，进而对事实材料中的相互联系进行解释说明，揭示研究对象的一般规律，是人类认识的深化。科学假说是对事物普遍本质和一般规律的解释说明，它源于对个别的（特殊的）事物或现象内涵的纯化，不仅能够解释说明"已知的"个别事物现象和科学事实，而且能够透过事实资料中的偶然性推测其必然性，通过量变的积累趋势推测出质变的关键。科学假说对事物现象的解释或说明应符合已知事实或原理，不仅能解释个别事实，而且能解释现存的全部相关性事实。只要假说与已知事实中的任何一个被确认的事实不相符合，就应当被修改乃至被摒弃。

（四）预见推测性

预见推测性特征是指假说可以带有一定程度的想象和设想，可允许其根据不完全、不充分的经验事实进行推演。主观认识的过程性决定了人们在认识客观事物和现象的本质和规律时无法避免推测和假设。在科学研究活动中，研究者以已认识到的普遍规律为指导，以相关事实资料为基础，大胆预言未知的可能存在，而形成的猜测性假说即具有预见推测性。例如对衰变过程的研究就是因为在研究中发现变化前后的能量、动量和角动量都不守恒，于是根据能量守恒定律大胆地推测，预见性地提出有一种电中性微粒子的存在带走了那部分消失了的能量、动量和角动量，这一科学假说后来被莱恩斯和科恩两位物理学家所证实。

科学假说的预见推测性概括起来有两个维度，一个是从个别到一般、从一般到个别，另一个是从个别到个别。

人们认识未知事物的本质和规律时，往往以"已知"真理性的一般规律作为指导进行探索。个别和一般的辩证关系决定了个别不可能脱离一般而孤立地存在。但是，因为一般的规律对个别的存在、变化与发展可起到一定的支配与制约作用，所以任何从个别、特殊中归纳总结出的共性规律都可以反映一般规律，即不但能够对已知的事物和现象进行科学的解释和说明，还能够科学地预见未知事物和现象的本质和规律。

所谓从个别到个别是指在科学研究中，研究者把已知事物的属性和特征同未知事物相联系，运用已知去解释或推测未知的研究方法。也就是说，科学假说具有预见推测性，表现为可预见与已存在和已发现的事物和现象相类似的，或相对称的未发现的事物和现象。尽管自然界中各事物和现象差别甚远，但不同的事物和现象之间又常常表现出某些相类似或相对称的属性和特征。因此，人类通过对已知事物和现象的认识，推测与之具有相类似或相对称属性和特征的事物和现象时，就会对尚未认识的事物和现象产出一种假定性的解释和说明，由此而产生新的科学假说。医学科研假说有时甚至需要多元假说，例如在冠心病发病机制的中医研究中就有气滞血郁、肝失疏泄、肾气亏虚、脾虚不健、痰湿阻遏等多个不同的角度认识。

（五）待验证性

待验证性特征是科学假说的验证性特征，包括直接观测性和可演绎性。直接观测性是指其内容可以通过科学观察和科学实验的方法进行验证；可演绎性是指在不具备可直接观测的情况下，可借助逻辑推理得出相关科学推论。但是，科学假说的验证性特征并不等同于现实的直观性检验手段或方式。换句话讲，有些科学假说尽管具备了逻辑上的可检验性，但不一定具备现实技术上的可检验性。而相应的，现阶段的技术条件无法检验的假说可能随着科学的不断发展而得到验证。

（六）易变性

易变性特征产生的原因在于研究者各自所占有的事实材料有所不同，基于各自不同的受教育程度、专业领域、性格等原因，所持有的看问题的视角也有所不同，分析问题的能力和层面也不同，即使针对同一现象和事物也有可能提出多种不同的科学假说；并且这种假说还会随着实践的新发现而变化，得到修正完善。这就是科学假说的易变性。

五、假说的类型

根据科研假说认识事物的范围大小和深刻程度之不同可将其分为狭义性假说和广义性假说两类。狭义性假说是就某现象或某事物的个别属性进行的猜测性判断或说明，又称陈述性假说，多包含为数不多的判断；广义性假说是对事物或现象的一般规律所进行的推测说明，多由一系列包含概念、判断、推理等一定结构的复杂体系构成，又称为知识性假说。狭义假说可以是广义假说的原始前提，对狭义假说的演绎和展开可以得到广义假说。例如由光的波动本性推出的"光在不同介质中的折射"是经过逻辑演绎后提出的科学假说。

根据科学假说检验的结果可以把假说分为证实性假说和证伪性假说。证实性假说是指科研假说的验证结果与经验事实相一致，是科研假说上升为科学理论的关键。证伪性假说是指验证结果与经验事实不相符，通过实验或者是在实践中被证明是错误的假说。

根据科学假说解释说明、预见推测的内容之不同可以分为理论假说和事实假说。理论假说是指根据已经被证实的、大量的现象和有限的科学事实，在本质上进行概括总结而提出的科学假说。科研假说成为科学理论的重要标志是，用于实践后的理论假说可以正确反映客观规律。事实假说是"根据科学理论、理论假说，以及理论或假说所揭示的规律性和本质联系，按照逻辑机制演绎出的结论"，是对未知事实的结论。这些假说所假设或推测所预言的事实和现象是可能已经存在但不为当前人类所知，或者是在将来应该能够发生的，例如科学家对日食、月食、冥王星等事物现象的预见。

六、假说的验证

科研假说必须接受实践的检验，避开实践验证的科研假说不是科学假说。实践是检验和认识真理的唯一标准。马克思在《关于费尔巴哈的提纲》中指出："人的思维是否具有客观的真理性，这并不是一个理论问题而是一个实践问题。人类应该在实践中证明自己思维的真理性。"假说的科学价值体现在它的可重复性和可验证性上，被重复和验证得越多，其科学价值就越大；反之，则不能被称为科学假说。

第二节　中医科研假说的特点与存在的问题

中医科研是"传统中医"与"现代科学"相结合的产物，"中医"的精髓在医理，科研的核心在先进的科学理念，只有这两者结合共存，才能做好中医科研，促进中医发展。对于现代科学研究技术及相关文献的应用和对中医经典古籍的挖掘与理解是进行中医科研的先期条件，中医科研的深入不但需要现代科学的支持，而且离不开对中医古籍的充分理解。中医科研是一个浩大而艰难的领域，在这个领域里探索既需要对现代科研理念有精准的理解，更需要有对中医整体观念和辨证思维的融会贯通。清晰的科研思路、严谨的研究方案、科学的科研方法是当前提升中医科研质量的关键所在。相较于现代医学科学研究的程序，中医药科学研究有着自己鲜明的特点——中医药科学研究是建立在已取得临床普遍实践经验基础之上的不同于未经过人体临床观察的那种完全是探索性的实验研究。这一特点要求中医药的科学研究内容必须以临床实践和临床问题为切入点，运用现代的科学方法去观察研究；也正因为这一特点，造就了早期的中医药科研结论大多停留在总结疗效与经验的低水平。经过中医研究者们前赴后继的努力，越来越多的研究人员开始转变研究思路，从对症状与疗效的观察转向研究疾病诊治规律和发病机制，期待研究结果能够阐明疾病的发病原理或证实中医的经典理论，这是一个进步的趋势。但是，如何使中医专业的研究生通过系统培训学习科学精神培养创新意识，在将来能够使用科学思维方式去认识中医经典理论并发展中医理论，使用科研方法去解决中医临床问题，努力创新，提高研究效率，这是中医专业高级人才培养的重要课题。

科研假说不仅是科学认识活动中的一种重要思维形式，也是建立科学理论的基本方法之一。中医学的发展历史就是一部不断运用假说方法建立新理论、新方法的历史。假说构成了中医理论体系的重要部分，并且成为中医理论推陈出新的重要途径。长期以来，中医理论的形成过程被总结为"黑箱理论"，即古代医家通过对人体的生命现象和疾病过程进行"由表及里"的观察，并据之提出科学假说，之后通过临床进行验证，最终汇总形成了辉煌的中医理论，以著书立说的形式将成果保存至今。中医的黑箱理论本身就是一种"试错法"，反观现代科学研究的过程，其本质就是对试错法的不断重复，是逐渐从不知到知，由少知到多知的进程。当然，处于科学日益发展的 21 世纪，中医学的科学研究不能满足于沿用黑箱理论的研究方法，而是应该随着时代的前进而不断深化研究内容、提高研究水平；应该自觉地运用现代科学（包括现代哲学、现代医学）理论和手段来传承和发展中医学。

一、中医科研假说的特点

中医科研的起步较晚，但中医科学假说的历史却很长。回顾中华人民共和国成立前的中医典籍就可以发现中医科学假说的源流脉络。

（一）形成具有科学性

假说的形成不是随意的猜想和无根据的推断，而是建立在一定的客观事实资料和科学理论基础上的科学假设，科学假说的提出应该有大量的事实资料为前提。中医科学假说的建立是在传统中医学与现代医学理论的指导下，通过对大量临床实践资料的探索而得到的规律性认识，从中进行总结归纳、提炼概括出理论性的认识，故而具有科学性。例如清代名医王清任，通过临床医疗实践并亲自到刑场观察尸体，结合大量动物解剖的实践经验，提出"灵机记性不在心在脑"这一科学假说，大胆质疑了中医理论中的解剖学错误——心主神志，建立了"脑髓说"，既有事实资料，又有中医理论依据，这就是科学假说。

（二）朴素的辩证法

中医理论中随处都可以见到朴素的辩证思维。虽然假说是建立在大量的客观事实材料的基础上，通过科学逻辑思维做出的判断，但毕竟是假定性的说明，故具有推测的特性。假说是未经验证尚不能确定的认识，其中猜测性、臆想性成分在所难免，中医学的形成发展过程中有很多时候都是运用了推测性的认识方法，建立在朴素的辩证思维基础之上的。例如《黄帝内经》，其形成时代在春秋战国，受限于当时的现实条件，许多科学假说都是对临床观察到的直观经验进行思辨的产物。如对热性病的辨证，"卫气营血"和"逆传心包"都可以用来解释"温热病"出现变证的病机。

（三）传承与创新并行

中医理论是中医文化的重要组成部分，中医文化属于民族瑰宝，需要传承与发展。创新是最好的传承，例如对于藏象的认识，《黄帝内经》记载"心为君主之官"，认为心是一身脏腑之统领，但是经后世诸多医家的临床实践发现，在治疗疾病时很多时候从心论治并不能完全有效地协调各脏腑功能。明代大医李中梓明确提出"肾为先天之本""脾为后天之本"，虽并未否定"心为君主之官，主神"这一理论，但是也表明了认识的多元性，这就是既有传承又有创新的例子。这种对人体本源的多元性假说为临床诊治疾病提供了多种途径，也为后世的医家乃至今天的科研工作者探索脏腑本质及其规律奠定了基础。

（四）逻辑严密

假说不是事实材料的简单堆砌，而是包含概念、判断、推理的逻辑体系。新假说的提出，不仅是为了解释事实，还是为了更好地指导实践活动。以著名医家李杲为代表的"内伤脾胃，百病由生"的科学假说是对中医假说应用范畴的良好阐述。李杲以"内伤脾胃，百病由生"的科学假说创立了以"胃气为本"的补土派，并将这一理论应用于指导临床实践，创立的补中益气汤在临床中疗效显著，充分显示了中医学假说在解释临床表现、病例特点、治疗诊法、组合用药及预后转归中的价值所在。

（五）解释具有系统性

所谓解释说明的系统性是指假说在解释"已知的"相关事实与现象时的完备性，表现在揭示的范围和反映客观规律的程度上，解释的系统性越好，其能够揭示的范围越大，反映的程度越好。因此，假说应当在事实依据的基础上，还可以解释说明已有的现象；甚至可以解释以往理论解释不了的事实和现象。中医科学假说，应该能够解释临床表现、病理特点、治则治法及预后转归等主要事实。例如上海名中医奚九一教授在"非缺血性肌腱变性坏死"的假说指导下提出的"因邪致瘀，去邪为先"的治疗思路，以及以"清法"和"养法"为主的诊疗手段，使临床糖尿病坏疽病人的治疗有效率达到96%以上。这不但说明了奚老这一假说的应用价值，也充分说明了科学假说的系统性。

科学假说要求从整理和分析材料中做出推测，同时可以反过来解释事实材料，甚至预言新的事实。这反映了假说的两方面特征：其一，假说的建立要求以可靠的知识为基础，其可靠度还取决于所依据的事实材料及原理的真实可靠性；其二，假说的真实性尚未得到验证。因此，假说的价值就在于验证假说的过程是以假说为基点的外延性研究，通过这种方式将其尽可能多地应用于各种具体情况，以期得出符合真理的结果。当然，有时也可能出现"歪打正着"的"第三类错误"（系指偶然条件下出现的用错误假说得到有价值的其他发现的事件），例如"胸为血府"虽然错了，但血府逐瘀汤却疗效可靠。但是，并不能因此而弱化追求正确解释的重要性，因为正确的猜测往往要比错误的猜测更易取得成效。

二、中医科研假说中存在的问题

科学假说是科学研究的重要方法和思维形式，中医科研也不例外。中医科研早期的结果大多停留在现象观察层面，评价指标多为症状观察和治愈率。近三十年来随着各高校和研究院所科研量化考核制度的确立和不断完善，中医科研快速地向西医研究模式靠拢，研究方向也在不断向微观深入。先进的研究设备和技术手段的引入大大提高了中医科研的整体水平，但是也带来很多弊端。

只有提出科学假说的科研才有可能进行有意义的实验或观察，才有可能经过反复实践揭示研究对象的客观规律，经过验证、修改、增删后最终创立新的科学理论。比如关于"太极拳治未病"的研究，有人提出："太极拳运步时双侧大脑皮层部分区域交替性兴奋和抑制，进而通过信号通路的传导而达到对疾病的防治目的。"又比如在研究"阴阳学说指导防治疾病的作用"时，有人提出了"被动"防治和"调动"防治的假说。所谓被动防治，就是祛邪抗病，对症处理；所谓调动防治，就是利用机体的负反馈机制，应用药物最大限度地调动患者自身的免疫力，通过体内自我调整而达到阴阳平衡。中医重视调动防治，西医习惯用被动防治。这些观点都属于假说范畴。当然，中医科研中类似的假说还有很多，在此不做赘述，但应注意的是科学假说是关于事物、现象的本质或规律的推测性说明。一个科学的假说，多是可以被验证的；现阶段无法被证明的假说并不一定就是错误的。对客观真理的认识常常是需要一个过程的，一个正确的科研态度应当是用辩证唯物论和历史唯物论的观点来对待科学假说。如何提出中医研究的科学假说，这是一个很重要的问题，它值得所有中医人认真面对。

中医科研中存在的问题主要有以下四种：①科研设计不合理，研究结果得不到公认。例如关于证的规范化研究，中医认为"有诸内必形诸外"，但是根据现代科技研究手段设定的某些指标研究结果缺乏特异性，甚至有矛盾的结果。②关于模型动物的应用，有不少学者质疑采用模型动物进行中医科学研究的科学性与合理性，首先一点是，患者的舌脉无法复制于模型动物，动物模型的复制都是源于西医的科研方法，所复制的模型也大多无法符合中医理论。其次，造模的目的也不是创新理论，而是维护旧理论。③中医科研缺乏客观化是中医遭受诟病的重要原因。所谓客观化，即用现代科学理论、方法、技术和设备，尤其是现代科技的技术和方法对中医科学问题进行定性、定量、定位的研究，用具体数据（包括图像等）进行测量和评价，凡是能在技术层面上，使用了诸如 CT、MRI、超声等设备就都被视作是客观化研究。例如在证的研究中，某些指标归属某证，但这些指标只能言其大概，无法清晰、确切地反映病程预后及机制。④创新性不足，无法突破经典理论的瓶颈。

综上所述，中医科研应该尽量考虑用接近中医理论的复合病因造模，并用相对应的方药进行治疗，待实验结果可定时再试用于临床。

第三节　科研假说在中医临床科研中的应用

科学假说的形成是一个复杂的、创造性的思维过程，在科学发展的不同历史时期和不同的科学领域，假说构成的具体方式和特点也各不相同，没有固定不变的逻辑思维程序。

一、假说的提出与检验

从方法论的角度来看，假说构成的最一般逻辑过程大致有两个阶段——"假说的提出阶段"和"假说的验证阶段"。

（一）假说的提出

科学假说的提出应包括宏观和微观两个维度。

从宏观角度而言，科学假说提出的重要准则在于其必须符合科学的目的性。假说的科学目的性包括：①符合社会发展总趋势的目的；②符合科学发展总趋势的目的。通过发展假说可以促进整个人类社会的进步与繁荣，体现了科学假说的社会目的性，与之相背离的假说必将阻碍科学的发展。中世纪欧洲统治者用假说服务宗教的方式违背了假说的社会目的性，成为阻碍当时文明科技进步的重要因素。《天体运行论》的发表是科学假说向宗教神学和经院哲学发起挑战的代表性著作，由此确立了提出科学假说应符合社会发展的目的性。自此，科学研究步入正轨。科学自身发展的目的性在于科学假说的提出最终目标是要上升为科学理论，指导人类的实践活动。这一点可以直观地从科学发展史上显示出来——科学从宗教神学的捆绑中挣脱出来后才真正开始进入对事物与现象的研究领域。各类科学假说的相继提出不仅促进了科学发展，而且催生了多学科的创立。19 世纪末 20 世纪初，科学界涌现出很多以假说形式存在的命题，如原子、电子的可再分理论，以及恒星物质电离的假设等。进入 21 世纪，全球的科技进步成果又一次向世人证明了科学假说必须符合科学自身发展的目的性、符合科学发展的总趋势这一特征。总之，科学的进步与发展需要假说，假说的根本目的在于实现"假说—理论—新假说—新理论……"的连续循环，只有这样的良性循环才能推动科学的良性发展，进而实现科学的社会目的性，促进人类社会迈向更高层次的领域——人类将实现从自然界的必然王国向自由王国的过渡。

从微观上讲，科学假说应当与事实或（和）已有的被确信的科学理论和科学规律相一致。第一，科学假说成立的首要前提是，不得与现存的事实资料相悖。假说是在现存事物现象的基础上进行的更深刻、更广泛的猜测性认识，是对已知事物现象做出的假定性解释和说明。假说的提出首先是为了解释科学事实，所以，它能在多大程度上对已知科学事实进行解释说明，它的科学价值就有多大。第二，科学假说成立的前提条件是符合原有科学理论及规律。假说是基于"已知"对"未知"做出的前瞻性的预见和推测，是对其未来发展状态的预测。假说的科学性和正确性取决于是否遵循事物的本质及规律，是否符合科学中普遍的、经久考验的理论。当然，理论的适用性范围和局限性决定了，当新的科学假说与现有的已经被证明的原理发生矛盾，其确定性被新的观察事实或实验结果所加强时，就需要从其应用范围和条件的角度来观察它的可靠性，从而作为原理论的补充和发展。物理学发展史上有很多可以证明这一点的实例。第三，从科学假说自身的逻辑性来讲，假说体系应当具有自洽性、完备性和简单性。自洽性即逻辑一致性，自然科学拥有严谨的逻辑特点，任何有矛盾的假说体系在逻辑上是无法自圆其说的，这就决定了其必然会被修改或淘汰的命运。完备性指可对假说体系中的任何一命题进行非真即假的判断。因为自然界的事物和现象存在多样性，所以需要从假说自身的独立性与自主性方面观察其是否完备。虽然审查假说的科学与否离不开对它的自洽性和完备性的检验，但有时这两者又显示出不可兼得的特点。从某种意义上而言，推动科学假说适时地上升为科学理论的逻辑动力正是来源于体系内部的不完备性，它凸显出假说的一大特性——内部开放性，即假说的提出目的是在原理论的固有界限之外开拓新的理论空间。简单性是指假说内体系所包含的彼此独立的基本概念和定律，即在逻辑上应具有最大简单性，是因为涉及的基本概念、基本定律越少，越容易判定它的完备性，越易实现体系内部的无矛盾性。

（二）假说的检验

用实践检验假说是将抽象的理论认识转变为具体的客观操作的过程，主要包括三个环节：

1.思维实践

"最有成就的实验家通常会事先对课题加以周密思考，然后将课题分成若干关键问题，继而精心设计实验来解答关键问题，这样使一次实验得出的结论可能符合一个关键问题的假说而不符合另一种假说。"思维实践是以假说的内容为依据，在正式实践活动进行之前进行的思维层面的实践活动，它通过在思想层面的反复推演来构建合理的观念模型，内容包括实践的主体如何进行组织和操作、如何选择合适的实践手段、如何运用实践客体、如何分解和综合实践结果、不同的结果会引起何种反应和影响等。充分的思维实践保障了具体实践的顺利进行，为实现实践目标提供了实际可操作的程序，提炼出实践活动所涉及的检验对象、实践工具、实践计划，以及检验步骤的具体内容，并对其结果做出评判。以上体现了思维实践在检验假设中的重要性，思想构建层面上的某部分缺失，很可能造成与真理的失之交臂。因此思维实践是保障实践活动顺利进行，实现实践目标的前提基础。然而，"证实一个理论，最困难的任务总是必须把这个理论的推论发展到使它们成为经验上可检验的地步"，爱因斯坦的这一陈述反映了思维实践具有艰难性与重要性的特征。

2.具体实践

具体实践即以实际进行具体的操作检验假说，这一环节事关假说的真实性，是整个实践检验中最核心的环节。它是对思维实践的继续，是通过主观能动性的实践过程反映理性认识的操作过程。在具体实践过程中，既要按部就班地实施预定的实践，又要重视每一步操作的实践结果。如果疏忽遗漏了某一步骤或现象，或是不能有效控制实践过程中的突发事件和意外现象，实践结果的准确性就会受到很大影响。例如德国物理学家考夫曼根据自己的实验结果否定了狭义相对论中"运动质量随速度的增加而增加"的论断，这正是来自考夫曼实验本身的错误。

3.分析实践结果

是指实践主体通过对个别的实践结果进行分析总结，将其推广到一般范围，从具体命题提炼出抽象事实陈述，进而通过与被检验的假说进行比较来论证假说的真伪。也就是说，在对假说的实践检验过程中，思维实践是通过思维演绎，从假说的基本命题中推出有关实践事实的预言；具体实践是通过实践活动结果推出相关的事实陈述，而对实践结果的分析评定是将经实践活动所获得的事实陈述与待检假说所推出的事实做对比，用以验证假说的真实性。也就是说，将假说上升为科学理论的必要前提是经实验可以证实每个从假说引申出的个别结论。正如丹皮尔所指出的："根据事实形成一个初步的假说……然后再用数学的或逻辑的推理演绎出实际的推论，并用观察或实验加以检验。如果假说与实验的结果不相符合，我们必定要重新推测，形成第二个假说。如此反复持续下去直到最后，得到一个假说，不但符合我们常说的能够"解释"最初的事实，而且符合于为了检验这个假说而进行的实验的一切结果时，这个假说于是可升格到理论的地位。"

（三）实践检验的补充形式——逻辑检验

用实践作为检验标准是反映了确定性与不确定性的统一。其确定性体现在任何科学假说都要接受实践的检验，实践是检验科学认识真理性的唯一标准上。毋庸置疑，随着实践的不断延续发展，科学假说的真理性可得到最终验证。其不确定性则体现在，实践检验的只能是假说在特定历史阶段上关于某一领域或某一层次的正确性上，任何时代的科学都只能把握局限的自然规律。假说的实践检验活动通常会受到主体生理机制的局限性、观察的目的性、文化的传统性、背景知识和经验、认知模式、心理活动等因素的影响。所以说，实践检验又是有限的、相对的、不确定的。然而，随着科学从宏观、经验领域向微观和理论领域的纵深发展，由于涉及宇宙的产生、物质深层的结构和运动规律、生物进化的动因，以及人类智慧的本质是随机性和必然性、连续性和离散型间的关系等科学问题，对科学评价的内容也发生了变化。科学的基本概念和假设变得越来越抽象，更加远离经验，单纯依靠实践操作来检验从假说中导出的理论内涵变得越来越困难，因此，随着科学假说的检验依赖非实践性检验的概率明显增加，科学的逻辑检验标准在其中作用也将越来越突出。

逻辑检验是运用已知的正确概念和判断，通过逻辑推理，从理论上确定另一个判断是否正确的逻辑方法。逻辑检验作为一种探索真理、验证假说、论证假说的手段，是正确思维的必要条件，是建立科学理论体系并检验科学理论的重要途径，也是实践检验假说有益必要的补充。逻辑检验凭借自身的特点和优点可以克服实践检验的局限性。

首先，逻辑检验的系统性极大程度地保障了实践检验的客观性。因为逻辑证明的过程引用的正确判断，在推理过程中通过形式逻辑的统一律、矛盾律、逻辑定律进行判断，这一过程严密地规定了检验的重点和方向，所以可以克服实践主体中的主观随意性。

其次，逻辑检验的简洁性催化了实践检验的可操作性。通过简便的逻辑性可将直接检验的事实进行逻辑判断，简化实验的同时减少了实验的误差。合理运用简单的逻辑检验方法对那些无法直接检验的科学事实（特别是检验与可直接观察到的经验世界越来越远的事实现象）来说是十分重要的，因为随着逻辑转换步骤的增多，其逻辑性会随之增强。正如波普尔所讲的："从一个尝试性提出的、还没有得到辩护的新思想——一个预想、一个假说、一个理论体系，随便你把它叫作什么——出发，用逻辑演绎的方法推导出一些结论。然后拿这些结论做相互的比较并与其他相关陈述进行比较，以期发现它们之间有什么逻辑关系，等值、后承、相容、不相容。"

再次，逻辑检验的跨越性可推动实践检验的连续性。与实践检验的步步相较，逻辑检验更开放、灵活而具有弹性，可进行跨越性检验。实践检验过程可能因为某一环节的缺失而遭到中断或得出错误结果，而逻辑检验因为只有大致的推理思路，没有预设的推理步骤，可以根据推理过程中出现的新问题、新概念对逻辑规则或逻辑前提进行变换，不但可以避免实践检验的缺点，还可以不断对逻辑推理结果进行修正和完善，甚至在证明原命题正确性的同时也可以引申出新的研究命题和研究领域。

最后，有些理论假说必须要靠逻辑思维来证明。虽然科学假说要经受住实践的检验，但这并不等于所有的假说都可以直接被实践所检验，以高次方程、多重积分、复变函数等数学公式为例，其正确性，只能在它们于其他学科的应用中得以检验。实践证明，证明了该公式在其他学科应用中的正确性，可反推出该数学原理和公式的正确性。因此，逻辑检验也是检验假说的重要手段，可有效地推动科学理论的发展，是实践检验的重要补充。

（四）实践检验与逻辑检验的关系

实践检验与逻辑检验二者并非完全独立，往往相辅相成、有机结合。正确认识二者之间的关系可以明显提高科学假说的检验效率。一方面，逻辑检验为实践检验提供了补充。逻辑证明既可以弥补实践检验的缺陷，指导调节检验过程，提高检验的质量和效率，达到检验的目标，又能对一些无法直接检验的科学事实进行初步的间接判断。另一方面，逻辑检验只能对假说的真理性进行一定的检验，最终的结果也必须要经过实践来证明。"逻辑证明的前提必须是在实践中被证明是正确的认识，逻辑证明中所奠定的逻辑规则也是在实践中产生，并且是被实践千百万次检验证明过的。通过逻辑证明得出的结论，仍需要经过实践检验，才能最终确定其是否正确。"爱因斯坦曾断言，真实空间是非欧的。他为验证自己的理论，做出了光线偏折的预言，由广义相对论推出的这一科学假设是对引力理论最严峻的考验，实际观察这一效应存在很大的困难。为此，英国天文学家爱丁顿亲自赴西非的普林西比岛对日食进行观测，最终成功证实了星光的偏转角。这一实践的检验不仅证实了新的引力理论，也证实了真实空间的确是非欧的。因此，即使已被逻辑证实的假说，最终的裁定权仍掌握在实践手中。

综上所述，对科学假说的检验应当将实践检验和逻辑检验并重，正确处理二者间的关系，以达到最终验证假说真伪的目的。

二、假说在中医理论发展及科学研究中的作用

每一种创新均应有其价值。这里的"新"并不只是强调"第一次""首次"，也不仅仅是使用了最新的科学技术和手段，而应源于其内在本质。即使是最古老的方剂，采用并不新颖的技术手段和设备条件，也能有所创新。

实际操作中，以中药的特殊性、配伍的复杂性、方剂的无限可变性，配合现代科学研究早已定形的套路，并不前沿的知识、技术和方法来表明自己的研究课题具有首创意义，本身是不能构成具有价值的"创新"意义的。当然，我们不能否认中医科研在近三十年中还是存在巨大进步的。以前沿的科学技术手段，从分子、蛋白、基因等多层面多水平研究经典中药、方剂对疾病的作用机制，促进了中医药研究与前沿科技的融合，为中医药发展提供了参考。但是其本质与西方科研相似性极高，其创新点往往集中在惊艳的实验技术、视觉冲突和理解难度上，无法成为独特的创新点。

真正的创新应源于独特的思考，唯有独特的思考才能形成自己独特的科研思维，创造恒定的新颖性，表现无限的"灵活性"，单纯将他人的"套路"应用于自身的研究是无法形成独特的创新理念的，科研的自我思考要求对前人的理念进行发展和升华，永远着眼于他人的套路如管中窥豹，只得其"鱼"而难获其"渔"。带有宏观指导性的理念才是创造无限可能的源泉，具体的方法套路只是对其理念的表现形式，牛顿曾说，"如果说我比别人看得更远些，那是因为我站在了巨人的肩上"。故真正的创新不在于潮流，而在于自我的个性思考。从他人理念出发，不断形成自己独特的思考，则可把握创新的本质，不断产生新意。

（一）为中医科研创新提供雏形并促进中医理论的创立和发展

科研的目的在于形成新的思想、理论和方法。科研活动的过程就是不断提出、检

验、修正和发展假说的过程。因此，能否提出科学的假说是反映科研工作者创造性的重要标志，是其进行创新性工作的第一步。没有好的科研假说，再好的科研方法也不会有好的科研成果。因为人们认识真理的过程往往受到科学发展的水平、自身知识背景和思维模式的约束，所以借助假说的提出探索自然界的客观规律，并使之在不断的检验过程中被完善和修正，最终成为科学理论的方法是切实可行的。中医理论的建立和发展过程就是对诸多假说的不断更替、修正、发展、深化和完善的一个过程，如在中医病因学的形成中，古代医家采用类比推理的方法，建立外感病病因假说——风、寒、暑、湿、燥、火六淫致病说，在经过历代医家不断的临床实践、完善后，不但可以反映自然界异常气候对人体产生的不良影响，还可以对其致病特点及人体受邪后的病变特点做出规律性的系统说明。

（二）为中医科研课题提供方向

以科学的假说作为引导能有效地避免科研活动中的盲目性和无序性。通过建立假说的思维活动，对课题进行研究设计，进而形成系统而全面的待实践的方案步骤，这是保障科研活动目的性的重要措施。例如，中国医学科学院的申维玺博士正是在其导师的指导下，对其提出的"中医证的本质是蛋白质和肽类分子——细胞因子"的假说，从应用分子生物学理论和对阴虚证的一系列实验研究中得到了初步验证。

（三）为中医科研实践提供切入点

借助科学假说的方法深入研究中医学说，将有助于对中医理论体系进行进一步的阐述与补充。例如，《瘟疫论·原序》中说："夫瘟疫之为病，非风非寒，非暑非湿，乃天地间别有一种异气所感。""异气"也称作"疠气"。"疠气"学说的提出，正是基于吴又可先生对中医理论与临床经验的结合，该假说的提出，为日后传染病学的研究和发展奠定了基础。再以中医临床诊治的过程为例，诊治的本质是对每一个病人进行辨证论治，即建立一个假说的过程。在对病人资料分析的基础上提出诊断，其实质就是为一个病人建立疾病假说，临床辨证论治的过程本身就是一个假说的建立与验证的实践过程，分析四诊资料提出诊断的实质是假说的建立，治疗则是对假说的验证，而根据诊疗过程中的发现修正诊断和治疗方案本身又是建立了新的假说的过程。

（四）为中医学术发展提供契机

假说的提出可引起不同学说的争论，这种科学上的百家争鸣对学术的繁荣和发展是极其有利的。假说的相互争论，有利于取长补短，相互补充，发展出新的假说，促使科研向更广、更深的方向发展。假说是多元性的，对同一问题可能产生多个解决方法，而每个方法本身都是一种假说，对不同假说的争论往往有促进中医理论发展的作用，在争论中会暴露出各个假说存在的缺陷，从而有利于对事实的全面掌控，和对自然的充分揭示。最具有代表性的，是以金元时期为代表的学术争鸣，正是那一时期的推动，让中医理论与临床得以充满活力，迅速发展。

科学发展史是一个不断提出和验证假说的发展历史。恩格斯说："只要自然科学在思维着，它的发展形式就是假说。"建立科学的中医科研假说对中医药科研实际工作意义非凡。科学的中医假说有助于提出新理论，找准研究的切入点或方向，避免盲目性和被动性，充分发挥主观能动性，促进现代中医科学理论与方法的建立及发展等。

三、中医假说的建立步骤

（一）事实材料的整理分析

在提出假说的初级阶段要求提出者对科学事实有一个全面的掌握。这一过程往往是通过大量的临床实践发现问题，结合相关的国内外资料，进行有目的、细致、严谨而科学的临床观察，最后将所获得的大量实验材料加以整理、分析、总结，并借助已有的知识来试图解释未知而形成研究意念。

（二）假说基本观念的构思

当我们掌握事实材料后，接下来要做的就是如何对其加以解释，即假说的具体构思。构思假说的重心在于确定假说的基本观念，假说的基本观念是指可以作为假说核心的基本事实和基本原理。这一过程需要将相关的事实材料同多学科、多领域的科学理论相结合，进行充分而广泛的论证。常用的确定假说的方法包括类比、归纳、演绎、回溯、移植、经验公式和数学模型等，实际应用中多可单独或配合使用。但无论选用何种方法，其根本目的都是使提出的假说的基本观念更加合理。同理，在提出中医假说时，应当在充分考虑中国传统人文哲学思想对中医理论影响的同时，勇于突破传统思维、大胆创新，使其不但具有传统中医学的特色，还具有现代科研的活力，从而推进中医科研的快速发展。

（三）未知事实现象的预见

经过构思的假说已初步形成并大多可以用来解释已知的事实和现象，但假说还需要不断被完善、补充、修正、纯化和证实。合理的假说不但可以说明已知，还可预见未知，即一个合理的假说应当同时具有演绎和预见功能，能够解释未知事实及其规律。如果一个假说的预见得以被实验所证实，或由假说引申解释的未知事物是真实的，那么这个假说就具有科学价值，具有良好的应用前景。

四、中医假说的检验

（一）理论检验

检验假说在理论上是否成立的方法是，通过对已知的正确原理进行逻辑分析而得出相应的推论，主要用逻辑证明与反驳法来验证假说与已存在的科学原理间是否相容。理论的成立与否是决定是否有必要进行实践的前提条件，当一个假说通过严密的逻辑推理得出的推论与已知事实相容，则可进行实践检验；反之，则无须进行检验。但对传统中医理论的检验，却往往因为检验标准被限定在经典理论的范畴内而使中医药研究发展受到了严重的束缚。对于新的假说，传统中医界总是给予否定的多，肯定的少，其中最典型的案例就是至今仍然存疑的王清任提出的"脑髓说"。我们认为，发展现代中医科研时，对相关的假说检验应同时结合现代生命科学理论作为逻辑证明的基础，这样不但有益于中医假说真理性的检验，也更易获得现代人的认可。在对"肺朝百脉"这一假说的检验过程中，因为引入了不少现代生命科学的理论，使人们对其的认识摆脱了解剖定位的限制，获得了很大程度的认可。

（二）实践检验

通过科学实践对假说进行检验的方法称为实践检验，常用的方法有调查、观察和实验。详尽而科学的前瞻性设计是保障实验结果具有可重复性，假说具有说服力的重要条件。中医通过临床疗效检验中医原理与假说的方法就是实践检验，假说是否合理的判定标准在于其指导的临床医疗是否能获得良效。

随着各领域科学最新成果与中医学的相互渗透，现代科研中广泛使用的实验方法和模型方法也被引入了中医科研之中，根据假说设计的科学观察和实验可间接验证假说，使一些在过去历史条件下无法被临床确切证明的中医假说得到了检验。

假说是发现新事物、形成新理论的桥梁。几千年来中医通过假说的思维形式不断促进中医药理论的建立发展，现代中医药科研更当吸收当代自然科学的原理和方法，不断创立针对疾病的病理、诊断、治疗等方面的新假说，开辟疑难病症的探索之路。

五、中医研究中的特殊选题问题与医学科研的选题

中医科研选题宜紧跟国家"十三五"发展战略，特别是中医药发展规划所制定的指导方针，不但要顺应中医现代化发展所需，贯彻治未病方针，以及疗效好、指标新、命题小、立题深等一般性要求，而且要注意科研课题的方向性和独创性，要有自己的特点。既然选择以现代科学（包括现代医学）的角度来研究中医，就应该充分发挥中医的特点和长处，从中提出亟待解决的"新问题"。例如瘀血和血瘀，首先中医对血瘀证的认识，古今医家颇不一致，如单凭一两个症状或体征来下结论，误诊率将会提高。至于依靠实验室的客观指标来说明问题，总会因种种因素而使其诊断作用大幅下降。当参与者怀疑某些指标是否能证实血瘀、气滞或其他有关病证时，其测定值是否也会有相应的变化呢？体外血栓形成试验又在多大程度上能说明是血瘀模型呢？所以我们在诊断选题时，应尽量依据中医理论的特点，如气与血、阴与阳的对立统一观及人整体机能反应状态等理论来进行分析和决定。

从治疗的角度选题时，不应拘泥于观察和总结某法、某方、某药治疗某病证的疗效，还应根据中医调动或被动防治病证的理论特点，对相关理论进行有深度的探索。例如，研究扶正固本治则可以探索被动与调动扶正的最佳时机，或观察反馈作用对机体抗病能力的影响等。但无论如何选题，都要谨记：科学理论具有相对真理性，需要不断地完善、修正和补充，科学的假说有助于促进科学理论的发展，但是假说的提出不能违背事实材料，脱离了事实的假说是不科学的，是没有价值的。

如果用科学的方法对所研究的科学假说做出整体预测，那么科学假说将会越来越多。究其原因有二：其一，随着现代科学的发展，科学理论愈加抽象，现象和本质之间的关系渐趋复杂，单凭传统的经验归纳已经远远不足以满足科学发展的需求，必须借助科学假说把经验事实和科学理论联系起来。其二，出现了大量无法全部用原有理论解释的科学事实，只能借助科学假说形式来解释这些事实，所以科学假说呈现出逐渐增多的趋势。

第六章　中医课题的研究设计

第一节　科研设计概述

　　研究者选定研究课题，明确研究目的后，需要根据具体的研究目的建立研究假设，并对其进行验证，这就需要制订完善的科研设计方案，后续一系列研究工作都将依据科研设计方案进行。研究方案是在严谨的科研设计基础上制订的，是研究团队对选定课题研究工作的整体布局和精心规划，是对研究假设进行验证的具体实施过程的设想和构思，是对科学研究具体内容和方法的详细计划和安排。对于一项课题而言，计划周密的科研设计是其灵魂，是整个研究工作中最为关键的一步，是保证科研结果的适用性、可靠性、创新性且能多快好省地完成此项科研工作的前提。

　　科研设计贯穿于科研实施的全过程。在研究开始阶段，应制订适宜的设计方案，选择合适的对照，制定研究对象的纳入、排除标准，保证样本的代表性和组间的可比性；在研究实施阶段，应选择公认的、客观的、可靠的衡量指标，采用客观公认的测量方法，确保测量结果的可重复性和真实性；在统计分析阶段，选用正确适宜的统计分析方法，对研究结果进行比较分析，排除其他因素的结果的影响，必要的时候需要采用分层分析、多因素分析等控制混杂因素对结果的影响。只有好的科研设计才会有可靠的结论，有些研究在设计阶段未能进行严谨的设计，在设立对照、研究对象分组等许多方面考虑不足，安排不合理，甚至错误，将会导致整个研究结果无说服力，不能达到目的，反而造成资源的浪费。

　　总而言之，科研设计包括多个环节，每个环节都需要慎重思考，仔细对待。每一项科学研究都需要花费很多时间和人力、物力等资源，如果没有严谨的科研设计，则研究结果没有说服力，不能作为有力的循证证据应用于患者的诊疗等方面。临床研究的质量很大程度上取决于科研设计，科研设计的水平不但可以体现研究者的科研水平，也是取得可靠的预期结果的保障。不合理的科研设计，甚至导致错误的研究结论，误导研究结论的应用者，如临床医务人员、患者等，也会造成研究者的宝贵时间和科研经费的浪费。所以，在进行科研工作之前，研究者们必须花费充足的时间查阅文献，进行研究设计，制订研究方案，而不能想什么做什么，做一步算一步。

一、研究设计的组成

研究设计包括课题专业设计和统计学设计两部分。专业设计基于专业知识的积累，是紧紧围绕具体课题专业知识基础，在其指导下对科研工作进行的安排。专业设计是科研目的的具体体现，是决定该项科研工作是否具有创新性的前提和基础。只有基于专业知识的课题设计才具有一定的临床实际意义。例如，一项课题评价一种治疗骨质疏松的新药的疗效和安全性，通过测量骨密度、骨钙素、胫骨缺省处周长，进行评价。而事实上这些指标均反映的是骨质疏松的严重程度，不能反映骨折愈合效果。因此，此例中的研究设计由于测量指标的选取不足而存有缺憾，将导致研究结果无法达到预期的研究目的。

统计设计是从统计角度安排科研工作，确保结果真实可靠，同时经济、高效地完成科研工作，其目的在于降低或消除系统误差，保证样本的代表性和组间的可比性，保证研究结果的重复性及精确性。当然首先要保证研究结果的准确性，其次考虑研究结果的精确性，即先保证有效性，在此基础上探讨推广性的问题。

要解决一个问题，既需要专业设计也需要统计设计。本章主要侧重于科研统计设计，简称科研设计。科研设计和资料的统计分析并非一个概念，而是两个阶段的工作，而且后者是前者的一部分。科研设计的一般步骤包括以下几个方面：明确研究目的；根据研究目的选择研究方法；确定研究对象；估算样本量大小，确定获得样本的方法；确定研究内容，研究指标定义标准及测量方法；拟订资料整理和统计分析方法；拟订质量控制方法；研究组织安排，包括研究步骤、进度计划、经费预算等。

总之，一个圆满的研究设计，需要回答5个W和1个H，即Why——为什么做该研究？主要说明研究的目的和开展研究的必要性。What——该研究具体需要做什么？阐述研究的内容。Where——在哪里开展该研究？说明研究场所。When——什么时候实施该研究？主要包括开展研究的时间和研究的时限。Who——谁来实施该研究？说明主要的研究者及其团队或合作者。How——如何开展该研究？阐明主要的研究方法和开展研究的具体实施步骤。

二、科研设计的基本要素

研究因素、研究对象和研究效应是科研设计基本的三要素。如针刺治疗急性脑卒中的效果，该研究中对试验组进行针刺治疗为研究因素，与对照组假针刺或未针刺治疗进行比较；以急性脑卒中患者为研究对象，随访观察病死率或病残率、未死亡或需住院患者数、治疗期末神经功能评分、严重不良反应发生率，以上这些均为研究效应指标。再如某项中医药治疗肿瘤相关性贫血疗效的 Meta 分析，研究对象为 2010～2014 年间公开发表的以中医药治疗恶性肿瘤相关性贫血为观察组，以无中医药参与肿瘤相关性贫血治疗为对照组的完全随机对照研究文献，试验因素为中医药治疗，主要结局指标包括外周血象 HGB、RBC、HCT 及 KPS 评分。科研中专业设计必须明确和正确选择研究因素、研究对象和研究效应三大基本要素。

（一）研究因素

在实验性研究中，研究因素就是干预措施，是研究者根据研究目的施加给研究对象的人为处理因素。而在观察性研究中，研究因素是指自然存在的、根据研究目的作为主要观察因素进行研究的因素，如生物本身的某些特征，包括性别、年龄、民族、遗传特性、心理因素等。是否对研究对象人为施加干预措施，是实验性研究和观察性研究的根本区别。另外，干预措施的施加，一定要遵循医学伦理学的原则。

除了确定的研究因素以外，其他可能影响研究结果的因素都属于非研究因素。如果非研究因素所产生的效应影响研究因素产生的效应，这些非研究因素又称为混杂因素。对于混杂因素的处理，可以在研究设计阶段采用匹配的方法进行处理，如果在设计阶段未能进行控制，也可以在资料分析阶段，采用分层分析的方法，以减少和消除混杂因素对研究结果的干扰作用。

（二）研究对象

在医学研究中，研究对象可以是人或动物，也可以是组织、器官、细胞、分子、采集的血液、尿液或粪便标本等，药用植物常被作为中药种植研究的研究对象。按照研究目的所确定的目标人群为总体，根据具体研究设计的纳入和排除标准所选择的研究对象为样本，通过对样本的研究将结果推论到总体。在研究设计中选择研究对象样本时，应按照随机原则选取样本，使其具有代表性。另外，需注意保证足够的样本量，例数太少将影响代表性，但样本量过大，则试验条件不易控制，易产生误差。根据研究设计类型的不同，所需研究对象的数量也会不同，应根据样本量估算公式估算所需样本量。

（三）研究效应

研究效应包括研究指标的选择和观察方法两个部分。研究指标的选择主要取决于研究假设（研究预期目的），需要结合相关专业知识和统计学要求。研究指标是希望通过研究实现的预期目标的体现，应能反映研究因素的效应，如治疗性的研究，一般选择希望达到的治疗目标作为研究指标。

研究指标按照结局事件的性质，可以分为反映积极结局的指标（如缓解或消除症状、改善功能、改进诊断、将负性事件的概率降低等）和消极结局的指标（如药物或治疗的不良反应发生率等）；根据反映研究效应的重要性程度，可以分为主要结局指标和次要结局指标。主要结局指标一般是最重要的、有临床意义的终点指标，包括死亡、残疾、严重不良事件等；次要结局指标则一般采用一些实验室或影像学等中间指标或替代指标。研究指标的定义应该力求准确，而不是追求"最好的结果"，即尽量选用客观指标，如有关的率或计量指标，但对于很多可能很难测量、非常"软性"的指标，如病人的满意度、依从性等应该进行详细的定义描述。

对于研究指标的观测方法也应该明确定义，如检测指标的方法、仪器、试剂与试验条件等都需要详细说明，以保证不同观测者得到的指标值一致，即研究指标的精确性（可靠性、信度或可重复性），指在相同条件下用某测量工具重复测量同一受试者时获得相同结果的稳定程度。研究指标的精确性可能会受到研究对象、试验条件及测量者的影响，因此要注意以下几点：

1.研究对象的生物学变异对研究指标精确性的影响，如血压值在早晨、中午和下午可能会有所不同。因此，在不同时间进行测量，血压测量值会有所波动。在研究中可以要求在统一的时间进行生物学指标的测定，也可以取不同时点测定值的平均值作为最终的测量值。

2.试验条件对研究指标精确性的影响，如仪器、试剂等稳定性对测量结果的影响，可以对仪器进行校准；对同批次和不同批次的试剂，采用取平均值、计算差异度的方式减少其对测量结果的影响。

3.测量者对研究指标精确性的影响，如测量者的技术水平、认真程度、操作情况等都可能会对研究指标的精确性造成影响。因此，可以在研究中，对研究指标的测量人员应该进行统一的培训，以减少指标测量者本身所造成的差异，对于同一测量者的测量结果还可以取平均值。

三、科研设计的基本原则

（一）设置对照原则

在医学相关研究中，除了试验因素（处理因素／干预措施）的作用外，还有很多因素可能影响研究对象的结局。因此，医学相关研究往往需要设置对照组，尽量使试验组和对照组在除了试验因素（处理因素／干预措施）以外的其他可能影响试验效应的非研究因素上保持均衡，以减少或消除这些非研究因素对试验效应的影响，保证结果的可比性。常见对照的形式及其比较见表6-1。

表6-1　不同形式的对照特点比较

对照形式	对照的设立	优/缺点	应用
空白对照	不加任何处理因素	简单易行，但易引起研究对象心理上的差异	临床上一般不用
安慰剂对照	使用安慰剂	可避免研究对象心理上的差异	适用于小规模的实验研究
实验对照	施加与处理因素有关的实验因素	可比性好	较适用
标准对照	用公认的有效药物、标准方法或常规方法做对照	可比性不好	实验研究、新药临床试验中较常用
自身对照	对照与实验在同一受试者身上进行	可节省样本，但试验期间受试者可能受到许多因素干扰	一般不提倡使用
相互对照	几种处理（水平）互为对照	要同期平行进行	实验研究中用
历史对照	以过去的研究结果做对照	历史资料可比性差	用于恶性肿瘤的临床研究，其他一般不宜用

这些可能影响试验效应的因素包括研究对象的个体自身差异、疾病的自然史、霍桑效应、安慰剂效应、潜在未知因素等。霍桑效应是指研究对象因为成了研究中特别被关注和受注意的目标而改变了其以往行为的一种趋向，这与他们接受的试验因素（处理因素／干预措施）的特异性作用无关，但可能会对试验效应造成影响。安慰剂效应指某些研究对象，由于依赖医药而表现的一种正向心理效应，某些研究中以主观感觉的改善情况作为试验因素（处理因素／干预措施）效果评价指标时，需注意试验效应中可能包括有安慰剂效应在内。

（二）随机化原则

随机化原则包括随机抽样和随机分组。随机抽样的主要目的是保证抽取的样本对目标总体的代表性，使研究结果可以外推到目标人群；随机分组是指研究对象被分配到试验组和对照组的机会均等，其目的主要是保证组间的可比性，使已知和未知的影响研究结果的因素在两组间的分布均衡，消除选择偏倚和混杂偏倚对结果的影响。随机化的方法分类如图 6-1 所示。

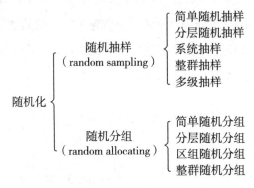

图6-1　随机化的方法

1.简单随机抽样（单纯随机抽样）

简单随机抽样（单纯随机抽样）是一种最简单、最基本的抽样方法，即从目标总体 N 个对象中，利用抽签法或其他简单随机方法抽取 n 个对象，目标总体中每个对象被抽到的概率相等。简单随机抽样（单纯随机抽样）可以通过抽签、掷硬币、使用随机数字表和计算器、计算机产生随机数字法等实现。

简单随机抽样的优点是简单易行，随时可用，不需要专门的工具。但是，简单随机化在随机分组前需要抄录全部研究对象的名单并编号，而且分配到各组的样本量可能不相等。另外，研究对象数量大时，简单随机抽样（单纯随机抽样）工作量大，有时难以做到。然而，简单随机化是理解和实施其他随机分组方法的基础。简单随机分组的方法同简单随机抽样。

2.分层抽样

将目标总体按照某种特征分为若干层，然后从每一层中简单随机抽取一定数量的研究对象组成一个层样本，各层抽取的层样本总和为最终的研究样本。分层抽样时，各层的抽样比例可以相同，也可以不同。层内变异小，则抽样比例可小，层内变异大，则抽样比例应大，这样根据不同层内差异的大小，采用不同的抽样比例，可以达到最优分配的目的。分层抽样可以增加组间的均衡性，提高试验效率，但是分层前需要有完整的研究对象名单，在这一点上，分层抽样具有与简单随机抽样同样的缺点。

分层随机分组的方法同分层随机抽样。例如，临床研究中可根据患者的病情程度将其分为若干层，然后在每个层内将患者随机分配到试验组或对照组，各层中所有分配到试验组的患者组成试验组，其他剩余的患者即为对照组。分层随机分组和分层抽样可以使试验组和对照组在分层的特征上具有可比性。

3. 系统抽样（机械抽样，等距抽样）

系统抽样（机械抽样，等距抽样）指按照一定顺序，每隔若干研究对象抽取一个研究对象的抽样方法，即将目标总体中每个研究对象按照某种标志排列后进行连续编号，再根据总体数 N 和确定的样本数 n，计算抽样距离 K(N/n)，随机确定一个起始号，从该起始点开始，每隔 K（K=N/n）个研究对象抽取一个，所有抽取的研究对象组成研究样本。

4. 整群抽样

整群抽样是指将目标总体根据某属性分成若干群组，抽取其中部分群组作为研究对象组成研究样本。群组间各变量或某些特征的变异越小，则抽到的人群代表性越好。整群抽样易于组织实施，节省人力物力，适用于大规模调查，但当群体间差异大时会增大抽样误差。

整群随机分组方法与整群抽样同。例如，按社区或较大的群组（家庭、学校、医院、村庄或居民区等）为单位，随机抽取部分社区或群组，分配到试验组或对照组。

5. 多级抽样（多阶段抽样）

将抽样过程分阶段进行，每个阶段使用的抽样方法往往不同，即将以上抽样方法结合使用，如从总体中抽取范围较大的单元（一级抽样）（县、市）；从一级单元中抽取范围较小的单元（二级抽样）（区、街）；依此类推……

几种随机抽样方法的抽样误差由小到大排序为：分层抽样＜系统抽样＜单纯随机抽样＜整群抽样。此外，真正的随机化分组应符合下列原则：研究者和研究对象不能事先知道或决定研究对象接受何种处理措施；研究者和研究对象不能从上一例研究对象所进入的组别推测到下一例研究对象将进入的组别。

（三）盲法原则

为了有效避免研究者或研究对象所造成的偏倚和主观偏见，研究实施过程中可以采用盲法，即开展研究的研究者或研究对象不知道研究对象分配的所在组接受的是试验措施还是对照措施。

盲法可以分为单盲、双盲和三盲。单盲是指研究对象不知道自己是在治疗组或对照组，或者观察者不知道研究对象的分组情况；双盲是指研究对象和观察者双方都不知道分组情况，也不知道研究对象接受的是哪种干预措施；三盲是指研究对象、观察者和研究设计者三方均不知道分组情况与干预措施的分配情况，由第四方参与试验的实施。

第二节　常见科研设计的类型

科研设计研究方法依据是否对研究对象施加干预措施分为观察性研究和实验性研究。观察性研究设计是在自然状态下，未加任何人为干预措施的研究。依据是否设有对照，观察性研究分为描述性研究和分析性研究。实验性研究是指在人为给予和控制了干预因素的情况下进行的研究，根据研究目的和研究对象可将实验性研究分为临床试验、现场试验和社区试验。图 6-2 是常见的医学研究设计类型。

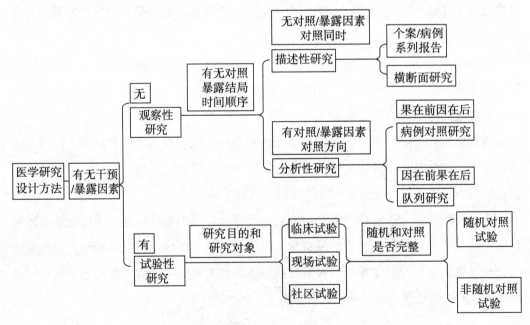

图6-2　常见医学研究设计方法分类

一、描述性研究

也称描述流行病学，是通过调查、观察，利用常规监测记录或通过专门调查获得的数据资料，按不同地区、不同时间及不同人群特征分组，描述疾病或健康状态的分布情况的一类方法，展示所研究问题在特定时间的频率及其分布特点，为当地疾病控制或健康促进提供基础资料，找出某些因素与疾病或健康状况间的关系，提供疾病病因或危险因素的线索，为分析性研究假设的形成提供依据，是分析性流行病学研究的基础。该研究以观察为主要研究手段，不对研究对象采取任何干预措施；其暴露因素的分配不是随机的；研究开始时一般不设立对照组；暴露与结局关系的因果推断无法确定；为后续研究提供线索。

描述性研究包括现况研究、病例报告、病例系列分析、个案研究、历史资料分析、随访研究、生态学研究。本节将着重介绍现况研究和生态学研究，其他描述性研究做如下简要介绍：①病例报告是对临床上某种罕见病的单个或少数病例的详细介绍，属于定性研究的范畴，无须描述事物的集中趋势或离散程度，为研究者提供分析和决策的线索。②病例系列分析是对一组相同疾病的临床资料整理、统计、分析、总结并得出结论的研究方法，分析某种疾病的临床表现特征，评价预防、治疗措施的效果，显示某些病变的自然进程的规律性，为进一步研究提供线索。③个案研究是运用流行病学的原理和方法，到发病现场对新发病例的接触史、家属及周围人群的发病或健康状况，以及与发病可能有关的环境因素进行调查，查明所研究病例的发病原因和条件，防止再发生类似疾病，控制疫情扩散及消灭疫源地。研究对象一般为传染病病人，但也可以是非传染病病人或病因未明的病例，是医疗卫生及疾病预防部门日常处理疾病报告登记工作的组成部分。历史资料分析是通过回顾性调查，提取和利用相关机构的日常工作的记录、登记、各类日常报告、统计表格、疾病记录档案等历史资料，进一步开展统计分析，最终获得研究结果。④历史资料分析是描述性流行病学研究的常规方法，是研究疾病的三间分布特征、疾病危险因素和评价疾病防治措施效果的重要资料和信息来源。⑤随访研究也称纵向研究，通过定期随访，观察疾病、健康状况或某卫生事件在一个固定人群中随着时间推移的动态变化情况。随访间隔和方式根据具体的研究内容有所不同，可用于疾病自然史的研究，为该疾病的病因研究提供线索，还可用于提出或检验某些病因学假设。

（一）现况研究

现况研究（又称横断面研究、患病率研究），研究特定时点或期间和特定范围内人群中的疾病或健康状况与有关变量（因素）的分布状况。现况研究用于描述疾病或健康分布，进而筛选高危人群，用于疾病的早发现、早诊断和早治疗；另外可用于疾病病因因素的探索，通过比较疾病在人群、地区及不同时间的分布，提供病因线索，为后续分析性研究提供病因假设。

现况研究用于全面完整地描述流行病学事件发生的特征，即用"5W"来描述疾病发生的特征。"What"代表发生的疾病是什么，如何定义所发生的病例；"Who"指哪些特征的人群发生了上述疾病；"When"代表什么时间发生，如某些疾病发生具有时间周期，如尼罗河病毒在每年的 8 月和 9 月高发；"Where"指在什么地区发生，如通过分析 SARS 病例曾旅游过的地区分析 SARS 传染源在哪里，从哪里开始传播；"Why"指是什么原因或危险因素引起的疾病，传播方式可能是什么。流行病学家通过详尽分析哪些地区、人群和哪些年份发生疾病，并借助一些统计图表直观表示，确认发生此疾病的高危人群、地区与年份，提供疾病发生的可疑危险因素，如流行病学之父 John Snow 通过地图标记霍乱病例发生的地区，推断出霍乱发生的传染源来自伦敦宽街一口污染的水井。

现况研究的基本步骤如下：

1. 明确调查目的，选取合适的研究类型

根据研究问题，提出研究目的。现况研究的目的可以是全面调查疾病的分布，筛选某种疾病的高危人群，或是探索某种疾病的病因因素，或是卫生诊断提供基线资料等。

现况研究的研究类型分为普查和抽查。普查即全面调查，是特定时间、特定范围内的全部人群作为调查对象。抽样调查即非全面调查，通过随机抽样的方法，对特定时间、特定范围内具有代表性的样本作为调查对象。在一次现况调查中是选择普查还是抽样调查取决于调查目的，因此，调查目的是现况调查研究设计的关键步骤。比如是健康普查还是了解人群健康或疾病的分布，据此选择相应的研究类型。

2. 明确研究对象

根据研究类型确定研究对象。如果是普查，包括研究区域所有符合标准的人群；如是抽样调查，则需要根据抽样方法在总体中确定样本，研究样本要具有代表性，因此在抽取样本时需体现随机化的原则。研究对象应根据选取的时间、地点及人群特征制定纳入和排除标准，如规定研究对象的诊断标准、研究对象的年龄等。

3. 样本量估计和抽样方法确定

抽样调查需要估计样本量（抽样方法请参见本章第二节）。对于现况设计的研究，其样本量取决于几个因素：预期现患率（p）、容许误差（d）、显著性水平（α）；其中容许误差和研究的精确性有关，容许误差越大，研究的精确性越差，显著性水平要求越高，所需要的样本量就越大。

计数资料（现患率调查）样本大小估计公式如下：

$$n=\dfrac{pq}{\left(\dfrac{d}{z_\alpha}\right)^2}=\dfrac{z_\alpha^2 \times pq}{d^2}$$

式中，p 为预期的现患率；$q=1-p$；d 为容许误差；z 为检验统计量，n 为样本量。

计量资料样本大小估计公式如下：

$$n=\dfrac{4s^2}{d^2}$$

式中，n 为样本量；d 为容许误差；s 为总体标准差的估计值。

4. 拟定调查项目和调查表

调查项目包括分析项目和备查项目。分析项目依据调查指标设定，按照某一逻辑排列形成调查表。备查项目用于查缺补漏，包括姓名、地址等项目。

5. 质量控制

造成研究结果与真实值之间的差异，包括随机误差和系统误差（偏倚）。质量控制就是从研究设计到实施、结果分析等整个研究过程中采取一定的措施去尽量减少这两类误差的产生。随机误差不可以避免，但可以尽量减少，以提高结果的精确性。系统误差具有方向性，可发生在研究的各个环节。在现况研究中存在的主要偏倚为：

（1）选择偏倚。随意选择研究对象，未遵循随机化原则，选择的样本代表性差。质控方法：严格把握随机抽样原则选择样本。

（2）无应答偏倚：选择的研究对象因为某种原因不配合调查，对于调查信心不予应答。一般调查应答率低于70%，则认为无法反映总体的情况，因为可能应答者的暴露因素和所研究疾病状况和无应答者是不同的。质控方法：通过礼品发放、宣教等方法提高研究对象的依从性和应答率。

（3）信息偏倚：资料收集的过程中，检测仪器操作不规范、调查员操作不规范、试剂不合格等造成测量结果偏离真实结果。质控方法：选择合适、正确的测量方法和仪器，矫正仪器，培训、统一测量方法，以及调查员对于调查问卷中的问题的认识标准等。

6. 资料的收集、整理和分析

现况研究资料收集一般通过实验室检测、调查问卷或是体检、医疗记录等常规资料。资料整理首先是检查资料的完整性和准确性，包括逻辑核查。进而数据编码、数据录入。资料分析根据数据类型选择合适的统计方法进行分析。

抽样调查样本随机来自人群，具有较好的代表性总体，有较强的推广意义。现况研究虽然在设计初期没有对照，但在结果分析时，可按照是否暴露或是否患病来分组进行比较分析，因此可形成来自同一群体的自然形成的同期对照；现况调查可同时通过问卷调查等方式收集多种暴露资料，有利于疾病病因的分析。但是，现况调查收集的是同一时点暴露与疾病的资料，因此，不能确定疾病在前还是暴露在前，确定因果联系受限；现况研究收集的是某一特定时点的患病资料，而不能获得疾病的发病率资料，如果定期重复进行现况研究可以获得发病率资料。

（二）生态学研究

也称相关性研究，以群体为观察和分析单位，描述不同人群中某因素的暴露状况与疾病的频率，分析该暴露因素与疾病的关系，在群体的水平上研究某种因素与疾病的关系。生态学研究通过描述某疾病或健康状况在各人群中所占的百分数或比数，或有各项特征者在各人群中所占的百分数或比数，从两组群体数据中分析某疾病与健康状况的分布与群体特征分布的关系，从而探讨病因线索。以群体为单位是生态学研究最基本的特征，可以初步探索群体中某因素暴露与疾病的关系，无法得知个体的暴露与效应间的关系。因此，生态学研究可用于提供病因线索，产生病因假设（尤其是对某病或某健康状态不很了解时）；评估人群干预措施的效果；人群中变异范围较小和难以测定的暴露研究；疾病监测。然而，"生态学谬误"是其最主要的缺点，指由于生态学研究以各个不同情况的个体"集合"而成的群体（组）为观察和分析的单位，以及存在的混杂因素等原因而造成的研究结果与真实情况不符。

二、分析性研究

分析性研究用于研究疾病的主要病因的定量效果，是把致病因素与疾病联系起来的研究方法，是检验假设的一类研究方法。分析性研究同描述性研究一样，都属于流行病学观察法，二者在病因研究过程中相互联系、相互补充。分析性研究可以说是在描述性研究基础上对病因研究的继续和深入，因为描述性研究以现场调查为主，获取可靠的、最真实的实验数据，其结果可以为病因和危险因素的研究提供构成假设（假说）的线索，而分析性研究则根据描述性研究所提供的线索，建立病因假设（假说），寻找支持假设的科学依据，其研究结果可以支持假设，也可不支持假设，也可产生新的假设。

在流行病学中，分析性研究主要包括病例对照研究和队列研究方法两种。病例对照研究是分析性研究中最常用的探讨病因的研究方法之一，主要用于初步验证病因假设。由于病例对照的暴露因素信息主要通过询问、查阅历史资料或检测生物样本等方式获得，相对节省时间、易于实施，但是在病例选择、回忆既往暴露史、混杂因素等方面存在偏倚，因此病例对照研究验证病因假设的能力相对较弱。队列研究是验证假设能力较强的分析性研究方法，其对病因的观察方向是由"因"到"果"，可以为病因推断提供时序性证据。在队列研究中，研究对象的暴露状态信息和疾病发生的资料主要通过调查随访获得，因此相对比较客观、完整、可靠。但是队列研究如果随访时间较长，研究对象容易失访；所需样本量大，研究工作量大，人力物力花费较大；不适合发病率较低的疾病的病因研究。在实际工作中，对于病因假设的验证，可以先通过设计严谨的病例对照研究进行初步验证，在此基础上再进行队列研究或者实验性研究。

（一）病例对照研究

病例对照研究选择一组已经被确认患某种疾病的患者作为病例组，另选择一组已确认不患某种疾病但具有可比性的个体作为对照组，通过询问、实验室检查或复查病史等方法收集两组人群在疾病发生之前的危险因素暴露情况，通过测量并比较两组各因素的暴露比例，经统计学检验该因素与疾病之间是否存在统计学关联，分析暴露因素是否为该疾病发病的危险因素。病例对照研究是一种回顾性研究方法，是一种由果及因的分析方法，属于观察法，因此因果推断受限，因果推断强度低于队列研究，主要用于病因探索，一般不能验证病因。

病例对照设计与实施步骤如下：

1.研究目的

一个研究在建立与开展之初首先需要确定研究目的，紧紧围绕研究目的设计、实施课题。在研究之初，查阅文献资料，明确为什么做此研究，明确提出所要解决的问题，明确研究假设。

2. 研究类型

病例对照研究分为非匹配病例对照和匹配病例对照。非匹配病例对照研究指病例与对照分别从总体中选择，病例与对照样本量不存在一定的比例，一般对照多于或等于病例数。匹配病例对照研究指病例与对照因为某种特征匹配，即匹配因素，使匹配因素在病例组和对照组之间均衡分布，提高两组之间的可比性。匹配对照提高了组间均衡性和可比性，但同时因为匹配因素增加了对照选取的难度。当某个非研究因素明显影响暴露因素与结局关联判断，可取此因素做匹配病例对照设计；或样本量较小时，可做匹配病例对照设计，提高统计效能。

3. 确定研究对象

研究对象包括病例组和对照组的确定。在确认病例组之前，研究者需明确定义什么是病例，明确规定病例的诊断方法，最好采用诊断此疾病客观的标准或"金标准"，以便可以同其他研究结果相比较。明确病例定义，在选择病例之前还应确认病例的来源，病例一种是从医院选择，即在医院住院或者门诊病例中随机选择某一时期符合标准的连续病例作为病例组；另一种是以社区为基础，选择某一地区某一时期，健康普查或居民健康档案等登记的所有符合病例作为病例组。当然相比社区来说，以医院作为病例组选择来源代表性相对较差，但其实施、资料收集、质控相对容易。

选择对照可以通过匹配和非匹配的方法进行。非匹配方法是选择不患所研究疾病的人作为对照，可以是同一个医院或不同医疗机构诊断的不同疾病的患者或是同一社区或组织团体中非该病的患者或健康者等作为对照；匹配方法是按照某种已知混杂因素匹配一定数量的对照，1个病例匹配一个对照（1：1病例对照）或是1个病例匹配多个对照（1：n病例对照）。需要注意的是对混杂因素的判断。成为混杂因素的条件为：①与所研究疾病有关；②与所研究因素有关；③不是所研究因素与研究疾病因果链上的中间环节。因此在匹配时，这种中间环节因素以及只与所研究因素有关但与疾病无关的危险因素不能匹配，否则容易引起匹配过度，导致所研究的因素与疾病之间的关联可能被掩盖。比如吸烟与血脂有关，而血脂与心血管疾病的发生密切相关，在吸烟与心血管疾病的病例对照研究设计阶段，心血管疾病患者与非心血管疾病患者血脂水平匹配，结果吸烟与心血管疾病发生可能显示无关。

4. 样本量计算

样本量取决于几个因素：研究因素在对照人群中的暴露率（p_0）、研究因素与疾病关联强度的估计值、比值比（OR）、把握度（1-β）、显著性水平（α）；其中暴露组与对照组疾病发病率差值越大，所需样本量越小。研究的把握度要求越大，所需样本量就越大。

（1）非匹配设计时，样本量计算公式为：

$$n = \frac{\left[z_{1-\alpha/2}\sqrt{2\overline{p(1-\overline{p})}} + z_{\beta}\sqrt{p_1(1-p_1) + p_0(1-p_0)} \right]}{(p_1 - p_0)^2}$$

式中，$z_{1-\alpha/2}$与z_{β}是标准正态分布下的面积；p_1 与 p_0 分别为病例组与对照组研究因素的暴露率；$\bar{p}=(p_1 + p_0) / 2$; p_1=（OR×p_0）/（1-p_0+OR×p_0）

例如，拟进行一项吸烟与肺癌的病例与对照研究，通过查阅文献得到人群吸烟率为 20%，预期吸烟者的比值比为 2，要求 α=0.05，β=0.10，按病例和对照等数量设计，求样本量。

$$则 \quad n = \frac{\left[1.96\sqrt{2\overline{\times 0.267\times(1-\overline{0.267})}} + 1.28\sqrt{0.20\times(1-0.20) + 0.333(1-0.333)} \right]}{(0.333 - 0.20)^2} \approx 230$$

即病例组与对照组各需要 230 例。

（2）1∶1 配对设计样本量计算公式：

$$M = \frac{m}{p_0(1-p_1) + p_1(1-p_0)}$$

$$m = \frac{\left[z_{1-\alpha/2} / 2 + z_{\beta}\sqrt{p(1-p)} \right]^2}{\left(p - 0.5 \right)^2}$$

$$p_1 = (OR \times p_0) / (1 - p_0 + OR \times p_0)$$

例：欲研究口服避孕药与先天性心脏病的关系。已知人群中口服避孕药的暴露率为 30%，暴露造成的 OR 为 2。若进行 1∶1 病例对照配对设计，要求 α=0.05，β=0.10，按病例和对照等数量设计，求样本量。

$$m = \frac{\left[1.96 / 2 + 1.28\sqrt{0.667 \times (1 - 0.667)} \right]^2}{\left(0.667 - 0.5 \right)^2} \approx 90$$

$$p_1 = (2 \times 0.3) / (1 - 0.3 + 2 \times 0.3) = 0.46$$

$$M = \frac{90}{0.3 \times (1 - 0.46) + 0.46 \times (1 - 0.3)} \approx 186$$

（3）1：R匹配的病例对照设计，样本量计算公式：

$$n = \left[z_{1-a/2}\sqrt{(1+1/r)\overline{p}(1-\overline{p})} + z_{\beta}\sqrt{p_1(1-p_1)/r + p_0(1-p_0)} \right]^2 / (p_1 - p_0)^2$$

例：某学者欲研究再生障碍性贫血的危险因素，以1：4配比进行病例对照研究，假设对照组某种暴露因素的暴露率为20%，OR=5，α=0.05，β=0.10，按病例和对照等数量设计，求样本量。

$$n = \left[1.64\sqrt{(1+1/4)\times 0.2722\times(1-0.2722)} + 1.28\sqrt{0.5571\times(1-0.5571)/4 + 0.201(1-0.201)} \right]^2$$

$/ (0.5571 - 0.201)^2 \approx 16$

即病例组需16例，对照组需要64例。

5.资料收集分析

资料收集主要依靠问卷询问研究对象，另可通过查阅档案、一些登记资料或者实验室检查等获得暴露因素相关信息。资料整理的重点主要是核查，确认问卷信息是否完整和准确，然后编码、录入数据库，以待分析。

6.质量控制

在病例对照研究中，常见的偏倚及其质量控制方法有：

（1）入院率偏倚（又称伯克森偏倚）：在以医院为基础的病例对照研究中，病例和对照因为经济因素、地域因素、医院某科室医疗质量等对选择就诊的医院具有选择性，因此不同疾病的入院率不同导致所选择的病例与对照在某些特征上具有偏倚。

质控：选择病例与对照尽量基于社区去选择，而不是只局限于医院，保证其良好的代表性。如基于医院去选择病例和对照，应在研究地区不同等级医院内选择某一段时间内联系就医或住院的病人作为病例样本，选择同医院的不同科室病人作为对照样本，且对照应尽可能由多病种组成。

（2）回忆偏倚：由于研究对象对过去暴露情况回忆的不准确造成的偏倚。

质控：注意询问技巧、通过查阅是否有相关记录等尽可能减少回忆偏倚。

（3）混杂偏倚：某个既和研究因素有关，又和疾病有关，掩盖或缩小了研究因素与疾病之间的关联。

质控：在设计阶段，通过匹配设计等控制，在分析阶段，通过分层分析或多因素分析的方法控制偏倚。

相比队列研究，病例对照研究更适合罕见病病因分析，不需要随访，实施相对更简单，人力、物力等资源耗费相对较小，可以同时研究多个暴露因素与疾病的关联。

病例对照研究是回顾性研究，暴露与疾病发生先后时间顺序难以确定，因此因果论证强度低于队列研究。既往暴露信息通过研究对象回忆获得，因此难以避免回忆偏倚。

（二）队列研究

队列研究按照研究对象是否暴露于某一可疑因素分为两组，追踪并比较其结局频率的差异，是探索暴露与结局之间因果关系的一种前瞻性研究方法。对列研究基本原理为：选择一组研究对象，根据目前或者过去是否暴露于某个研究因素，分为暴露组和非暴露组，进而随访一段时间，记录两组结局的发生情况，通过比较暴露组和非暴露组结局发生率，分析暴露是否影响结局的发生。队列研究因为事先获知暴露情况，进而随访一段时间获知结局发生情况，是一种"因"在前，"果"在后的前瞻性研究，因此也能明确和检验因果关系，还可以通过估计指标相对危险度来估计暴露与结局发生的因果关联强度。

队列研究设计与实施步骤如下：

1. 确定研究因素

由于队列研究是前瞻性研究，需要随访一段时间去观察结局，相对于现况研究、病例对照研究，人力、物力等资源耗费更大，因此确定研究因素需要一定的线索和证据，而这些线索和证据通常来自现况研究和病例对照研究。

2. 确定研究结局

队列研究可以一次同时收集多种结局资料。一般可以确定一个主要结局，几个次要结局。结局指标可以是终极结局指标，如死亡；也可以是中间结局指标，如某个血清指标的变化。研究设计阶段需要十分明确研究的主要终点和次要终点，有利于建立假设，计算样本量，不能把所有的研究指标一一并列，主次不分。

3. 确定研究现场和研究人群

队列研究需要随访，因此在选择研究现场的时候，最好选择政府支持、领导重视，群众文化水平高、能够理解支持，医疗卫生条件好、交通便利的地区，以便能够长期开展研究工作。

研究人群包括暴露组和非暴露组人群。暴露组可以根据研究目的选择职业人群（如研究煤矿工人粉尘暴露的健康危害）、特殊暴露人群（如研究核爆炸地区人群核辐射危害）、一般人群（如吸烟对一般人群的危害）、有组织团体（如研究手机对在校学生的健康危害）。

4. 确定样本量

队列的样本量取决于几个因素：对照人群所研究疾病发病率（p_0）、暴露组与对照人群所研究疾病发病率差值（d）、把握度（$1-\beta$）、显著性水平（α）；其中暴露组与对照组疾病发病率差值越大，所需样本量越小。研究的把握度要求越大，所需样本量就越大。

样本量的计算公式如下：

$$n=\frac{(z_{1-\alpha/2}\sqrt{2\overline{pq}}+z_\beta\sqrt{p_0q_0+p_1q_1})^2}{(p_0-p_0)^2}$$

式中，$z_{1-\alpha/2}$ 和 z_β 代表标准正态分布下的面积；p_0 代表对照组的发病率，p_1 代表暴露组的发病率，$q=1-p$；$p=(p_0+p_1)/2$。

例：某研究者采用队列研究探讨孕妇服用某药与婴儿先天性心脏病的关系。文献报道，未服用此药先天性心脏病的发病率1%。估计服用该药的 RR 为 2.0，设 $\alpha=0.05$，$\beta=0.10$，试计算该研究的样本量。

已知 $p_0=0.01$，$q_0=0.99$，$p_1=2.0\times0.01=0.02$，$q_1=1-0.01=0.98$；

$$n=\frac{(1.96\sqrt{2\times0.015\times0.985}+1.28\sqrt{0.01\times0.99+0.02\times0.98})^2}{(0.02-0.01)^2}=3100$$

本研究暴露组和非暴露组各需要样本 3100 例。

5. 资料的收集与随访

研究初始需要收集研究对象的基线资料，包括研究者的年龄、性别、出生年月等基本信息、暴露剂量、强度、时间等暴露因素情况等。随着研究的进行，需要按计划随访研究对象。观察时间长则研究期间需要多次随访，如观察时间短则只需要一次随访即可。观察时间的长短依据暴露因素作用于人体产生疾病结局的时间，即疾病的潜伏期。观察时间不能太短，防止结局还未出现导致的假阴性结果；另外观察时间也不能太长，以免失访率增加，对研究工作造成人力、物力资源的浪费及实施的困难。随访收集结局变量资料，同时也需要不断收集暴露资料，以便观察暴露因素的变化。

6. 质量控制

队列研究与病例对照研究、横断面研究相比，质控的难题主要在于随访。如何保证随访高质量完成，和很多因素有关。如果随访历时久，可能不断地更换调查员，可在每次随访前对调查员进行统一培训且编纂调查员调查手册等保证在调查员实施调查标准如一、调查方法统一。

在队列中，研究暴露资料是在结局发生之前先收集的，因此是一种前瞻性研究，明确呈现发生的时间顺序，可合理地做因果推断；能够获得疾病的发病率资料；可以详细观察和了解疾病发展的自然史。但队列研究随访时间长，容易发生失访，降低样本量、增加失访偏倚；不适合发病率很低的罕见病的研究；相对于病例对照研究，其需要的人力、物力等资源花费增加，而且很难组织与实施。

三、实验性研究

实验性研究又称干预研究，即实验流行病学或流行病学实验研究，将来自同一总体的研究人群随机分为试验组和对照组，研究者对试验组人群施加某种干预措施后，随访并比较两组人群的发病（死亡）情况或健康状况有无差别及差别大小，从而判断干预措施效果的一种前瞻性、实验性研究方法。实验性研究属于前瞻性研究；参加实验性研究的对象必须随机地分配到试验组或对照组，提高两组的可比性或均衡性；要求两组研究对象必须具有可比性，即除了是否给予不同干预措施外，其他的基本特征如性别、年龄、居住环境等应尽可能一致；实验性研究必须要有干预措施，这是与观察性研究的根本区别。

根据研究目的和研究对象可将实验性研究分为三大类：临床试验（是以病人为研究对象的实验研究，常用于评价药物或治疗方法的效果）、现场试验（是在实地环境下进行、以自然人群作为研究对象的实验研究，常用于评价疾病预防措施的效果，例如评价疫苗预防传染病的效果）和社区试验（又称社区干预项目，是以社区人群整体作为干预单位的实验研究，常用于评价某种预防措施的效果）。三类干预研究的比较见表6-2。

表 6-2　三类实验性研究的比较

	临床试验	现场试验	
		个体试验	社区试验
实施场所	医疗机构	社区/现场	
研究对象	病人	正常人	
分组单位	个体		群体
干预措施	治疗措施	预防措施	
	随机化临床试验（RCT）		社区干预项目（CIP）

考虑到中医药研究中临床试验较为常用，这里主要对临床试验进行介绍。临床试验是以病人为研究对象，按照随机的原则分组，评价临床各种治疗措施有效性的方法，可用于对新药进行研究，也用于对目前临床上应用的药物或治疗方案进行评价，从中找出一种最有效的药物或治疗方案。

按照研究阶段和深入程度，分为Ⅰ期临床试验、Ⅱ期临床试验、Ⅲ期临床试验和Ⅳ期临床试验。Ⅰ期临床试验是在一个小组（10～30例）病人身上进行临床药理学和人体安全性评价，观察人体对药物的耐受程度和药物代谢动力学，确定安全剂量范围，观察药物的不良反应等，为制订给药方案提供依据。Ⅱ期临床试验应用100～300例病人作研究对象，以随机对照盲法试验设计评价药物的有效性、适应证和不良反应，推荐临床用药剂量。Ⅲ期临床试验一般为多中心（>3）的随机对照试验，研究对象1000～3000人，进一步确定有效性，适应证，药物间的相互作用，监测不良反应，同标准疗法比较。Ⅳ期临床试验是新药被批准上市后开展的进一步研究，监测、观察不同人群用药效果、药物的新的适应证、药物间的相互配伍及疗效，并观察药物的远期或罕见的不良反应。

临床试验除了具有遵循科研设计的基本原则（对照、随机化、盲法）外，还需要注意研究对象具有特殊性，要考虑医学伦理学问题。另外，还需要科学评价临床疗效。随机对照试验是最为常用的临床试验方法，是指采用随机的方法，将符合要求的研究对象（病人）随机分配到试验组或对照组，然后接受相应的试验措施，在一致的条件或环境下，同步进行研究和观察试验效应，并用客观的效应指标，测量试验结果，评价试验设计。主要用于临床治疗性或预防性研究，用以探讨某一新药或新治疗措施与传统的、有效的治疗或安慰剂相比较，是否可以起到提高治疗和预防疾病的效果，或是否有效。它是目前公认的临床治疗性试验的金标准方法，在特定条件下也可用于病因学因果效应研究。

制订临床试验计划一般包括以下步骤：

（1）明确试验的目的。

（2）明确试验对象的具体要求和来源。研究对象的选取必须使用统一的入选和排除标准，以确保试验组和对照组的可比性；入选的研究对象应能从试验中受益；尽可能选择已确诊的或症状和体征明显的病人作研究对象；尽可能不用孕妇作为研究对象；尽量选择依从者作研究对象。

（3）明确规定研究因素。如药物、疗法、预后因素等，应详细说明药名、生产厂家、批号、含量、纯度、配制方式、用量、用法、有效期等。

（4）确定观察指标。尽可能用客观定量指标，选用测定方法有较高的真实性和可靠性、易于观察和测量、易为受试者所接受的指标。评价治疗措施效果主要指标包括有效率、治愈率、病死率、生存率、不良事件发生率、相对危险度降低、绝对危险度降低、需治疗人数；评价治疗措施效果的次要指标包括病情轻重、病程长短及病后携带病原状态、后遗症发生率、复发率等。评价预防措施效果主要指标包括保护率、效果指数、抗体阳性率、抗体几何平均滴度。考核病因预防效果时可用疾病发病率、感染率等指标。

（5）确定随访观察时间及如何进行资料的收集。收集资料前，应该根据研究目的设计不同的调查表，在实施过程中仔细记录调查表中的各项内容。收集资料的过程，就是填写调查表、记录和收集体检或实验室检查结果的过程，其方法有访问法、信访法或电话访问法。

（6）资料的整理和分析。整理资料时剔除不合格研究对象，如不符合纳入标准者、未接受干预措施者及无任何数据记录者。分析不依从原因，如可能为研究对象不遵守实验规程等，并进行依从性分组分析（如表6-3），对资料进行相应统计分析。

表 6-3　实际依从和分组

实际依从情况	A治疗		B治疗	
	未完成A治疗或改为B治疗	完成A治疗	完成B治疗	未完成B治疗或改为A治疗
资料整理后分组	①	②	③	④

○ 意向性分析（intention-to-treat analysis）（ITT 分析）：比较①+②和③+④，反映原来干预意向的效果。

○ 遵循研究方案分析（per-protocol analysis）（PP 分析）：比较①和③，不分析②和④，只分析依从的人，反映生物效应。

○ 接受干预措施分析：比较①+④和②+③，分析实际干预者（非随机分组，选择偏倚）。

第三节　常用实验研究统计设计方法

合理安排实验因素及其各个水平的模式，准确反映实验因素的结局效应，是实验性研究设计的主要目的，本节主要介绍常用单因素实验设计方法。

一、完全随机设计

完全随机设计，试验所研究的因素只有一个，但可以是多水平，研究的群体也未按照任何因素进行分组。来自同一个总体或不同总体的受试对象被随机分配到各组，去比较研究因素试验结果的不同。

例 6-1：将 12 名糖尿病患者随机分配到三种不同的血糖控制治疗组中去，分别接受相应治疗后，测量空腹和餐后血糖值。

具体步骤：①确定研究因素和水平（研究因素为血糖控制治疗，分为三个水平）；②确定研究对象和实验效应指标（研究对象为糖尿病患者，试验效应指标为空腹和餐后血糖值）；③随机化分组（参考简单随机化分组方法）（表 6-4）。

表 6-4 12 例糖尿病患者随机分组

编号	1	2	3	4	5	6	7	8	9	10	11	12
随机数	97	74	24	67	62	42	81	14	57	20	42	53
秩次	12	10	3	9	8	4	11	1	7	2	5	6
分组	C	C	A	B	B	A	C	A	B	A	B	B

完全随机设计简单灵活，组数和每组的样本数都不受限制，数据分析方法简单易行，而且如果其中研究对象因为某种原因失访，造成数据丢失，对于数据处理影响相对其他一些统计设计较小，应用广泛。相对其他实验性研究设计，完全随机设计对于非处理因素的控制相对较差，仅依靠随机分组来平衡非处理因素对于实验结果的影响，增加了实验误差。

二、配对设计

配对设计是根据某种特征将所有研究对象配成对子，然后将配好的每对研究对象随机分配到不同组别，对每个组给予不同的处理因素，对结果进行观察比较。有时在临床试验中，可以根据病人的体重或者年龄等特征将患者配成对子，这种配对的特征称为配对条件，一般配对的特征因素是可能影响研究结果的主要混杂因素。

例 6-2：如果有 16 只大鼠，已按性别相同，年龄、体重相近等要求配成 8 对，试将这 8 对大鼠随机分至 A、B 两组，如何操作？

具体步骤如下：①确定研究因素（处理因素，如使用的药物、给药方式等）和水平（如药物剂量等）；②确定研究对象（如大鼠）和实验效应指标（如体重、心率等）；③随机化分组（具体包括：编号；选取随机数字；按照所取随机数字从小到大排秩；偶数为一组，奇数为一组）（表6-5）。

表6-5　16只大鼠随机分组

编号	1	2	3	4	5	6	7	8	9	10	11	12	13	14	15	16
随机数字	97	74	24	67	62	42	81	14	57	20	42	53	32	37	32	16
秩次	16	14	4	13	12	8	15	1	11	3	9	10	5	7	6	2
分组	A	A	A	B	A	A	B	B	B	B	B	A	B	B	A	A

相对于完全随机设计，配对设计对于非处理因素的控制更好，能够平衡两组间影响结果的主要非处理因素，增加处理组之间的可比性；但会增加实施的难度，临床试验中研究对象很可能很难找到配对。在配对设计中需要注意防止匹配过度，把不必要的因素作为匹配因素，增加匹配难度，而且降低研究效率。

三、随机区组设计（配伍设计）

随机区组设计（配伍设计）是根据研究对象的某种属性将所有研究对象进行分组，然后按照完全随机分组的方法将组内的所有研究对象分配到各个处理组。这种设计最早应用于小麦产量分析。研究种植品种与小麦产量的关系，而小麦产量与所种植田块也密切相关。因此将每块田地（区组因素）分成若干个小块，每个小块随机分配种植品种（处理因素）。

随机区组设计，即配伍设计，是配对设计的扩展，适用于三组以上研究。这种研究设计同时考虑了区组因素和研究因素；另外通过区组设计把一些已知的非处理因素一致者化为一个区组，再分配到不同处理组，这样提高了不同处理组间的可比性和均衡性，减少实验误差，但同一区组内研究对象必须同质。但因为区组内患者数与处理组数等同，如果有患者信息缺失，在缺失值处理与统计分析时比较复杂。

例6-3：为了研究3种药物的效果，以血糖值为效应指标，以3种不同药物为研究因素，以雌性大鼠为研究对象，评价3种药物的效果。用随机区组设计的方法控制窝别的混杂作用，如何进行操作？

具体实施方法如下：①用6窝大鼠，每窝3只，对6个窝别（block）分别进行编号（从 1 到 6），对同窝的大鼠分别编号为 1，2，3；②可任意指定随机数，但应作为实验档案记录保存（本例 SPSS 23.0 中指定种子数为 100，均匀分布的最大值指定为 10）；③用依次给出的 18 个随机数，每个 block 对应 3 个随机数，每个随机数对应 1 只大鼠；④对随机数每个 block 按照从小到大的顺序排列；⑤在每个 block 中，最小的随机数所对应编号的大鼠为甲组，中间的随机数对应编号的大鼠为乙组，最大随机数所对应编号的大鼠为丙组（结果如表 6-6 所示）。

表 6-6　随机区组分配结果

Block号	1	1	1	2	2	2	3	3	3
编号	1	2	3	1	2	3	1	2	3
随机数	4.96	0.09	9.82	9.40	1.60	9.28	2.98	1.69	9.79
组别	乙	甲	丙	丙	甲	乙	乙	甲	丙
Block号	4	4	4	5	5	5	6	6	6
编号	1	2	3	1	2	3	1	2	3
随机数	6.57	9.32	3.87	3.39	7.18	7.02	7.19	2.61	9.93
组别	乙	丙	甲	甲	丙	乙	乙	甲	丙

四、交叉设计

将两种不同的处理措施作用于两组受试对象一段时间后，再将两种处理措施相互进行交换，最后对结果进行对比分析，如图 6-3 所示。

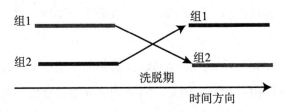

图6-3　交叉设计

受试对象随机分为两组，研究因素有两个水平，研究两个水平作用于受试对象的顺序时应选择交叉设计。试验有四个阶段：①准备期。在这个阶段停止用药，使受试对象进入自然状态。②第一阶段处理期。按照试验顺序，进行处理。③洗脱期。这个阶段的目的是，第一阶段处理后停止一段时间，促使第一阶段处理的效应消失，不影响第二阶段处理效应的观察。④第二阶段处理期。按照试验顺序，进行第二阶段的处理。

交叉设计比较两种处理效应能够摒除处理顺序对于实验结果的影响，这种设计可以进行组间处理方法、同一病人两种处理结果及两种处理顺序的比较。缺点是交叉设计的使用有一定的局限性，适用于处理效应在短时间内能够消失的研究，即处理效应经较短的洗脱期能回到原始的自然状态。另外，这种设计不能用于分析交互作用，主要用于间断性发作或反复发作的疾病。

第四节　研究设计的伦理学原则

按照《赫尔辛基宣言》的要求，凡以人体为研究对象的医学研究，使用的干预措施都必须安全有效，不能造成研究对象的利益损害。中医药科学研究只要以人为研究对象，就涉及医学伦理学问题，研究开始要向研究对象解释研究的目的、意义、实施步骤、研究过程中可能得到的利益和受到的损害。研究要坚持自愿原则，尊重研究对象，如果其同意参与研究，应签署知情同意书，在研究过程中，研究对象享有随时退出研究的权利。总之，任何以人体为研究对象的医学相关科学研究，必须向有关伦理委员会申请，接受伦理委员会的审查，经其审查同意后方可进行研究。在医学研究中，需要遵循以下医学伦理学的基本特征和原则。

一、尊重原则

在医学科学研究中，研究对象享有隐私权、匿名权和保密权。在中医药临床科研活动中，研究者应该尊重研究对象的隐私，不可在未经研究对象允许或违背其意愿的情况下，将其私人信息告知他人。研究者需要在研究初始向研究对象承诺不对任何人公开研究对象的身份或保证不向他人公开研究对象的个人信息，以保障研究对象的隐私权、匿名权和保密权。

二、知情同意原则

中医药临床科研活动中，研究者在研究实施前必须获得研究对象的知情同意，即研究对象已被告知有关研究的所有信息，并且充分理解被告知的信息，具有自主选择同意参与或随时退出研究的权利。知情同意原则是中医药临床科研应遵循的核心原则。

研究对象同意参与研究的决定必须是自觉自愿的，而不是在压力或诱骗下做出的。如果研究对象愿意参与研究，则需要签署知情同意书，研究对象享有具体研究中知情同意书规定的义务和权利。研究者在双方签署知情同意书后，应向每位研究对象提供一份知情同意书的复本。知情同意书的内容一般包括研究目的、研究内容与方法、研究的风险及可能带来的不适、研究的益处、可能得到的补偿、匿名和保密的保证、联系信息、自愿同意、退出研究的权利。

三、有益原则

研究者在研究开展前应该慎重评估研究给研究对象带来的益处和风险，并尽可能地采取措施将风险降低到最低。有益原则要求研究者应该使研究对象免于遭受不适或伤害。

中医药研究中益处的评估可以是直接的、显而易见的益处，也可以是隐性的、长远的益处。如中医药临床治疗研究中，相关疾病的治疗措施、技术的改进，可以对个体健康产生积极的影响，即研究对象可能从干预措施中直接获得益处。另外，通过治疗措施、技术的改进，可以使相关知识得到发展，最终促进中医药发展和社会的进步。研究对象在参与研究过程中，还能加深对自身的了解，获得中医药相关知识，扩大研究对象及其家庭成员对健康的理解。

中医药临床科研活动与其他医疗实践一样，可能会给研究对象带来生理的、心理的、社会的或经济的损失及其他可能发生的伤害。因此，研究者必须谨慎评估研究对象由于参与研究所经受或可能经受的风险类型、风险的程度和风险数量。研究中的风险与研究目的、研究方法和研究内容密切相关，它可能是在研究中实际存在的，也有可能是潜在的；可能很小，甚至没有，也可能很大，造成永久伤害；可能只是对研究对象个人有影响，也可能对研究对象的家庭和社会有影响。研究者必须评估研究中可能存在的风险，在研究过程中保护研究对象的权利，即对研究对象"不伤害"和"有利"应是医疗科研人员的义务。不伤害原则包括不允许有意地伤害和存在任何伤害的危险；有益原则则是不伤害原则的高级形式，即不仅应当避免伤害研究对象，而且应当促进其健康、完满与福利。

四、公正平等原则

公正平等原则是指研究对象享有得到公平治疗的权利，在研究中包括公平选择研究对象和公平对待研究对象两个方面的内容。

中医药临床科研活动中，对于选择研究对象，研究者不能因为社会、文化、种族和性别的原因，导致研究对象选择上的不公平。研究者应根据研究目的，只要符合纳入标准，不管男女性别、年龄差异、职务大小、地位高低等，均应随机抽取，并随机分配到试验组和对照组；研究者应公平对待所有研究对象，一视同仁，不能利用自己在临床科研活动中的主动地位，随意支配或操纵研究对象，如研究者希望自己所熟识的研究对象可以获得试验组或对照组的某些益处，随意调换研究对象的组别等。另外，研究者和研究对象，在人格上是平等的，在中医药临床科研活动中，研究者不得歧视任何研究对象。

第七章　中医临床科研数据收集处理方法

第一节　数据的采集

大家不要看到"数据收集"这个貌似很专业的词汇就被吓到，其实它包括一些很常见的方法，我们每个人都可能经历过。比如说问卷调查，这个相信大家都很熟悉。所谓问卷调查，就是据这次调查的目的，设计有关问题，制定能达到调查目的的问卷，通过网络、电话或面对面等形式进行调查，然后把问卷回收，再导出特定的信息。

采集数据的方式有很多，常见的如观察性研究中的问卷调查、查阅相关资料、典型调查、生态学研究、实验研究。针对同一目的有不同的数据收集方式，具体收集什么样的资料就要看你采用什么样的调查方式和调查对象是什么。中医统计数据的收集方法主要包括以下几种：

一、统计报表

中医统计年报资料和数字是统计报表的一种，这是国家规定的报表，由国家统一设计，要求有关医疗机构定期逐级上报，能综合反映中国中医药工作各方面情况、进展、成就的史料性工具书。收集这些常规统计资料，进行分析并得出结论，为制定中医制定政策、计划，检查计划执行情况，考核经济效益，进行工作评定等提供理论依据。报表要做到完整、准确、及时。

二、经常性工作记录

经常性工作记录有住院的病历资料、卫生监测、监督记录、健康体检记录等。要做到登记得完整、准确。病历是医疗工作的重要记录，分析时应注意其局限性。

三、二次研究

二次研究是指对一系列的原始研究结果进行再次研究、综合和创新，常常通过查阅、阅读、收集历史和现实的各种资料，如期刊、报纸、广播、电视及互联网等得到的资料，并经过甄别、统计分析得到调查者想要得到的各类资料的一种调查方法。在医学研究中常用的是 Meta 分析，现对其做简单介绍。

（一）Meta 分析的含义

对同一研究目的或项目的许多研究，其结果和研究者的研究设计方案类型、调查对象选择、样本量大小、观察指标的选择、是否随机和统计方法等方面有关，这些因素可能最终导致研究结果并不完全一致，也影响最终的综合结论。Meta 分析实质上就是汇总相同研究目的的多项研究结果，再用定量合成的方法对多个独立研究的结果实行统计学处理，最终得出综合结论的一系列过程。

（二）Meta 分析的基本步骤

1. 制订研究计划

首先通过查阅大量文献而提出 Meta 分析所解决的问题。Meta 分析课题的研究计划包括为什么要做此项研究即研究目的、背景资料、检索文献方法及策略、收集与分析数据、结果解释、报告撰写等。

2. 确定检索策略和检索范围

系统、全面、广泛地检索与研究主题相关文献，围绕研究问题，确定相应的检索词及其之间的搭配关系。

3. 确定纳入和排除文献的标准

文献纳入与排除标准时应考虑研究对象、设计方案、样本量的大小、是否随机、主要的结局变量、观察年限、文献发表的年份、具体实施时间及地点、质量控制措施及语种等，从检索出的文献剔除不符合要求的文献，筛选出合乎要求的文献。

4. 提取和选择纳入研究的数据信息进行汇总

Meta 分析采用的数据信息一般包括基本信息、包括原文的结果数据、图表等。

5. 纳入文献的质量评估和特征描述

主要考察各个研究是否存在差异及其影响程度。质量的高低可用量表、权重、评分系统或专家评定。

6.统计学处理

统计学处理包括：明确变量类型，选择恰当的结局指标；变量类型不同决定了效应量表达方式不同；各研究做同质性检验，据同质性检验结果选择适合的统计分析模型；效应合并值的参数估计与假设检验；效应合并值参数估计的图示。

7.敏感性分析

敏感性分析是处理异质性常用方法之一，敏感性分析主要了解 Meta 分析结论的稳定性，通过比较选择不同统计模型、剔除质量较差的文献前后、文献进行分层的前后和纳入、剔除标准的改变前后结论的差异。

8.结果的解释、得出结论及评价

结论包括异质性检验、对具有同质的研究合并效应及效应值的影响、亚组和敏感性分析、对各种偏倚的识别与控制和 Meta 分析结果的实际意义。

（三）Meta 分析的统计方法

Meta 分析的统计方法据不同变量类型及其合并效应量模型选择不同；不论是分类变量还是数据变量，效应量模型包括固定效应模型和随机效应模型。固定效应模型假设各独立研究来自同一总体的样本，各研究的效应值具有同质性；各研究间的差异是由抽样误差造成，不同研究间的参差不齐程度较小，个体研究内部的方差与另一项个体研究内部的方差相等（方差齐性）。随机效应模型假定各项研究来自不同的总体；研究间的参差不齐程度较大，既包括各项研究内部的方差，也包括个体研究间的方差；各项研究有其对应的总体参数，Meta 分析的合并效应值是多个不同总体参数的加权平均。

在选择 Meta 分析的统计模型时，首先要对各研究作异质性检验（heterogeneity test），若检验结果不拒绝 H_0，即各研究间的差异没有统计学意义，可采用固定效应模型，其主要统计方法包括 Peto 法、Mantel-Haenszel 法等；若拒绝 H_0，则认为研究间存在不同质，应采用随机效应模型，其统计方法主要是 DerSimonian-Laird 法。应用 Meta 分析对纳入研究的文献数据进行统计处理时，首先要明确变量的类型及结局变量，然后对待合并的多个研究进行异质性检验，选择适宜的统计分析模型。

1.数据变量资料的 Meta 分析方法

数据变量资料进行 Meta 分析可选择 SMD 或 MD 作为效应变量。根据研究间的异质性检验的结果，选择不同的统计分析模型。如果异质性检验接受 H_0，选用固定效应模型，应采用 inverse variance；如果异质性检验拒绝 H_0，选用随机效应模型，应采用 DerSimonian-Laird 法等。

2. 分类变量的 Meta 分析方法

对于分类变量资料，可选的效应量指标可以是 OR、RD 等。通过异质性检验，若研究间的异性检验接受 H_0，则选择固定效应模型，应采用统计方法是 Peto、Mantel-Hanensezl 法等；相反，选择随机效应模型，应采用统计方法是 DerSimonian -Laird 法。

（四）Meta 分析中的偏倚

研究中常见的偏倚有信息偏倚、选择偏倚和混杂性偏倚。

在 Meta 分析中常出现的偏倚是信息偏倚中的发表偏倚，有统计学意义的研究结果较无统计学意义发表的机会更大。控制发表偏倚的方法是尽最大可能收集全面、广泛全部文献，识别发表偏倚方法包括漏斗图分析、线性回归法、秩相关检验法和失安全系数法。

Meta 分析主要应用于病因学研究中因果联系的强度与特异性；各种干预措施效果的程度、特异性及卫生经济学问题；对卫生策略的效果评价。

Meta 分析最大优势是提高统计学把握度；解决单项研究间的结果不一致性；改善对效应量的估计；解决既往单项研究尚未明确的新问题。

第二节　数据的存储

数据存储与分析软件很多，如 SAS、SPSS、EXCLE、STATA、EPINFOR、R 等，我们主要介绍 SPSS 统计分析软件数据存储和统计分析。

一、SPSS统计分析软件简介

SPSS 是英文曾用名 Statistical Package for the Social Science（社会科学统计软件包）的缩写，随着版本的不断更新，现用全称为 Statistical Product and Service Solutions（统计产品和服务解决方案）的缩写。早期的 SPSS 统计分析软件包是在 DOS 系统下运行的 SPSS/PC 版本，自 20 世纪 90 年代以来，SPSS 公司不断推出了在 Windows 环境下运行的 SPSS for Windows 系列版本。从 SPSS 6.0 版到目前的 23.0 版，软件包的统计分析功能得到不断完善和扩展。由于其无须编写程序，各种统计分析方法都可以在 Windows 下通过"菜单""对话框"使用鼠标来操作，并且有界面简洁、适用性广泛、可操作性强和在线帮助功能强大等特点，而成为当今世界深受用户欢迎的统计应用软件之一。

具体来说，SPSS for Windows 具有以下特点：①有强大专业的统计分析功能，即有经典的统计分析，也可以进行最新统计方法分析。②数据储存和管理能力强大。数据编辑窗口类似 EXCLE 电子表格，可以直接定义输入、显示、编辑数据。系统有丰富的内部函数、便于进行数据转换。SPSS 可以直接读取大多数常用软件的数据文件。③图表功能得到进一步扩展，输出美观、组织合理。能够轻松输出各种统计图表，提高了图表的输出质量（提高了交互图形和 Logistic 回归与 Cox 回归图表的编辑及打印输出质量），使 SPSS 的功能更为强大。④多文件操作功能（可在桌面上同时打开多个 SPSS 数据库文件，从而大大提高了工作效率）。除此之外，SPSS for Windows 还有很好的联机帮助系统，以及良好的电子文档发布能力。

二、SPSS for Windows主要功能与窗口

（一）SPSS 主要功能

SPSS 软件主要由 4 个部分组成：帮助与自学指导部分、数据管理部分、统计分析和图形处理部分，见表 7-1。每一部分又由多个功能模块构成，在学习使用 SPSS 之前，概括地了解它的各个基本组成部分，对于今后的学习无疑大有裨益。

表 7-1　SPSS for Windows 的基本组成

组成部分	主　要　内　容
帮助与自学指导	包括目录与索引、自学辅导、统计指导和在线帮助
数据管理	包括文件操作、文件编辑、数据管理与编辑和数据转换
统计分析	包括统计报表、描述性统计分析、均数比较、一般线性模型、相关分析、回归分析、对数线性分析、分类分析、数据简化分析、尺度分析、非参数检验、生存分析和多重响应分析
图形处理	包括交汇绘图、条图、线图和区域图等17种常用分析图形

（二）SPSS for Windows 的主要窗口

初次安装SPSS软件后，打开SPSS软件会弹出如图7-1所示的窗口。

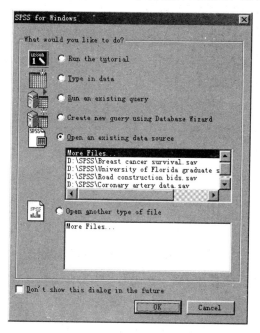

图7-1 工作内容选择对话框

可选择上述内容之一单击 OK 后运行，也可不作选择而单击 Cancel 按钮后直接进入 SPSS 的数据编辑窗口（见图 7-2）。

（三）SPSS 的主要操作界面

SPSS 系统主要有两种操作方式，即完全菜单运行管理方式和程序运行管理方式。两种运行方式均可完成预期任务，但各有所长。由于菜单运行方式直观而容易掌握，故多为初学者所采用。

数据编辑主窗口（Data Editor）

当正常启动 SPSS 后，屏幕首先显示标题及版本画面，然后出现上述工作内容选择对话框。如果用户不在此对话框内做出选择而按 Cancel 按钮，则直接进入数据编辑窗口（见图 7-2）。利用此窗口下拉菜单中的各种命令组合，即可执行数据库的建立、编辑、数据统计处理、图表制作及输出打印等各项操作。

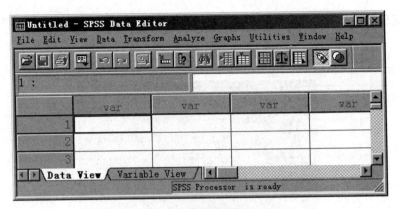

图7-2 数据编辑窗口

该窗口主要由三部分构成：

（1）主菜单：由 10 个下拉式菜单组成，每一个下拉式菜单包含有多个子命令或二级菜单。

（2）功能图标按钮：该窗口共计设有 17 个功能图标按钮，利用这些功能图标，使文件操作更为简捷明了。运用 View 下拉式菜单中的 Toolbars 命令，可选择和编辑功能图标按钮的设置。

（3）数据库的数据表：在数据编辑窗口的下部是数据库的数据表卡片（Data View）和变量编辑表卡片（Variable View）。在数据表中，横向第一行是变量名，左侧纵向第一列是个案（Case）的编号。在变量编辑表中，横向第一行是变量的各种属性，左侧纵向第一列是各个变量的编号。

（四）数据库的建立

启动 SPSS 后，屏幕即显示数据库的编辑窗口，又称为数据编辑器（Data Editor），见图 7-2。数据库及文件的建立与编辑等项工作均可在此进行。

1. 数据库的构成

SPSS 数据库是由记录数据常量和变量所构成的数据文件，建立数据库时需要对数据的类型和变量的性质等内容进行正确的定义，以便系统能够准确地统计处理。

2. 数据类型

在建立数据库之前必须明确数据库中常量的数据类型，即数据库个案中的各个数值分别属于何种数据类型。通常在 SPSS 下数据库中的数据可分为数值型、字符型和日期型三种基本类型。建立数据库时，要明确定义变量类型，确定正确的数据类型才可对数据分别进行数学或逻辑运算。

例如，在新生入学体检结果中，某条个案每个变量的数据类型各有不同（见表7-2）。在进行统计分析时，正确地设定变量的数据类型，再根据变量类型的不同而选用适宜的统计方法，具有十分重要的意义。

表7-2 某个案的新生入学体检结果

变量	变量值	变量类型	说明
编号	26	数值型	可为字符型
姓名	王晓伟	字符型	
年龄	35	数值型	
出生日期	65/06/20	日期型	年年/月月/日日
性别	1	字符型	1-男；2-女
身高（cm）	178	数值型	
体重（kg）	67	数值型	
…	…	…	…

3. 变量的属性

建立数据库时，首先应对数据库中的各个变量进行命名和定义，即根据数据库数据常量的数据类型、显示宽度、小数位数、缺省值和标签等来规定变量的属性。

（1）变量名（Variable Name）：变量名可选用除"？""-""！"和"*"以外的任意字母、字符或汉字，但变量名的字首须为字母或汉字，字尾不能是"."或"_"。选用的变量全名不能与 SPSS 系统保留字相同，如：ALL、AND、BY、EQ、EG、GT、LE、LT、NE、NOT、OR、TO 和 WITH。

（2）变量类型（Variable Type）：变量类型的确定取决于具体的数据类型，即数值型、日期型和字符型等。其中，数值型、日期型和美元符号数值型又分为多型（见图7-3、表7-3）。

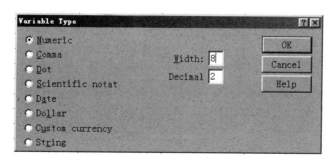

图7-3 变量类型

表7-3 常用变量类型

变量类型		说明
数值型Numeric	常用数值型Numeric	
	逗号数值型Comma	用逗号分隔数字
	圆点数值型Dot	用圆点分隔数字
	科学计数Scientific Rotation	
	美元数值型Dollar	数字加一"$"符号
日期型Data	mm/dd/yy	月月/日日/年年
	mm/dd/yyyy	月月/日日/年年年年
	dd.mm.yy	日日/月月/年年
	dd-mmm-yyyy hh：mm	日日/月月月/年年年年 时时：分分
	…	
字符型String		大小写字母意义不同
自定义型Custom Currency	CCA	共有五种模式
	CCB	可利用Edit菜单中Option的Data卡进行定义
	CCC	
	…	

（3）变量宽度（Width）：变量宽度即为显示变量名时所占的字节数。系统默认宽度为8个字符。

（4）小数位数（Decimals）：系统默认小数位数为2。

（5）变量标签（Variable Lable）：当变量名较为复杂时，可用字符或文字加以说明。当光标指向该变量时，文字说明即以标签的方式自动显现出来。

（6）变量值标签（Values Lable）：如果各变量的取值是有限可取时，可用字符或文字对特定的变量值加上标签，以进一步解释该变量的变量值，如表7-4所示。

表7-4 变量标签与变量值标签

变量名	变量标签	变量值	变量值标签
Sex	性别	1	Male
		2	Female
Age	年龄	1	<15
		2	15~29
		3	30~49
		4	≥50

（7）缺省值（Missing Values）：在建立数据库时，经常会遇到部分变量值没有数据、数据丢失或数据逻辑性失真等情况。这些变量值因无法录入数据库而成为缺省值，SPSS 系统对于缺省值的默认方式表示为空格。通过利用变量缺省值定义属性，可对缺省值进行定义。各变量的缺省值经过有效地定义以后，才能够对数据库进行更为精确地统计处理。

（五）建立数据库实例

建立数据库是利用 SPSS 系统进行数据统计处理过程的第一步，也是充分发挥该软件包优异功能的重要环节。下面，结合一个有关某大学大学生入学登记的实际例证，讲解建立"新生入学登记 .sav"数据库的各个过程。

1. 数据准备

在建立数据库之前，首先应初步计划出一个拟建数据库的规模和格式（如总记录例数、分组情况、变量数及变量名等）。对所获得的数据资料也应先进行初步整理，如对记录中的每一个变量值进行规范化处理，对可疑值和缺省值核实确定之后，再开始建立数据库。表 7-5 所示为某大学新生入学登记资料的拟建立数据库的格式。

表 7-5　新生入学登记表

编号	姓名	性别	出生日期（mm/dd/yy）	专业	籍贯	身高（cm）	体重（kg）	视力
1	王海卫	男	06/17/65	2	辽宁	184.3	83.25	120
2	张丽影	女	12/25/68	1	甘肃	365.5	58.34	80
3	刘余玲	?	07/11/69	3	浙江	159.5	49.55	130
4	余利山	男	10/04/68	4	福建	?	60.64	130
5	万 枫	女	12/17/68	3	福建	165.6	60.25	145
6	佘玲玲	女	01/25/68	3	江苏	170.5	65.30	90
7	刘 青	男	03/11/69	1	广西	182.1	81.36	85
8	?	男	10/04/68	4	四川	178.5	76.42	70
9	萧 挺	男	12/01/65	3	云南	177.6	75.55	110
10	赵雨情	女	10/25/67	2	云南	171.0	76.20	90
11	关小刚	男	07/29/69	2	广东	184.2	87.51	120
12	赵 倩	女	05/04/68	4	辽宁	159.8	51.29	120
13	李晶晶	女	06/19/65	1	山东	166.6	58.83	60
14	韩宁之	男	12/25/68	1	山东	176.5	77.85	85
15	钱威畅	男	08/21/69	2	河南	179.0	69.40	140
…	…	…	…	…	…	…	…	…

2. 建立新数据库文件

启动 SPSS 系统，进入的工作内容选择对话框，选择 [⊙ Type in data]（输入数据）后按 OK 按钮；或选择 Cancel 按钮，直接进入 [SPSS Data Editor] 窗口（见图7-1），建立新的数据库文件。

3. 定义变量（Define Variable）

用数据编辑窗口下部的卡片标签打开 Variable View（变量编辑）表（见图7-4），通过该表可建立新的变量或对变量的属性进行编辑定义。变量编辑表中的横标目为数据库变量的属性，纵标目为每个变量的序号。表7-6所示为拟建的"新生入学登记.sav"数据库中变量所应具有的属性，依次对各变量进行定义以后即可构成数据库的基本结构。

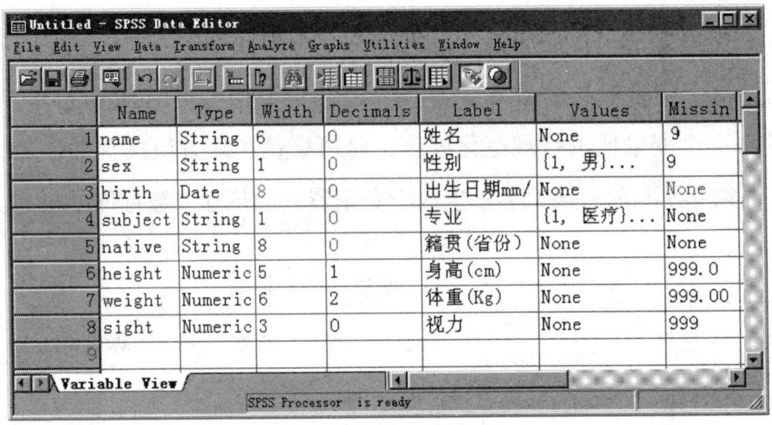

图7-4　变量编辑表

表 7-6　某大学新生入学登记表的变量属性

指标	变量名 Name	变量类型 Type	宽度 Width	小数位数 Decimals	变量标签 Label	缺省值 Missing	变量值标签 Values
编号	No	数值型 Numeric	4		编号		
姓名	Name	字符型 String	6		姓名	9	9–缺省值
性别	Gender	字符型 String	1		性别	9	1–男；2–女
出生日期	Birth	日期型 Date	8		出生日期 mm/dd/yy		
专业	Subject	字符型 String	1		专业（系）		1–医疗 2–口腔 3–中医 4–卫生

续表

指标	变量名 Name	变量类型 Type	宽度 Width	小数位数 Decimals	变量标签 Label	缺省值 Missing	变量值标签 Values
籍贯	Native	字符型 String	8		籍贯（省份）		
身高	Height	数值型 Numeric	5	1	身高（cm）	999	999-缺省值
体重	Weight	数值型 Numeric	6	2	体重（kg）	999	
视力	Sight	数值型 Numeric	3		视力	999	

（1）变量名（Name）：例如，定义"姓名"变量时，在变量表第一行的 Name 栏下输入"姓名"变量的变量名。为了以后的统计操作方便，变量名多选用较短的字符或其英文缩写，通常不用汉字，比如在此选用"Name"。

（2）变量类型（Type）：点击 Type 栏下空格中的"…"按钮，定义变量的类型（见图 7-5），SPSS 系统共提供了 8 种变量类型（见表 7-7）。由于姓名的变量值通常为汉字，因而将其定义为字符型变量，其变量值宽度为 6，即宽度为 6。如果是数据型变量，则应输入包括小数点在内的字符数。

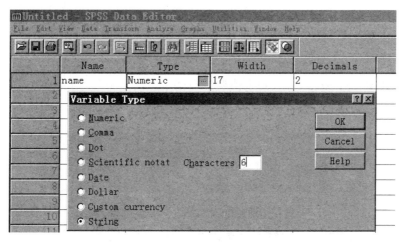

图7-5　定义变量的数值类型

表 7-7　变量类型表

变量类型	输入方式	系统默认宽度	默认小数位数	显示方式
Numeric标准数值型	数值9999.99	8	2	9999.99
Comma逗点数值型	数值9999.99	8	2	9，999.99
Dot逗点作小数点型	数值9999，99	8	2	9.999，99
Scientific notation 科学记数法	数值9999.99	8	2	1.0E+04
Date日期型	日期（多种选择之一）05.25.2001 或05/25/2001			05/25/2001
Dollar美元符号型	美元数额9999.99	8	2	$9999.99
Custom currency 用户定义型	用户自定义			
String字符型	字符串：9999元9角9分	8		9999元9角9分

（3）小数位数（Decimals）：当变量为数据型时，在此栏下输入小数点后保留的小数位数。如果是其他变量类型，则该项缺省。

（4）变量标签（Label）：在变量标签栏下输入"姓名"标签或其他说明变量的标签内容。由于变量名多用字符表示而且通常比较简略，因而用汉字进行进一步的描述将便于统计操作。

（5）缺省值（Missing）：在缺省值栏下空格中点击"…"，则屏幕显示缺省值对话框 Missing Values（见图 7-6）。

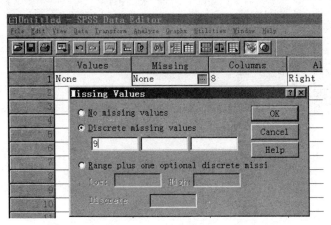

图7-6　缺省值对话框

在图 7-6 对话框中有 3 个选择项：

◌ No missing values（无缺省值）：不设定缺省值，此项为系统的默认状态。

◌ Discrete missing values（离散型缺省值）：可确定 1~3 个明确的缺省值，当有这 3 个数值中的任何 1 个出现时，系统均视其为缺省值。

◌ Range plus one optional discrete missing values（范围加一个离散值的缺省值）：可将一定范围内的数值设定为缺省值，并同时再设定一个确定的缺省值。如 Low 参数填 "6"，High 参数填 "9"，Discrete 参数填 "3"，则该变量的缺省值为 "6-10" 和 "3"，共有 6 个数值被设定为缺省值。

（6）变量值标签（Values）：如需要对变量值的内容加以提示说明，则点击 [Values] 下空格中的 "…"，利用变量值标签窗口（Value Labels）填写标签。

例如，在本例中为 "性别" 变量值加标签，变量值 "1" 加标签注解为 "男"；"2" 加标签注解为 "女"（见图 7-7）。在第一行 [Value] 框中填欲说明的变量值（在此例中为 "1"），在第二个 Value 框中填入标签内容（在此例中为 "男"），按 Add 按钮确认。然后重复操作，为要说明的各个变量值加标签。最后单击 OK 按钮完成操作。

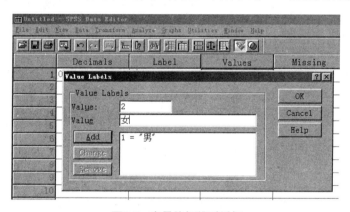

图7-7 变量值标签对话框

（7）列宽度（Column）：根据变量值字符数填入适宜的数字，以定义显示的列宽度。

（8）对齐方式（Align）：该属性有右对齐和中间对齐两种选择方式，以确定所定义变量列的显示格式。

（9）测度类型（Measurement）：选择适当的测度方式，以决定在作图时系统采用的刻度格式，有三种测度方式可供选择：

①等间隔测度变量（Scale）：如身高、体重等数值型变量。

②顺序变量（Ordinal）：如班级、名次等数值型或字符型变量。

③标称变量（Nominal）：可用于数值型或字符型变量。

4. 数据库文件的命名与存储

对每个变量进行上述属性定义之后，数据库的基本构架即已形成，下一步便可录入数据。但在数据录入之前最好先为建立的数据库命名并保存数据库内容，以防丢失。选择 File 下拉菜单中的 [Save...] 或 [Save as...] 命令，屏幕显示存盘对话框（见图7-8）。在该对话框中选择欲存数据库的路径和数据库文件名（如本例为"新生入学登记 .sav"），然后按"保存"按钮确认。

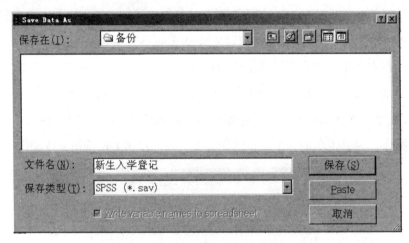

图7-8　数据库存盘对话框

5. 数据录入

当完成变量定义以后，点击数据卡片标签返回数据编辑的数据表窗口。屏幕显示二维数据表格，横向第一行为已输入的变量名，纵向左侧第一栏为个案序号，其间为数据单元格，每一个单元格在表格中的位置均由个案和变量所构成的二维坐标所限定。在单元格中录入数据的方式有 3 种：

（1）用鼠标点击欲输入数据的单元格，则该单元格被激活（以加黑框的方式表示），在激活的单元格内键入应填的数据，然后用回车键确认。此时，该格下方的单元格也被激活，也可在键入数据后，直接用鼠标点击下一个单元格，则在键入的数据被确认的同时也激活了下一个单元格。

（2）用光标移动键（↑、↓、←和→）、Tab 键和 Shift+Tab 组合键在二维表格中移动加黑框的单元格至表格中指定位置，然后键入数据。当再次移动加黑框的单元格时，已键入的数据被确认的同时下一单元格被激活。

（3）设置输入数据后自动激活单元格的方式，即按变量定义要求在单元格填满数据后，光标自动进入并激活下一个单元格。在 [Utilities] 下拉菜单中点击 [Auto New Case] 命令，使其前端出现“√”符号，此项功能即已启动。

录入数据时应注意键入的数据与定义的变量类型相一致。在数值型变量中只能键入数字，字符型变量中既可录入数字又可录入字符，但录入的数字仅被视为字符串而不能进行算术运算。

在录入数据的同时，应按照变量缺省值定义的要求将缺省值代码尽量录入。例如本例第 4 个个案缺少身高变量值，则应按照定义缺省值时的要求，键入“999”代码以示缺省。第 3 个个案的性别和第 8 个个案的姓名不详，则应在相应的单元格键入“9”以示缺省。逐一录入全部个案的变量值并及时存盘之后，基本的数据库建立工作即告完成（见图 7-9）。然后，可根据需要对数据库进行编辑整理，以满足统计需求。

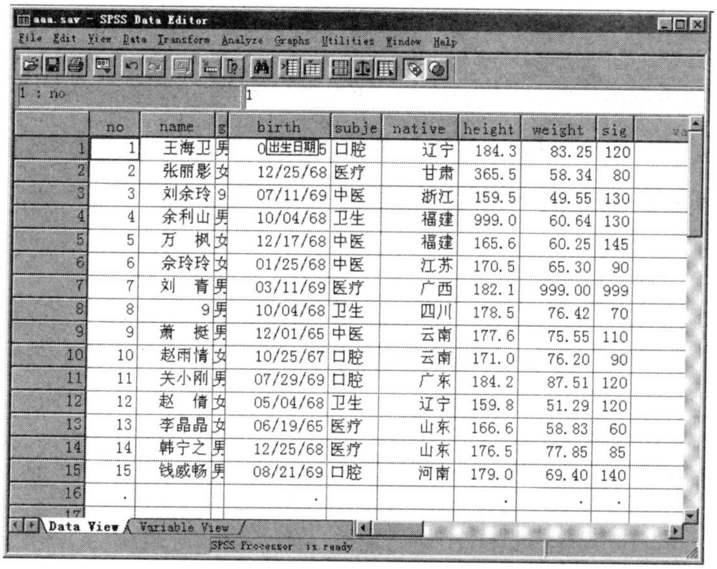

	no	name	g	birth	subje	native	height	weight	sig
1	1	王海卫	男	0出生日期5	口腔	辽宁	184.3	83.25	120
2	2	张丽影	女	12/25/68	医疗	甘肃	365.5	58.34	80
3	3	刘余玲	9	07/11/69	中医	浙江	159.5	49.55	130
4	4	余利山	男	10/04/68	卫生	福建	999.0	60.64	130
5	5	万　枫	女	12/17/68	中医	福建	165.6	60.25	145
6	6	佘玲玲	女	01/25/68	中医	江苏	170.5	65.30	90
7	7	刘　青	男	03/11/69	医疗	广西	182.1	999.00	999
8	8	9	男	10/04/68	卫生	四川	178.5	76.42	70
9	9	萧　挺	男	12/01/65	中医	云南	177.6	75.55	110
10	10	赵雨情	女	10/25/67	口腔	云南	171.0	76.20	90
11	11	关小刚	男	07/29/69	口腔	广东	184.2	87.51	120
12	12	赵　倩	女	05/04/68	卫生	辽宁	159.8	51.29	120
13	13	李晶晶	女	06/19/65	医疗	山东	166.6	58.83	60
14	14	韩宁之	男	12/25/68	医疗	山东	176.5	77.85	85
15	15	钱威畅	男	08/21/69	口腔	河南	179.0	69.40	140
16	.			.			.	.	.

图7-9 “新生入学登记.sav”数据库

第三节 数据编辑与整理

对于新建立的数据库，根据具体要求的不同，对数据库进行编辑整理是保证分析结果正确的必要前提。

一、数据库编辑与整理

（一）数据的修改

在实际工作中，难免会出现数据的填写错误或遗漏，在找到错误或遗漏所在的单元格之后，激活该单元格，删除错误数据并键入正确数据即完成了该数据的修改。

例如，在已建立的"新生入学登记.sav"中，第2个个案的身高变量值不是"365.5cm"而是"165.5cm"，修改时只需用鼠标激活该单元格，删除"365.5"后键入"165.5"即可。或者，按住左键移动鼠标激活一个或多个单元格（使底色变黑），用[Copy]命令（或击[Control+C]键）和[Past]命令（或击[Control+V]键）将单元格内容粘贴所需部位。

（二）查找数据（指针定位）

在对较大的数据库进行统计处理时，如果要找到某一特定的个案或变量值（即将光标定位于某一特定的单元格），由于屏幕的显示范围所限，反复翻动页面寻找比较费力费时，这时可用系统命令进行查找和定位。

1.查找个案

在 Data 下拉菜单中点击 [Go to Case] 命令（或点击██功能图标），打开 [Go To Case] 对话框（见图7-10）。在 [Case Number] 窗口中填入欲查找的个案序号"55"，则屏幕数据表的第一行显示所查询的第55条个案。

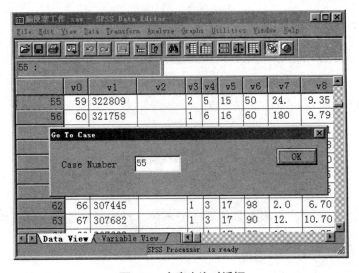

图7-10　个案查询对话框

2.查找变量值

先将光标移至欲查询的变量值所在的列，然后在 [Edit] 下拉菜单中点击 [Find] 命令（或点击查找变量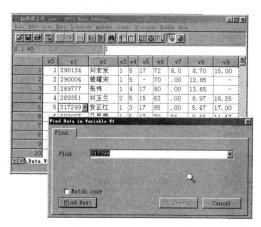功能图标），屏幕显示 [Find Data] 对话框（见图 7-11）。在 [Find] 框中键入所欲查找的变量值，点击 Find Next 按钮，则屏幕显示找到的变量值单元格，并用加黑框表示。

该方法同样适用于查找字符型和日期型变量，但输入的内容必须与欲查找的变量值完全一致。

图7-11　查找变量对话框

（三）插入与删除变量

1.插入新变量

（1）先将光标移至欲插入列上的任一单元格，点击 [Edit] 下拉菜单中的 [Insert Variable] 命令（或单击功能图标），则在数据表中选定位置上插入了一个新的变量，名为 "Var0001"（变量名代码，其中数字为插入变量的序号），其他变量的顺序后移。用户可对该新建变量进行命名和定义。

（2）在 SPSS 10.0 中，也可用变量编辑表插入新变量。打开变量编辑表卡片（见图 7-4），点击选定插入部位的变量序号，激活该行，然后点击 [Edit] 下拉菜单中的 [Insert Variable] 命令（或单击功能图标）。则在数据表中选定位置上插入了一个新的变量。

2.删除变量

（1）单击欲删除变量的变量名，激活该变量列（反相显示），点击 [Cut] 命令（暂时消除）或 [Clear] 命令（永久消除），或敲击 [Delete] 键，则该变量已被消除。如果选择 [Cut] 命令删除，还可用 [Paste] 命令恢复于指定部位。

（2）在 SPSS 中，也可用变量编辑表删除变量。打开变量编辑表卡片（见图 7-4），点击欲删除的变量序号，激活该行，然后点击 [Edit] 下拉菜单中的 [Cut] 命令或敲击 [Delete] 键，则在数据表中选定的变量已被删除。

（四）个案的插入与删除

1. 新个案的插入

将光标移至欲插入个案位置的下一行的任意单元格，单击 [Edit] 下拉菜单中的 [Insert Case] 命令（或点击■功能光标），则在所选位置出现一空行并自动排定记录序号。输入各变量值后，即建立了一个新的个案。

2. 个案的删除

单击欲删除个案的序号，激活该行。单击 [Edit → Cut] 命令（或敲击 Delete 键），则该个案被删除，并且个案序号重新排定。如果选用 [Cut] 命令删除的个案，由于该记录还储存在粘贴板上，因而还可用 [Paste] 命令将个案恢复于指定的空个案部位。

（五）变量与个案的移动

当需要重新排定一个或数个变量在数据表中的位置，或重新排定个案的顺序时，可用系统粘贴板的组合命令进行操作。

1. 激活欲移动的内容

将光标移至欲移动的变量（或个案）的变量名（或序号）上，按住鼠标左键，拖拽鼠标直至选中全部欲移动的内容。此时选中的内容被激活，呈反相显示。

2. 复制和剪切激活的内容

单击 [Edit → Copy] 命令，将移动内容储存于剪贴板上。然后单击 [Edit → Cut] 命令（或敲击 [Delete] 键），删除原位的欲移动内容。

3. 复制欲移动内容到指定位置

首先，在指定位置插入与欲移动内容同样列数（或行数）的空变量（或空行数），并将该部分激活（反相显示），然后单击 [Edit → Paste] 命令（或 [Control+V] 组合键），则欲移动内将容粘贴于指定部位。

（六）变量值的计算变换（Transform）

1. 计算变换原有变量值

利用该功能可按对话框中指定的计算程序对选定的变量值进行计算和变换。例如，将"新生入学登记 .sav"中专业（Subject）变量中"医疗"专业的代码由"1"转变成

"5"，操作步骤如下：

（1）单击 [Transform → Compute Variable] 命令，屏幕显示计算变量对话框（Compute Variable），见图 7-12。

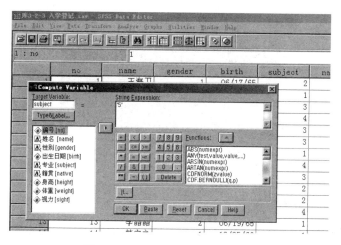

图7-12　Compute Variable对话框

（2）在目标变量框（Target Variable）中输入变量名"Subject"。在 [String Expression] 框中输入 " '5' "，由于该变量为字符型变量，故变量值应用单引号括起来。也可利用下面的计算板和数十种函数在框中构成计算程式表达式，计算程式中可包括已经存在的各变量。

（3）单击条件表达式 If... 按钮，屏幕显示条件表达式对话框（If Cases），见图 7-13。先选择"满足假设条件" [○ Include if case satisfies condition] 选项，然后用▶按钮将左侧源变量框中的"Subject"变量移入表达式框中，键入或用鼠标选入表达式"Subject = '1' "，按 Continue 按钮，回到 [Compute Variable] 对话框。

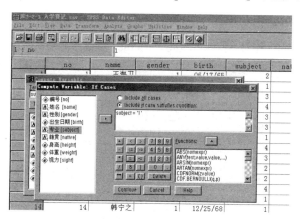

图7-13　If Cases对话框

（4）单击对话框中的 OK 按钮确认后，屏幕显示提问对话框（见图7-14），提请注意原变量值将被变换，再次予以确认后完成变量值变换操作。此时数据库中"Subject"变量中所有为"1"的变量值均变换为"5"。注意，应将变换后的变量值重新加注标签。

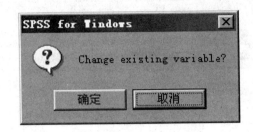

图7-14　提问对话框

2.用原有变量建立新变量

进行数据库统计分析时，经常需要对原有的一个或多个变量（多为原始数据）进行整理计算而归纳出新的变量。在 SPSS 系统中，这种计算过程和新变量的建立过程可通过 [Compute Variable] 对话框一次完成。

例如，"新生入学登记 .sav"中包含有体重（Weight）和身高（Height）两个变量，据此可计算出体重指数（BMI），BMI 作为一个新变量在评价发育状况时具有特殊价值。BMI 的计算公式为 $BMI=Weight/Height^2$。因而，可利用原有的变量 Weight 和 Height 建立出新变量 BMI。

（1）打开"新生入学登记 .sav"数据库，单击 [Transform → Compute Variable] 命令，显示 [Compute Variable] 对话框。

（2）在 [Target Variable] 框中键入新变量名 BMI，然后点击 Type&Lable... 按钮，显示 [Type and Lable] 对话框（见图 7-15），定义数据类型为数值型，变量名标签为"体重指数"。单击 Continue 键返回 [Compute Variable] 对话框。

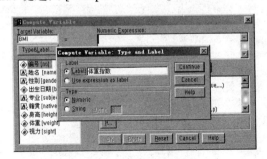

图7-15　**Type and label对话框**

（3）在 [Compute Variable] 对话框中的 [Number Expression] 框中键入计算 BMI 的表达式：Weight/（（Height/100）**2）。表达式中的变量名可由对话框左侧的源变量框中选入，运算符号和函数等可在其下部的计算盘中选入（见图 7-16）。

（4）点击 If⋯按钮，显示 [If Cases] 对话框（见图 7-16）。如果需对所有的个案进行计算，则选择 [◯ Include all cases] 选项（系统默认）；如果希望仅计算满足给定的条件表达式的变量，则选择 [◯ Include if case satisfied condition] 选项。在此例中设定条件表达式为：Weight>0 & Height>0，即只有在体重与身高值均大于零时，才为新变量赋值。

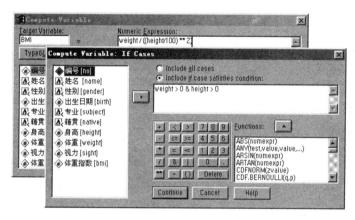

图7-16 If Cases对话框

（5）点击 Continue 按钮返回 [Compute Variable] 对话框（见图 7-17）。点击 OK 按钮确认以后，新变量已经建立并且已按照计算要求填入了变量值。

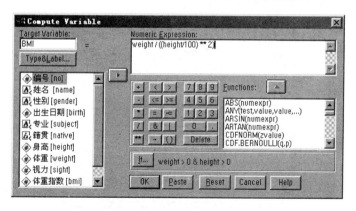

图7-17 Compute Variable对话框

在 [Compute Variable] 对话框中填写 [Number Expression] 表达式时，字符型变量值必须用单引号括起来，如 Name =‘王伟’。当变量值的计算需满足两个或两个以上的条件表达式时，则需为变量值赋值两次或两次以上。例如，对 Group 变量赋值，有 Group =1（If Subject>0 & Subject ≤ 2）和 Group =2（If Subject ≥ 2 & Subject ≤ 4）两个条件表达，则需进行两次赋值运算（其结果是将 4 种专业分为两组）。

当对话框中选择的变量或表达式描述有误时，可按 Reset 按钮消除已经键入的内容，重新进行设定。

（七）选择个案（Select Cases）

在进行统计处理时，为了对满足特定条件的部分个案进行统计运算，需要事先按条件选定欲处理的个案，而不需要再建立一个数据库。

在已打开一个数据库的条件下，点击 [Data → Select Cases...] 命令，显示选择个案对话框（见图 7-18）。对话框的左侧为变量列表，右侧上部的 [Select] 框中有五个单选项：

⊙ All cases	选择全部个案
⊙ If condition is satisfied	选择满足条件的个案
⊙ Random sample of cases	随机选择个案
⊙ Based on time or case range	根据时间或范围选择个案
⊙ Use filter variable	使用过滤变量

对话框的右下部有一组单选按钮，选择 [Filtered]，则运行后未选择的个案虽然仍被保留（在个案的序号单元格上画斜线标明），但不参加统计分析；选择 [Deleted] 项，则系统将在表格中删除所有未被选中的个案。

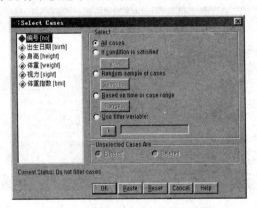

图7-18　选择个案对话框

1. 选择全部个案（All cases）

默认选项，选择全部个案。

2. 选择满足条件的个案（If condition is satisfied）

根据实际工作需要设定选择条件，将符合条件的个案从众多个案中挑选出来进行统计处理。例如，在"新生入学登记表 .sav"中，要选择出医疗专业中的女生进行统计分析，则可设定条件为"Gender = '2' & Subject = '1'"。打开数据库，点击 [Data → Select Cases] 命令，屏幕显示选择个案对话框（见图 7-18）。在框中选择 [〇 If condition is satisfied] 项，并单击其下的 If… 按钮，屏幕显 [Select Cases：If] 对话框（见图 7-19）。在表达式窗口中键入上述设定条件后，按 Continue 按钮。返回 [Select Cases] 对话框，该框中已设定了选择条件，单击 OK 按钮确认。图 7-20 所示为选择个案后的数据库。其中，选定的个案不变，而未选定个案的序号单元格被加注了一条斜线。

同时，系统在数据表中建立了一个名为"Filter_$"的新变量，其变量值为"1"表示该个案被选中，而变量值为"0"则表示个案未被选中。

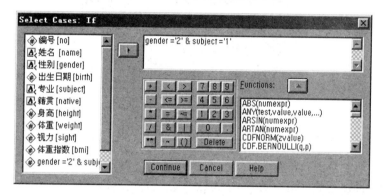

图7-19　选择个案条件对话框

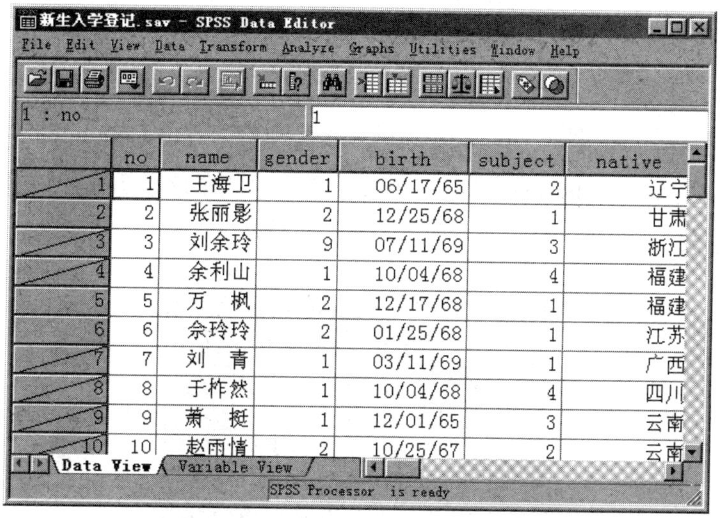

图7-20　医疗专业女生个案的选择结果

3. 随机选择个案（Random sample of cases）

当数据文件较大时，有时需随机抽取其中部分个案进行观察浏览或做统计分析的试运行。为使选取的个案具有代表性，常需使用此功能。

例如，需在"新生入学登记 .sav"中随机选取 20% 的个案，可进行如下操作：在 [Select Cases] 对话框中选择 [Random sample of cases] 项并按动其下的 Sample…按钮，屏幕显示 [Random Sample] 对话框（见图 7-21）。框中第一行为随机选取全部个案中部分个案的百分比近似值。键入 20% 后，单击 Continue 按钮，返回 [Select Variable] 对话框，单击 OK 确认。该例中，全部 30 例个案中有 7 例被选中，约为 23%。其余个案的序号单元格加斜线以示未被选中。同时，系统在数据表中建立了一个名为"Filter_$"的新变量，其变量值为"1"表示该个案被选中，而变量值为"0"则表示该个案未被选中。

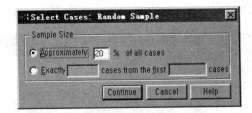

图7-21 随机选取个案对话框

如果希望在一定范围内随机选取准确的个案数，则应选择框中的第二行，并分别填入选取个案数和从第一个个案算起的选取范围。

4. 根据时间或范围选择个案（Based on time or case range）

此功能可根据个案的序号选择在一定范围内的全部记录。首先，在选择个案对话框（见图 7-18）中选择 [Based on time or case range] 并点击 Range... 按钮，屏幕显示选择范围（Range）对话框（见图 7-22）。在框中的 [Observation] 栏中键入想选择的开始个案序号和最后的个案序号（如分别键入 5 和 10），点击 Continue 按钮返回 [Select Variable] 对话框。点击 OK 确认后，则在数据表中选定了序号为 5~10 范围内的全部个案（见图 7-23）。

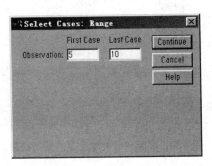

图7-22 选择范围对话框

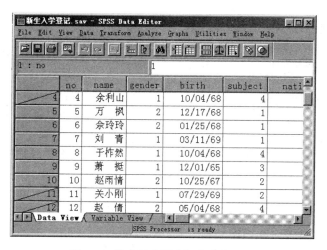

图7-23 按序号范围选择个案的结果

5. 使用过滤变量（Use filter variable）

在选择个案对话框（见图 7-18）中选择 [Use filter variable] 项，然后从变量名列表中引入一个过滤标量后，点击 OK 按钮，则该过滤变量中有变量值的所有个案被选中，而没有变量值的个案未被选中（选择 Filtered 项，序号加斜线）或被删除（选择了 Deleted 项）。

（八）排序（Sort Cases）

在进行统计处理时，有时需要按照某个变量中变量值的大小顺序重新排列个案在数据表中的顺序。如果该标量为数值型，个案的排列顺序依该标量中各变量值大小的算术顺序排列。如果是字符型变量，则个案顺序按照其字母顺序排列（汉字按照输入拼音的字母顺序排列）。例如，在本例中，希望按照专业（subject）和身高（height）两个变量进行个案排序，可进行如下操作：

打开数据库文件后，单击 [Data → Sort Cases...] 命令，屏幕显示 [Sort Cases] 对话框（见图 7-24）。在 [Sort by] 栏中从变量名列表引入 "subject" 和 "height" 两个变量，再将 Sort Order 选项设定为升序排列 [Ascending] 或降序排列 [Descending]，按 OK 按钮确认。

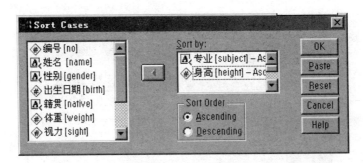

图7-24　排序个案对话框

由图 7-25 可见，数据表中个案首先按照专业代码顺序（1，2，3，4）排列，在相同专业中的个案又按照身高由低到高进行了二级排列。

	birth	subject	native	height	weight
16	08/21/69	2	河南	179.0	69.
17	07/29/69	2	广东	184.2	87.
18	06/17/65	2	辽宁	184.3	83.
19	07/11/69	3	浙江	159.5	49.
20	08/16/69	3	湖北	161.0	67.
21	02/28/67	3	辽宁	177.0	58.
22	12/01/65	3	云南	177.6	75.
23	01/09/69	3	贵州	180.0	75.
24	10/04/68	4	福建	.	60.
25	05/04/68	4	辽宁	159.8	51.
26	02/23/68	4	四川	163.0	55.

图7-25　按照专业与身高排序后的结果

（九）变量值排秩

某些情况下，在统计分析之前需对变量进行排秩，即按照变量值的数值大小用一个新变量标明各变量值的秩次（个案在数据表中的排列顺序不变），直观地描述该变量中各变量值所处的位次。利用系统 [Rank Cases] 命令可实现该项操作，但仅对数值型变量的排秩有效。

排秩时，首先打开数据库，然后点击 [Transform → Rank Cases...] 命令，屏幕显示 [Rank Cases] 对话框（见图 7-26）。对话框中的左上部为变量名列表；左下部为 [Assign Rank 1 to] 选择项，其中：

    ◯ Smallest Value　　　将最小变量值的秩次定为 1

    ◯ Largest Value　　　　将最大变量值的秩次定为 1

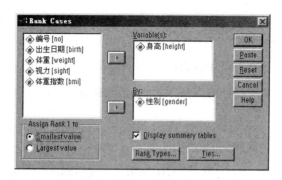

图7-26 排秩对话框

对话框右部为排秩变量和分组变量输入框；选择了 [☐ Display summary tables] 项，可在操作完成之后显示总结报表；选择了 Rank Types... 按钮后，进入 [Rank Types] 对话框，可选择排秩指标的显示类型；选择 Ties… 按钮后，进入 [Ties] 对话框，可选择重复变量值的秩次描述方式。

例如，对"新生入学登记 .sav"数据库中的身高（height）变量进行排秩并用性别（gender）变量进行分组。首先打开数据库，然后点击 [Transform → Rank Cases] 命令，打开 [Rank Cases] 对话框。在 [Variable (s)] 框中引入排秩变量"身高（height）"，在 [By] 框中引入分组变量"性别（gender）"（见图 7-26）。在有多个重复变量值时，点击 Ties... 按钮打开 [Ties] 对话框，选择 [◯ Mean] 项（见图 7-27）。框中的单选按钮分别表示用所包含秩次的均值、最低值、最高值和单一序列值来标明秩次。点击 Continue 按钮返回 [Rank Types] 对话框，点击 OK 按钮确认。此时，系统创建出一个总结报表，并且在数据表中增加了一个排秩变量"rheight"（在原排秩变量名前添加一个字母"r"）。"rheight"排秩变量中显示了用性别分为两组后的"height"变量值的秩次，其中最小秩次为 1，相同变量值的秩次用平均值表示。

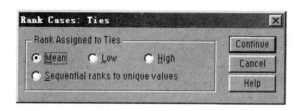

图7-27 Ties对话框

（十）个案加权

在有的数据库中，由于个案变量值的个数分布不同，或是在分组资料中由于各组中的个案数量差异较大等因素的存在，均有可能对资料的统计结果产生影响。为真实反映资料的特征，导出正确的统计结论，则需对数据进行加权处理，即选择一个变量进行加权处理，该变量则称为加权变量。所选择的加权变量的变量值应注意尽量完整，因为加权变量中零值、负值或缺省值的无法加权会导致该个案无法作为分析的有效个案。当对数据库进行了加权处理以后，在以后的操作中加权处理一直有效，直到进行了新的加权处理。

例如，在"分组病人血红蛋白值（加权）.sav"数据库中（见图7-28），治疗前后的血红蛋白值分别为116.5g/dL 和116.7g/dL，血红蛋白平均仅增加0.2/dL，配对资料，T检验显示治疗前后血红蛋白无显著性增加（$P > 0.05$），因而可能导出治疗效果并不明显的结论，如果不加权，其样本数仅为4例。但对"病人数"变量进行加权处理后，用同样的统计方法进行处理，计算出的治疗前后血红蛋白含量分别为116.9g/dL 和117.3g/dL，治疗后血红蛋白的平均水平明显增高（$P < 0.01$），据此可导出治疗效果比较明显的结论。可见加权处理在统计分析中具有重要价值。

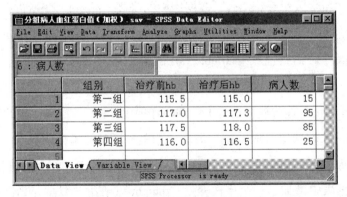

图7-28　治疗前后血红蛋白值的比较

二、文件编辑操作

（一）数据库合并（Merge Files）

在实际工作中，有时首先建立诸多的小型数据库，然后再按原设计需求将相互关联的数据库合并。这种数据库的合并包括纵向的增加个案（Add Cases）和横向的增加变量（Add Variables）。

1. 增加个案（Add Cases）

（1）打开欲增加个案的数据库"增加个案（1）.sav"，此库中共有5条个案（见图7-29）。

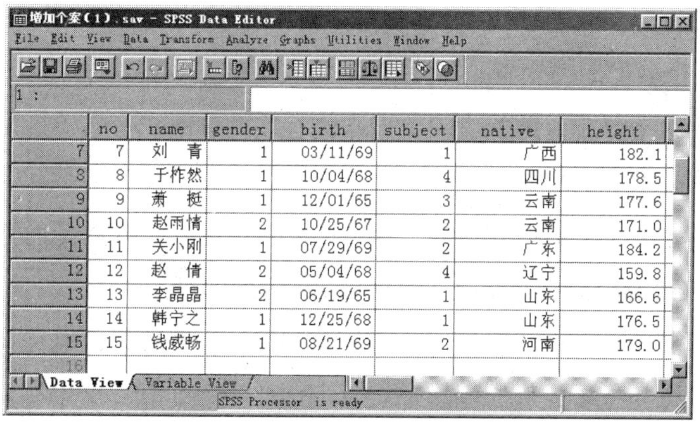

增加个案(1).sav - SPSS Data Editor

	no	name	gender	birth	subject	native	height
7	7	刘　青	1	03/11/69	1	广西	182.1
8	8	于怍然	1	10/04/68	4	四川	178.5
9	9	萧　挺	1	12/01/65	3	云南	177.6
10	10	赵雨情	2	10/25/67	2	云南	171.0
11	11	关小刚	1	07/29/69	2	广东	184.2
12	12	赵　倩	2	05/04/68	4	辽宁	159.8
13	13	李晶晶	2	06/19/65	1	山东	166.6
14	14	韩宁之	1	12/25/68	1	山东	176.5
15	15	钱威畅	1	08/21/69	2	河南	179.0

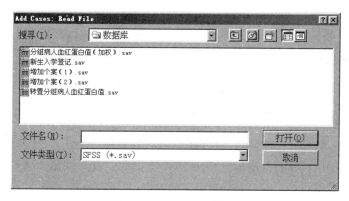

图7-29　"增加记录（1）.sav"数据库

（2）单击 [Data → Merge Files → Add Cases...] 命令，屏幕显示 [Add Cases：Read File] 对话框（见图 7-30）。

图7-30　Read File对话框

（3）在对话框中指定欲调入的外部数据库的路径及文件名，在此选择"增加记录（2）.sav"数据库文件（含有 15 个记录），单击 打开(O) 按钮，屏幕显示 [Add Cases from] 对话框（见图 7-31）。

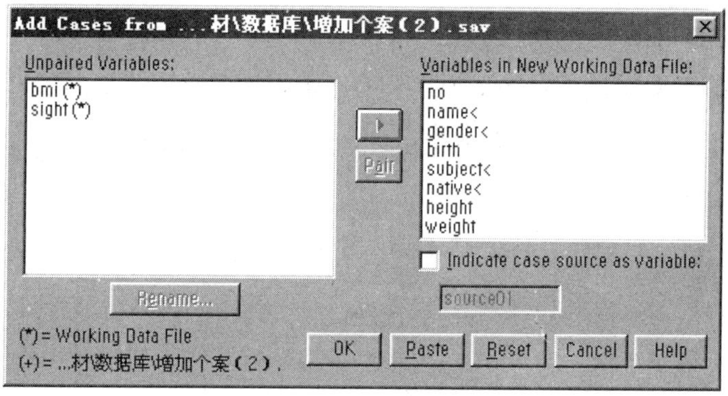

图7-31　Add Cases from 对话框

（4）[Add Cases from] 对话框的左侧为未配对变量列表（Unpaired Variables），即仅存在于其中一个数据库的变量（加注 "*" 者为当前工作数据库中的变量；加注 "+" 者为外部调入数据库中的变量）或两数据库均有此变量但二者并不匹配的变量。对不匹配变量的处理有 3 种方式：

①对于仅存在于一个数据库中的变量，如果需要将其合并入新的数据库，仅需将其选入右侧的 [Variable in New Working Data File] 框中即可。

②对于同时存在于两个数据库但不匹配的变量，合并数据库时需作配对处理，才能使这些变量也合并至新数据库中。配对时先选取一个变量，然后按住 Ctrl 键的同时点击选取另一个配对变量，单击 Pair 按钮，则完成该变量的配对处理。

③对于未配对变量，可通过按动框下的 Rename 按钮改换变量名。

在 [Add Cases from] 对话框的右侧为新工作文件变量名列表（Variable in New Working Data File 框），列表中存在的变量即为两个数据库所共有的变量，且完全相匹配（不包括列宽度）。合并后，该列表中存在的变量即为新合并数据库中的全部变量。如果合并后的数据库中不需要某变量，则点击该变量并将其从列表框中移除即可。

合并数据库时应注意数值型变量不能与字符型变量合并；列宽度不同的字符型变量在合并时，应首先使其列宽度一致，否则有可能丢失变量值；选定 [□ Indicate case source as variable] 项后，在合并后的新数据库文件中加入一个标明变量值来源的新变量 "source 01"（"0" 表示变量值来源于工作数据库，"1" 表示变量值来源于外部数据库）。

本例中（见图 7-31），在两个数据库中共同拥有并匹配的变量有 8 个，只存在于一个数据库中的变量有 2 个（"bmi" 和 "sight"）。单击 "bmi" 变量，并将其直接移入 [Variable in New Working Data File] 框中。

（5）点击 OK 按钮确认后，即生成合并后的新数据库文件 "增加个案（1+2）.sav"（见图 7-32），数据库包含有分别来源两个数据库的共 30 个个案（15 个来源于外部变量），8 个共有的匹配变量，1 个仅来源于工作数据库的变量 "bmi"（仅来源于工作数据库的个案有此变量的变量值）和 1 个系统加入变量 "source 01"。

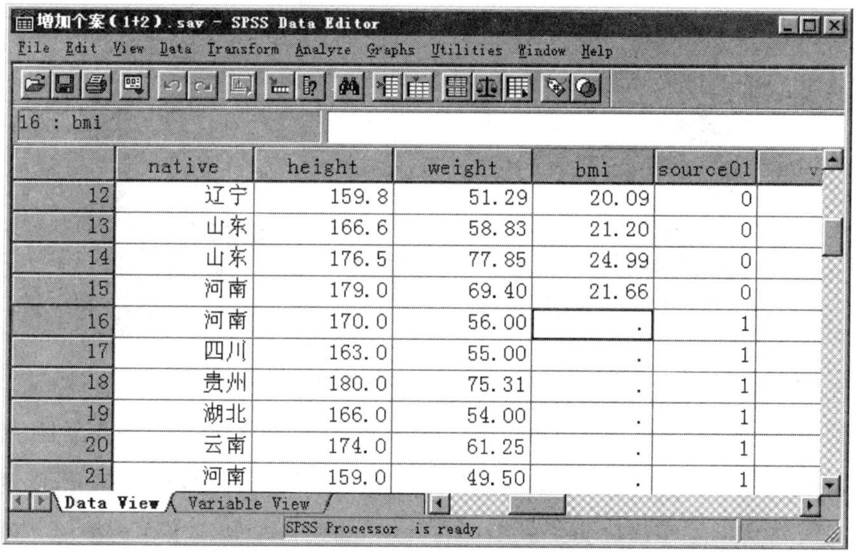

	native	height	weight	bmi	source01
12	辽宁	159.8	51.29	20.09	0
13	山东	166.6	58.83	21.20	0
14	山东	176.5	77.85	24.99	0
15	河南	179.0	69.40	21.66	0
16	河南	170.0	56.00	.	1
17	四川	163.0	55.00	.	1
18	贵州	180.0	75.31	.	1
19	湖北	166.0	54.00	.	1
20	云南	174.0	61.25	.	1
21	河南	159.0	49.50	.	1

图7-32　增加记录后的新数据库

2. 增加变量（Add Variables）

在两个相关的数据库中（通常是个案数相同而变量数不同），将其中的一个或数个变量添加到另一个数据库中，可选用此功能。但是，一般在两个数据库应当有一个共同存在的、可以标识相同个案的关联变量存在。根据这个变量，系统可将所添加变量的变量值添加到相同的个案中去。

例如，同一组的10个病例建有两个数据库，第一个数据库（增加变量（1）.sav）包含有“病案号”变量和其他三个变量，第二个数据库（增加变量（2）.sav）也包含有“病案号”变量。当将第二个数据库中的变量添加到第一个数据库中时，系统以“病案号”变量为索引将变量值分别添加到相同的个案（病例）中去。如此，“病案号”变量称为联系两库的关键变量。具体操作如下：

（1）打开工作数据库“增加变量（1）.sav”。

（2）点击 [Data → Merge Files → Add Variables] 命令，屏幕显示 [Add Variables：Read File] 对话框（见图 7-33）。在框中选择“增加变量（2）.sav”作为欲引入变量的外部数据库。单击 Continue 按钮继续。

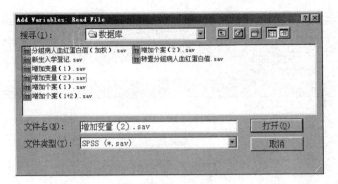

图7-33　Add Variable：Read File对话框

（3）屏幕显示 [Add Variables from] 对话框（见图7-34）。框的左侧 [Excluded Variables] 框为两个数据库中共同存在的同名变量名列表。右侧 [New Working Data File] 框为合并后新数据库变量列表。其中标有"*"的变量来源于工作数据库文件，标有"+"的变量来源于外部引入的数据库文件。右下侧 [Key Variables] 框为关键变量输入框，可在共同存在的变量名列表中选入一个变量作为连接的关键变量。但所选的关键变量必须在合并之前进行排序索引。

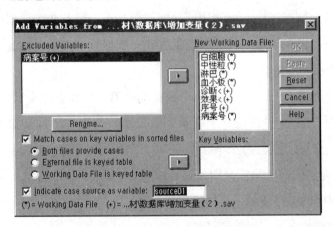

图7-34　Add Variable from对话框

图 7-34 的左下侧为几个选择项：

☐ Match cases on key variables in sorted files　　与已排序数据库中的关键变量相匹配

　🔘 Both files provide cases　　由两个数据库为合并后的数据库提供个案变量值

　🔘 External file is keyed table　　按当前工作数据库个案的关键变量确定合并后数据库的个案变量值

　🔘 Working Data File is keyed table　　按外部数据库的个案的关键变量确定合并后数据库的个案变量值

▢ Indicate case source as variable: source01 增加一个新变量（source01）以说明个案变量值的来源（"0"表示来源于工作数据库，"1"表示来源于外部数据库）

（4）在 [Key Variable] 框中用 4 按钮移入"病案号"作为关键变量（该变量已事先排序），在单选项中选定 [◉ Both files provide cases] 项（系统默认），在复选项中选定 [▢ Match cases on key variables in sorted files] 和 [▢ Indicate case source as variable] 项。单击 OK 按钮确认后，即建成合并后的新数据库（见图 7-35）。其中个案数增加了 2 个（由于在两个数据库中有 8 个个案的病案号相同，4 个个案的病案号不同），变量数增加了 2 个。

	病案号	白细胞	中性粒	淋巴	血小板
1	1001	8.2	65	26	210
2	1002	5.6	52	20	250
3	1003	4.0	41	19	185
4	1005	11.0	75	29	264
5	1006	10.6	78	35	310
6	1007	7.5	65	26	222
7	1009	4.5	50	20	101
8	1010	13.3	81	40	120

增加变量（1）.sav 数据库

	病案号	诊断	效果
1	1001	肺炎	痊愈
2	1002	冠心病	好转
3	1004	流感	痊愈
4	1005	肝癌	未愈
5	1006	高血压	好转
6	1008	流感	痊愈
7	1009	流感	痊愈
8	1010	冠心病	好转

增加变量（2）.sav 数据库

	病案号	白细胞	中性粒	淋巴	血小板	诊断	效果	source01
1	1001	8.2	65	26	210	肺炎	痊愈	1
2	1002	5.6	52	20	250	冠心病	好转	1
3	1003	4.0	41	19	185			0
4	1004	.	.	.	.	流感	痊愈	1
5	1005	11.0	75	29	264	肝癌	未愈	1
6	1006	10.6	78	35	310	高血压	好转	1
7	1007	7.5	65	26	222			0
8	1008	.	.	.	.	流感	痊愈	1
9	1009	4.5	50	20	101	流感	痊愈	1
10	1010	13.3	81	40	120	冠心病	好转	1
11								
12								

图7-35 合并后的新数据库

（二）拆分数据库（Split File）

所谓拆分数据库，并非物理性地将一个数据库分为几个独立的数据库，而仅仅是为方便统计操作按照一定的条件将数据库的内容进行重新组合。当统计操作完成后，又可取消拆分处理，将数据库恢复原状。

例如，在"新生入学登记表.sav"，欲按专业的不同计算其平均身高，则可用"subject"变量对数据库进行拆分操作。拆分后，数据库中的个案按照"subject"变量重新排列分为四个专业组（在此相当于按照"subject"变量排序）。也可以在"subject"

拆分变量之下再设拆分变量，如设定"gender"为第二个拆分变量，则个案先按"subject"变量分为四组，每组中又按"gender"变量将性别分组，见图7-36。举例如下：

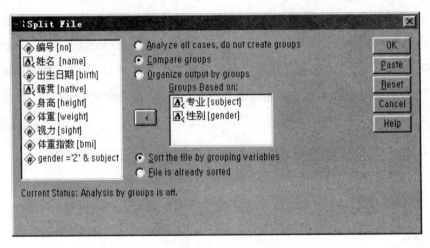

图7-36　拆分数据库对话框

1. 打开数据库"新生入学登记表 .sav"。

2. 单击 [Data → Split File...] 命令，屏幕显示 [Split File] 对话框（见图 7-36）。图中上部为一组单选按钮：

　　□Analyze all cases，do not create groups　分析所有个案，不做拆分处理（或撤销原拆分处理）

　　□Compare groups　将数据拆分后分组比较

　　□Organize output by groups　输出拆分各组的统计结果

3. 本例在选定 [Compare groups] 项后，在 [Groups Based on] 框中选入第一级拆分变量"subject"和第二级拆分变量"gender"。

4. 在 [Groups Based on] 框之下的单选项中选定 [□ Sort the file by grouping variables]（按拆分变量排序）。

5. 单击 OK 按钮确认。图 7-37 为用"subject"和"gender"变量进行拆分前后的数据库个案排列比较。数据库中的个案先按"subject"变量排序，在"subject"各组中，个案又按"gender"变量排序。

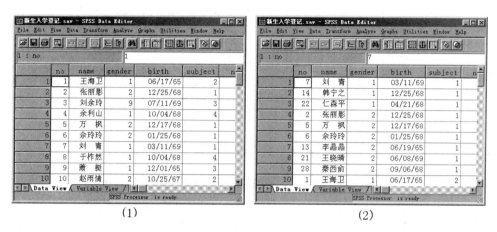

(1)　　　　　　　　　　　　　　　　(2)

图7-37　数据库拆分前后的记录排列比较

（三）数据库转置（行列互换）

按常规，数据库个案的内容以行的方式排列，每个个案占一行。变量以列的方式排列，每个变量占一列。利用数据库的转置功能，可使数据库的行列互换，使每个变量成为一个个案，而每个个案成为一个变量。例如，对某医院"5 月份病床周转统计 .sav"数据库进行转置：

1. 打开"5 月份病床周转统计 .sav"数据库。

2. 点击 [Data → Transpose...] 命令，屏幕显示 [Transpose] 对话框（见图 7-38）。对话框的左侧为待选变量名列表框，右侧为需转置的变量名列表框（Variable (s)）。通过箭头按钮可将欲转置的变量选入 [Variable (s)] 框中，未被选入的变量在转置以后将丢失。右下侧为名称变量框（Name Variable），选入该框的变量在转置后成为"名称变量"，其变量值成为转置后的变量名。"5 月份病床周转统计 .sav"数据库中"科别"变量（见图 7-39）的变量值互不重复，可作为名称变量。如果不指定名称变量，则在转置后系统自动以"Vari001""Vari002"……"Vari00n"等为变量命名（见图 7-40）。

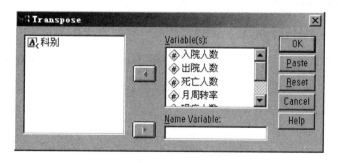

图7-38　数据库转置对话框

	科别	入院人数	出院人数	死亡人数	月周转率	现病人数
1	内科	155	138	4	91.6	35
2	外科	108	109	3	103.7	28
3	儿科	91	87	1	96.7	20
4	妇产科	50	51	0	102.0	23
5	口腔科	20	19	0	95.0	5
6	合计	424	404	8	97.2	111
7						

图7-39   "5月份病床周转统计.sav"数据库

	case_lbl	var001	var002	var003	var004	var005	var006
1	科别	.	.	.	.	.	.
2	入院人数	155.00	108.00	91.00	50.00	20.00	424.00
3	出院人数	138.00	109.00	87.00	51.00	19.00	404.00
4	死亡人数	4.00	3.00	1.00	.00	.00	8.00
5	月周转率	91.60	103.70	96.70	102.0	95.00	97.20
6	现病人数	35.00	28.00	20.00	23.00	5.00	111.00
7							

图7-40   为指定"名称变量"的转置结果

3.将变量名列表中的"入院人数""出院人数""死亡人数""月周转率"和"现病人数"变量选入 [Variable（s）] 框中，并将"科别"变量选入 [Name Variable] 框中作为名称变量。点击 OK 按钮确认后，则生成转置后的新数据库文件（见图 7-41）。图中原数据库的个案转变成纵列的变量，而各变量转变成个案，原"科别"变量值列转变成变量名。

	case_lbl	内科	外科	儿科	妇产科	口腔科	合计
1	入院人数	155.00	108.00	91.00	50.00	20.00	424.00
2	出院人数	138.00	109.00	87.00	51.00	19.00	404.00
3	死亡人数	4.00	3.00	1.00	.00	.00	8.00
4	月周转率	91.60	103.70	96.70	102.00	95.00	97.20
5	现病人数	35.00	28.00	20.00	23.00	5.00	111.00
6							
7							

图7-41   转置后的"5月份病床周转统计.sav"数据库

（四）其他系统数据库的调用

目前，有多种多样流行的数据库管理系统，其所产生的数据库文件的格式也各不相同。SPSS 系统上运用和处理其他系统（如 Excel、dBASE、Foxbase 和 Foxpro 等）所产生的数据库文件，就需要首先对其进行格式转换。调用其他格式数据库的方式有两种，即系统的直接读入（在转换 Excel 数据库时，操作有所不同）和利用系统的文件转换功能转换数据库。

1.直接读入其他系统的数据库

用该方法将其他数据库文件直接转换成 SPSS 格式的数据库，在转换过程中对数据库的各变量不能进行取舍操作。

（1）启动 SPSS 系统，点击 [File → Open Data] 命令，屏幕显示 [Open File] 对话框。

（2）在框中设定打开目标文件的路径，展开文件类型下拉菜单，选定目标数据库类型（见图 7-42）。

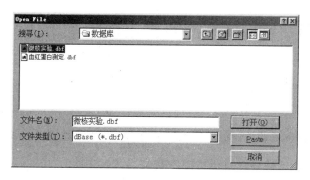

图7-42　Open File对话框

（3）在文件名列表中选定目标数据库文件，点击 OK 按钮确认，完成目标数据库的转换。同时，系统建立结果文件，报出数据库转换清单。

2.Excel 数据库文件的转换

如果目标数据库为 Excel 文件时，点击 [File → Open Data] 命令，屏幕显示在 [Open File] 对话框。设定目标文件的路径，选定目标数据库类型并在文件名列表中选定目标数据库文件。点击 OK 按钮确认以后，屏幕显示 [Opening Excel Data Source] 对话框（见图 7-43）。

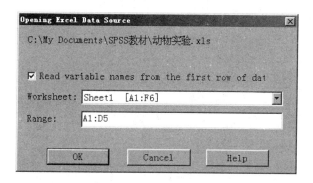

图7-43　Opening Excel Data Source 对话框

在该框中，如选择 [□ Read variable names from the first row of data] 项，则把 Excel 数据库的第一行（通常为字段名）用作转换后 SPSS 数据库的变量名。如不选择该项，则在转换后系统用 V1，V2……Vn 形式自动为变量命名。在 [Worksheet] 下拉菜单中，列有目标 Excel 数据库中所包含的数据表（Sheet1，Sheet2……），可选中其中之一。在 [Range] 框中，可设定选取目标数据表的范围。其中"A，B，C……"分别表示 Excel 数据表中的各列，"1，2，3……"分别表示 Excel 数据表中的各行。例如，设定范围为 "A1 ： D5"，则表示只读入 Excel 数据表中第 1 列第 1 行相交字段和第 4 列第 5 行相交字段为对角所成的矩形内的全部数据。点击 OK 按钮后，该区域内的数据转换成 SPSS 格式（见图 7-44），并同时显示数据库转换清单。

	A	B	C	D	E	F
1	实验组	剂量 mg/k	动物数	细胞数	微核数	微核率
2	阴性对照	0	10	10000	43	4.3
3	试剂对照	0	10	10000	45	4.5
4	高剂量组	100	10	10000	278	27.8
5	中剂量组	10	10	10000	105	10.5
6	低剂量组	1	10	10000	61	6.1

	实验组	剂量mg	动物数	细胞数
1	阴性对照	0	10	10000
2	试剂对照	0	10	10000
3	高剂量组	100	10	10000
4	中剂量组	10	10	10000
5				
6				

（1）Excel目标数据库　　　　（2）转换后的SPSS数据库

图7-44　将Excel数据表中的A1：D5部分数据转换成SPSS格式

3. 用系统的数据转换功能进行数据库转换后读入文件

如果需要有取舍地进行数据库的转换，则需使用数据库转换向导（Database Wizard）读取数据库。

（1）点击 [File → Open Database → New Query...] 命令，屏幕显示 [Database Wizard] 对话框（见图 7-45）。该框的右侧为数据源列表框，其下为 Add Data Source... 按钮，选择该按钮可添加列表中不存在的数据源类型。

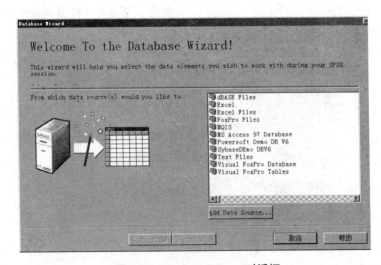

图7-45　Database Wizard对话框

（2）在数据源列表框内选择目标数据库类型（欲转换成 SPSS 数据库文件格式的数据库类型），点击 下一步(N) 按钮继续操作，屏幕显示数据选择对话框（Select Data），见图 7-46。

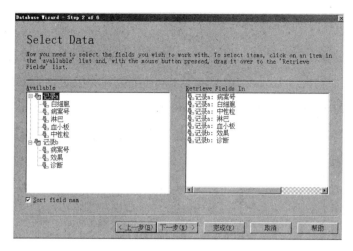

图7-46 Select Data对话框

（3）在 [Select Data] 框中，左侧为目标文件框，其中列出了所选择的数据库类型的数据库文件，单击数据库名前的"+"，可展开该库的字段名列表。右侧为欲转换的成 SPSS 格式的变量名列表，用鼠标将左框中的目标字段拖拽至右框中构成新的 SPSS 数据库结构（可由多个目标数据库的字段构成）。

（4）点击 下一步(N) > 按钮，向导将指导转换的详细过程。

（5）单击 完成(E) 按钮，则完成数据库的转换工作。图 7-47 所示即为由两个 dBASE 数据库（a 和 b）转换构成的 SPSS 数据库文件。其中如有重名变量，则系统在变量名后加"1"以示区别。

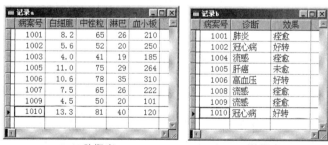

图7-47 由dBASE数据库a和b所转换构成的SPSS数据库文件

（五）输出为其他系统数据库格式

利用 SPSS 的输出文件功能，可将 SPSS 格式的数据库转换存储成其他类型的数据库文件格式。例如转换成 Excel、dBASE 和 Lotus 等数种类型的数据库文件。其转换方法为：点击 [Save as...] 命令，屏幕显示 [Save Data as] 对话框。在该框中选定输出的路径并键入数据库名称，再在保存类型框中选定输出文件类型，然后点击"保存"按钮则完成文件的转换输出过程。

第四节　数据的分析

一、数据分类

在 SPSS 中将变量分为三类：即名义变量、有序变量、尺度变量，SPSS 称变量类型为变量测度，该属性在变量编辑窗口（Variable Edit）中定义，具体见本章第二节。该分类方法分别对应医学统计资料类型：名义变量（计数资料 / 无序分类变量）、有序变量（等级资料 / 有序分类变量）、尺度变量（计量资料 / 定量变量）。医学生物学资料来源广泛，种类繁多，只有对资料的性质具有充分的认识，才能合理地选择统计方法，提高统计分析的效率。在医学生物学领域中，通常可将资料分为 3 种类型，即计量资料、计数资料和等级资料。

（一）计量资料（数值变量或定量变量）

又称定量资料或数值变量资料。该种资料的变量值以数值的形式表示，变量的性质是通过变量值的数值大小来进行定量的描述，通常是连续性的数值并具有度量衡单位。如，身高（cm）、体重（kg）、血中微量元素浓度（mg/L）等。

（二）计数资料（无序分类变量）

属于定性资料，又称无序分类资料。该种资料的变量值按变量的属性（或类别）方式进行分类表达，不同属性间相互独立。变量的性质通过计数相同属性变量值所占的比例来加以描述，如 ABO 血型变量的变量值可分别表述为"A""B""O"或"AB"；化验结果变量的变量值可分别表述为"阴性"或"阳性"；治疗结果变量的变量值可分别表述为"未愈"或"痊愈"。

（三）等级资料（有序分类变量）

属于半计量资料，又称有序分类资料。该资料虽与计数资料相类似，其变量值也表现为变量的属性（或类别），但不同的是它可以用等级的方式表示结果的强弱程度或优劣程度。如治疗效果变量可分别描述为"无效""好转""明显好转"或"痊愈"4个等级。受教育程度变量可分别描述为文盲、小学、初中、高中或大学5个等级。也可将不同等级以数字的方式进行记录，如将治疗效果变量依次记录为"1""2""3"或"4"，但变量值的数字间不存在算术的倍比关系，"4"只表示痊愈而不表示为"2"（好转）的两倍。

二、常用统计分析方法的选择

统计分析包括统计描述与统计推断，不同的数据类型统计分析的方法不同。在SPSS中统计描述主要在 [Analyze → Descriptive Statistics → Descriptives] 菜单下实现。统计推断方法的选择是一个十分重要和复杂的问题，用户在选择统计方法时，根据研究目的、实验设计及数据的结构和类型等进行综合考虑以选择确定适宜的统计方法。表7-8就医学研究中常用的统计推断方法进行简要地归纳，仅供用户参考。

表7-8　医学研究中常用的统计方法

常用统计方法	SPSS对应路径及统计方法	适用变量类型		
		数值变量	无序变量	有序变量
均数比较	Analyze→Compare Means			
单样本t检验	One-Sample T Test...	√		
配对样本t检验	Paired-Samples T Test...	√		
独立样本t检验	Independent-Samples T Test...	√		
非参数检验	Analyze→Nonparametric Tests			
K-S单样本	1-Sample K-S...	√		√
两独立样本	2 Independent Samples...	√		√
多独立样本	K Independent samples...	√		√
单因素方差分析	Analyze→Compare Means→One-Way ANOVA...	√		√
双因素方差分析	Analyze →General Linear Models→Univariate...	√		√

常用统计方法	SPSS对应路径及统计方法	适用变量类型		
		数值变量	无序变量	有序变量
二项分布检验	Analyze→Nonparametric Test→Binomial...		√	
χ²检验	Analyze→Nonparametric Tests→Chi-Square... Analyze→Description Statistics→Crosstabs...		√	√
秩和检验	Analyze→Nonparametric Tests			
配对设计差值的符号秩和检验	2 Related Samples...	√		√
成组设计的两样本比较秩和检验	2 Related Samples...	√		√
成组设计的多样本比较秩和检验	K related Samples...	√		√
回归分析	Analyze→Regression			
直线回归	Linear...	√		
曲线回归	Curve Estimation...	√		
非线性回归	Nonlinear...	√		
二元逻辑回归	Binary Logistic...	(√)	√	√
多元逻辑回归	Multinomial Logistic...	(√)	√	√
相关分析	Analyze→Correlate			
两变量相关	Bivariate... Analyze→Description Statistics→Crosstabs...	√		√
偏相关	Partial...	√		√
秩相关	Bivariate...	√		√

三、统计学描述

统计学描述从指标和图表两方面来描述，不同变量类型统计学描述指标和图表不同。常用的描述定量资料分布规律的统计方法有两大类，一类为统计图表，主要是频数分布图表；另一类为统计指标，主要是集中趋势与离散趋势的指标，它包括平均数、标准差、样本容量、标准误等。分类变量（计数和等级资料）主要通过频数分布、相对数和统计图表进行描述。这些内容可通过统计描述模块（Analyze → Descriptive Statistics）菜单下的各统计描述过程得以实现。

（一）频数分布分析

频数分布（Frequencies）分析模块可以产生频数分布表，集中趋势（Central Tendency）与离散趋势（Dispersion）等 15 种统计量及 3 种图形。频数分布表的输出格式（Format）可由用户加以选择。

例 7-1：某市 1995 年 110 名 7 岁男童身高（cm）资料见表 7-9，请作频数分析。

表 7-9 某市 1995 年 110 名 7 岁男童身高（cm）

114.4	119.2	124.7	125.0	115.0	112.8	120.2	110.2	120.9	120.1	125.5	120.3
122.3	118.2	116.7	121.7	116.8	121.6	115.2	122.0	121.7	118.8	121.8	124.5
121.7	122.7	116.3	124.0	119.0	124.5	121.8	124.9	130.0	123.5	128.1	119.7
126.1	131.3	123.8	114.7	122.2	122.8	128.6	122.0	132.5	122.0	123.5	116.3
126.1	119.2	126.4	118.4	121.0	119.1	116.9	131.1	120.4	115.2	118.0	122.4
114.3	116.9	126.4	114.2	127.2	118.3	127.8	123.0	117.4	123.2	119.9	122.1
120.4	124.8	122.1	114.4	120.5	115.0	122.8	116.8	125.8	120.1	124.8	122.7
119.4	128.2	124.1	127.8	120.0	122.7	118.3	127.1	122.5	116.3	125.1	124.4
112.3	121.3	127.0	113.5	118.8	127.6	125.2	121.5	122.5	129.1	122.6	134.5
118.3	132.8										

1. 建立数据文件

利用表 7-9 建立数据库，数据文件名为“学生体检 .sav”，变量名为“身高”的数值的变量（图 7-48）。

	身高
1	114.4
2	119.2
3	124.7
4	125.0
5	115.0
6	112.8
7	120.2
8	110.2
9	120.9
10	120.1
11	125.5
12	120.3
13	122.3
14	118.2
15	116.7
16	121.7
17	116.8

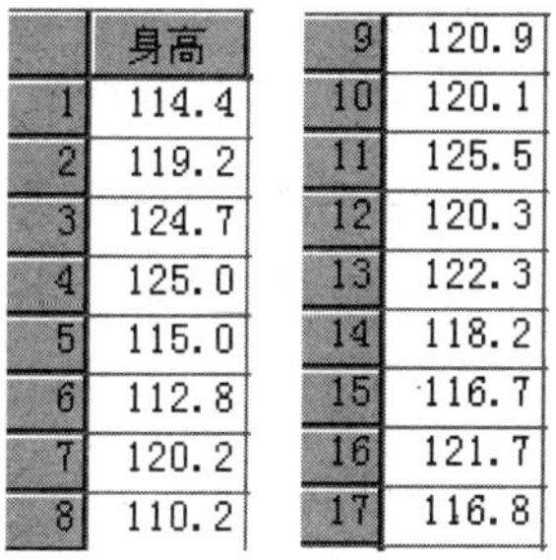

图7-48 “学生体检.Sav”数据库

2. 选取分析内容

点击 [Analyze → Descriptive Statistic → Frequencies...] 命令，打开 [Frequencies] 主对话框（见图 7-49）。

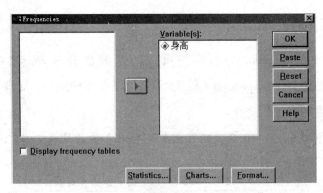

图7-49　频数分析主对话框

从框中左侧的源变量栏中选中变量"身高"移入 [Variable (s)] 框内，一次可以放入多个变量。

勾选 [□ Display frequency tables]，即在结果中输出频数表。

单击 Statistics... 按钮，打开 [Frequencies：Statistics]（频数分布分析的统计量）对话框（见图 7-50），它主要包括 4 部分：

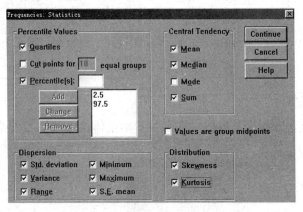

图7-50　Frequencies：Statistics对话框

Percentile Values 百分位数值栏是一种位置指标，提供以下选择：

□ Quartiles　四分位数

即第 1 四分位数（P25）、第 2 四分位数（P50）与第 3 四分位数（P75）。

□ Cut point for 10 equal groups　将全部观察值等分

默认是十等分，即十分位数，各有 1/10 的观察值。也可以选择其他等分，如需要 1/20，即在框内输入 20。

□ Percentile (s)　直接指定百分位数，本例选用 P2.5 与 P97.5

Central Tendency 集中趋势栏包括：

☐ Mean 均数　　☐ Median 中位数　　☐ Mode 众数　　☐ Sum 总和

☐ Values are group midpoints 取组中值

Dispersion 离散趋势栏：

☐ Std.deviation 标准差 ☐ Variance 方差　☐ Range 全距（极差）

☐ Minimum 最小值　　☐ Maximum 最大值 ☐ S.E.mean 标准误

Distribution 分布分析栏：

☐ Skewness 偏度系数及其标准误（S.E Skew）

☐ Kurtosis 峰度系数及其标准误（S.E. Kurt）

根据需要勾选各项，单击 Continue 按钮，返回主对话框。单击 Charts…按钮后，将打开 [Frequencies：Charts] 对话框（见图 7-51）。

Chart Type 统计图类型栏包括以下内容：

☉ None 不作图　　　☉ Bar charts 条形图　　☉ Pie charts 饼图

☉ Histograms 直方图

　　☐ With normal curve 将正态曲线加入直方图中

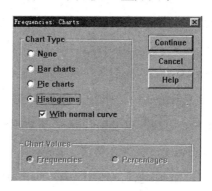

图7-51　Frequencies：Charts对话框

本例选用直方图并选 [☐ With normal curve]。单击 Continue 按钮，返回主对话框。单击 Format... 按钮后，将打开 [Frequencies：Format]（频数输出格式）对话框（见图 7-52），主要包括以下几部分：

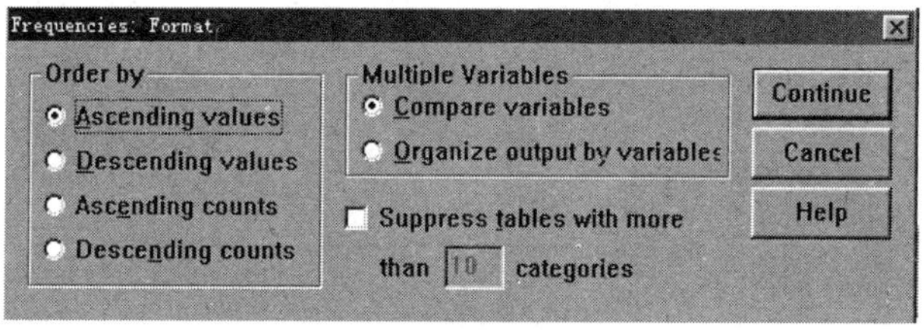

图7-52　频数输出格式对话框

Order by 排列秩序栏：

☑ Ascending values　观察值由小到大排列

☑ Descending values　观察值由大到小排列

☑ Ascending counts　观察值的计数由小到大排列

☑ Descending counts　观察值的计数由大到小排列

Multiple Variables　多重变量（可选多变量输出表格设置）栏：

☑ Compare variables　将所有变量的结果过程在一起输出，以便比较，为默认格式

☑ Organize output by variables　按变量组织输出结果，为每一个变量单独输出全过程

☐ Suppress tables with more than 10 categories　如果分类数超过填入数值（10）则不列出频数表

根据需要选择后，单击 Continue 按钮，返回主对话框。

3. 提交 SPSS 计算

单击 OK，在结果输出窗口得到如下结果（表 7-10，图 7-53）。

4. 结果分析

表 7-10 中，最上方为表格名称（频数），左上方为分析变量名称（身高），有效例数（N，Valid）=110，缺失例数（N，Missing）=0，平均数（Mean）=121.718，均数标准误（Std. Error of Mean）=0.452，中位数（Median，50%）=121.900，标准差（Std. Deviation）=4.743，方差，（Variance）=22.501，偏度系数（Skewness）=0.160，偏度系数标准误（Std. Error of Skewness）=0.230，峰度系数（Kurtosis）=-0.030，峰度系数标准误（Std.Error of Kurtosis）=0.457，极差（Range）=24.3，最小值（Minimum）=110.2，最大值（Maximum）=134.5，总和（Sum）=13389.0，P2.5=112.688，P25=118.375，P75=124.800，P97.5=132.568。

图 7-53 显示带有正态曲线的直方图（Histogram）。

表 7-10　统计结果

Frequencies

Statistics

身高

N	Valid		110
	Missing		0
Mean			121.718
Std. Error of Mean			.452
Median			121.900
Std. Deviation			4.743
Variance			22.501
Skewness			.160
Std. Error of Skewness			.230
Kurtosis			-.030
Std. Error of Kurtosis			.457
Range			24.3
Minimum			110.2
Maximum			134.5
Sum			13389.0
Percentiles	2.5		112.688
	25		118.375
	50		121.900
	75		124.800
	97.5		132.568

身高

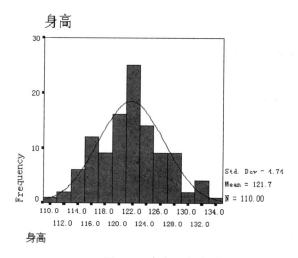

图7-53　直方图

（二）描述统计量

如果只需计算变量的集中趋势和离散趋势统计量，可直接用 [Descriptives] 过程，进行处理。

1. 建立数据文件

仍以表 7-9 数据，建立"身高 .sav"数据库。

2. 选取分析内容

点击 [Analyze → Descriptive Statistics → Descriptives...] 命令，打开 [Descriptive] 主对话框（见图 7-54）。从左边源变量栏中选中变量"身高"放入 [Variable (s)] 框内。

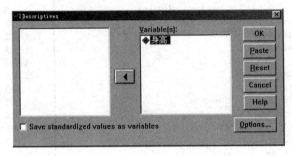

图7-54　Descriptives主对话框

☐ Save standardized value as variables　对数值进行标准化（Z 分数变量）处理，并储存在数据文件中，其变量名为相应变量名前加前缀 z

单击 Options…按钮，打开统计量选择对话框（见图 7-55），框中内容为：

☐ Mean　均数　　　　　　　　　　　☐ Sum　所有观察值的总和

离散趋势（Dispersion）栏包括：

　　☐ Std. deviations　标准差　　　　☐ Minimum　最小值

　　☐ Variance 方差　　　　　　　　☐ Maximum　最大值

　　☐ Range　极差　　　　　　　　　☐ S. E. mean　均数的标准误

分布分析（Distrbution）栏包括：

　　☐ Kurtosis　峰度系数　　　　　　☐ Skewness　偏度系数

显示秩序（Display Order）栏包括：

　　◉ Variable list　按变量顺序列出

　　◉ Alphabetic　按字母表顺序列出

　　◉ Ascending means　按均数升序列出

　　◉ Descending mean　按均数降序列出

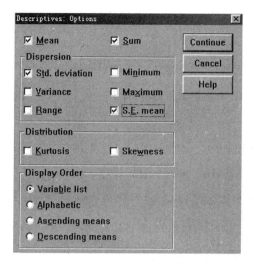

图7-55　计算统计量的对话框

按需要选择相应选项后，单击 Continue 按钮，返回主对话框。

3. 提交 SPSS 计算

单击 OK，在结果输出窗口得到如下结果（见表 7-11）。

4. 结果分析

表 7-11 显示：例数（N）=110，总数（Sum）=13389.0，均数（Mean）=121.718，均数标准误（Std. Error Mean）=0.452，标准差（Std. Deviations）=4.743。

表 7-11　描述性统计结果

Descriptives

Descriptive statistics

	N	Sum	Mean		Std. Deviations
	Statistic	Statistic	Statistic	Std. Error Mean	Statistic
身高 Valid N（listwise）	110 110	13389.0	121.718	.452	4.743

四、统计学推断

（一）完全随机设计的两样本比较

1. 完全随机设计的两样本均数比较

此又称成组设计的两样本均数的假设检验或独立样本 t 检验（Independent-Sample T Test），用于完全随机设计的两样本均数比较。两样本均数比较的目的是推断它们各自所代表的总体均数是否相等。t 检验要求所比较的两样本总体方差相等，如果方差不齐可用 t′ 检验。

例 7-2：雄性大鼠随机分为两组饲以高蛋白和低蛋白饲料，观察两种饲料大鼠在实验第 28 天到 84 天之间所增体重，结果如下。问用两种不同饲料喂养大鼠后，体重的增加有无差别？

高蛋白组：134　146　104　119　124　161　107　83　113　129　97　123

低蛋白组：70　118　101　85　107　132　94

（1）建立数据文件“体重增加 .sav”（见图 7-56）。变量“group”为组别，其中高蛋白饲料组定为“1”，低蛋白饲料组定为“2”，变量“x”为所增体重。

	group	x
1	1	134
2	1	146
3	1	104
4	1	119
5	1	124
6	1	161
7	1	107
8	1	83
9	1	113
10	1	129
11	1	97
12	1	123
13	2	70
14	2	118
15	2	101
16	2	85
17	2	107
18	2	132
19	2	94

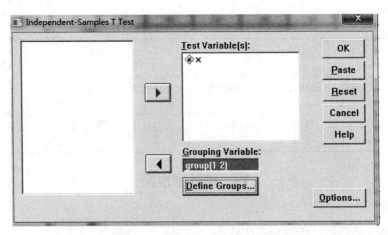

图7-56　数据文件“体重增加.sav”

（2）选取分析内容：单击 [Analyze → Compare Means → Independent-Samples T Test...] 命令，打开独立样本 T 检验主对话框（见图 7-57）。

图7-57　独立样本t检验主对话框

将要分析的一个或多个数值变量从左边的源变量框中选入 [Test Variable (s)] 框内。本例选中变量“X”放入 [Test Variable (s)] 框内；选中变量“分组”放入 [Grouping

Variable（s）]框内。

单击 Define Groups... 按钮，打开 [Define Groups] 对话框定义分组变量的取值（见图 7-58），在 Define Groups 对话框中：

⬭ Use specified values（使用指定值定义分组）栏

　　如果分组变量为分类变量，则选用此项。在Group1和Group2的两框内输入分组变量值，此变量可以是数值型变量（如1和2、3和4等），也可以是字符串型变量（如yes和no，male和female）。本例分别输入分组变量值为"1"和"2"，见图7-58（a）。

⬭ Cut point（分割点）栏

　　如果分组变量是连续变量，则选用此项，并在其后的矩形框中输入分割值，此值把数据分为两大部分，大于或等于此值的数据为一组，小于此值分为另一组。如果输入变量值21，表示所选变量大于等于21的变量值为一组，小于21的变量值为另一组，见图7-58（b）。

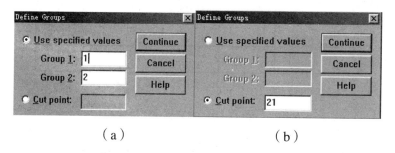

（a）　　　　　　　　　　　　（b）

图7-58　定义分组变量对话框二种状态

单击 Continue 按钮，返回主对话框。

单击 Options... 按钮，打开 [Options]（选择项）对话框（见图 7-59），它是用来确定可信度和控制缺失值的处理的。

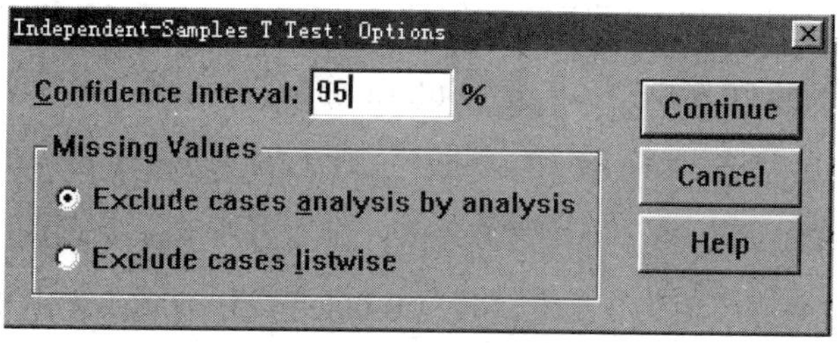

（图片）

图7-59　选项对话框

默认状态是给出差异标准误的95%可信区间，但用户可以输入1到99之间的数值以得到不同的可信区间。

缺省值（Missing Values）的处理方法有两种：

☐ Exclude cases analysis by analysis

带有缺失值的变量值，当它与分析有关时才被剔除。

☐ Exclude cases listwise

剔除在主对话框中Variables矩形框中列出的变量带有缺失值的所有个案，与分析无关不剔除。

单击 Continue 按钮，返回主对话框。

（3）提交 SPSS 计算：单击 OK 按钮，在结果输出窗口得到如下结果（见表7-12、表7-13）。

表 7-12　观察值描述表

Group Statistics

	GROUP	N	Mean	Std. Deviation	Std. Error Mean
X	1	12	120.00	21.388	6.174
	2	7	101.00	20.624	7.795

表 7-13　独立样本 t 检验

Independent Samples Test

		Levene's Test for Equality of Variances		t-test for Equality of Means						
									95% Confidence Interval of the Difference	
		F	Sig.	t	df	Sig. (2-tailed)	Mean Difference	Std. Error Difference	Lower	Upper
X	Equal variances assumed	.015	.905	1.891	17	.076	19.00	10.045	-2.194	40.194
	Equal variances not assumed			1.911	13.082	.078	19.00	9.944	-2.469	40.469

（4）结果分析：表7-12显示两组数据的均数（Mean）：120和101；标准差（Std. Deviation）：21.388和20.624；标准误（Std. Error Mean）：6.174和7.795。

表7-13显示方差齐性检验（Levene's Test for Equality of Variances）的结果：$F=0.015$，Sig.=0.905，$P>0.05$，可认为方差齐。独立样本t检验显示，在方差齐（Equal variances assumed）时的t值为1.891，Sig.（2-tailed）为0.076，$P>0.05$，因此尚不能认为两种饲料喂养大鼠后体重增加量有统计学差异。

2. 完全随机设计两样本率比较

在处理的各种变量或指标中，按其测量水平来看，可分为两类：一类是可以连续变化的（也可称为数值变量或定量资料）；另一类是表示属性的（也可称为分类变量或分类资料），如性别、年龄、文化程度、职业等。本章主要介绍由两个或多个分类变量在各水平组合的频数所产生的二维、多维分布表（称为交叉表）。两行两列表特称之为四格表；行数或列数大于 2，如有 R 行 C 列，称为 R×C 表，是医学研究中常见的资料类型。卡方检验（Chi-Square Test，χ^2 Test）是分析这类资料常用的假设检验方法，在 SPSS 中可以通过 Crosstabs 过程实现对这类资料的统计分析。

两行两列的二维交叉表称为四格表，是行 × 列表的最简单的形式。四格表资料的卡方检验主要用于两个样本率的比较，它的应用条件是：①n ≥ 40 且所有理论频数 ≥ 5 时用卡方检验；②当 n ≥ 40 但有理论频数大于等于 1 而小于 5 时，用校正的卡方检验；③n<40 或有理论频数 <1 时，不能用卡方检验，改用确切概率法。

例 7-3：在二乙基亚硝胺诱发大白鼠鼻咽癌的实验中，一组单纯用亚硝胺向鼻腔滴注（鼻注组），另一组在鼻注基础上加肌注维生素 B_{12}（鼻注 +VitB$_{12}$ 组），实验结果如表 7-14，问两组发癌率有无差别？

表 7-14　两组大白鼠发癌率比较

组别	发癌鼠数	未发癌鼠数	合计
鼻注组	52	19	71
鼻注+VitB$_{12}$组	39	3	42
合计	91	22	113

（1）建立数据文件"大白鼠 .sav"：变量"处理"代表各处理组，变量值"1""2"分别为鼻注组与鼻注 +VitB$_{12}$ 组。变量"结果"代表阳性结果与阴性结果，变量值"1""2"分别代表发癌鼠数与未发癌鼠数。变量"频数"代表所在的行列的实际频数（见图 7-60）。

	处理	结果	频数
1	1.00	1.00	52.00
2	1.00	2.00	19.00
3	2.00	1.00	39.00
4	2.00	2.00	3.00

图7-60　数据文件格式"大白鼠.sav"

（2）选取分析内容：从菜单中先对频数进行加权处理，单击 [Data → Weight Cases...] 命令，打开 [Weight Cases] 对话框。把变量"频数"放入 [Frequency] 栏中，单击 OK 按钮。

单击 [Analyze → Descriptive Statistics → Crosstabs...] 命令，打开 [Crosstabs] 主对话框（见图 7-61）。

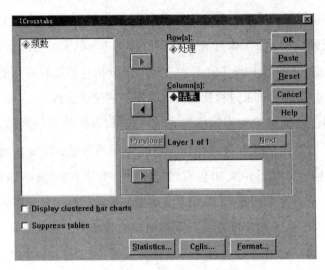

图7-61　Crosstabs主对话框

在左侧的源变量框中选择一个或多个变量进入 [Row (s)] 框，作为分布表中的行变量，所选的变量必须是分类变量。本例选择变量"处理"。

在左侧的源变量框中选择一个或多个变量进入 [Column (s)] 框，作为分布表中的列变量，所选的变量必须是分类变量。本例选择变量"结果"。

根据需要选择一个控制变量进入 Layer 1 of 1 框中，该变量决定频数分布表的层，如果需要增加另外一个控制变量，首先单击 Next 按钮，再选入一个变量，单击 Previous 按钮可以重新选择以前确定的变量。

☐ Display clustered bar charts　显示每一组中各变量的分类条形图

☐ Suppress tables　不输出多维交叉表，只输出统计量

单击 Statistics 按钮，打开 [Statistics] 对话框（见图 7-62）。

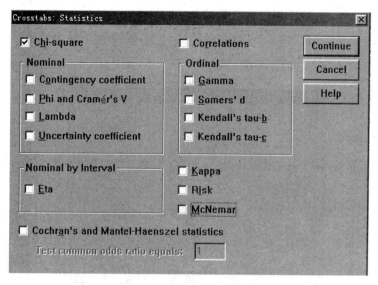

图7-62　选择统计量对话框

□ Chi-square　卡方检验

进行行、列变量相互独立的"Pearson chi-square test（皮尔逊卡方检验）" "Continuity Corrected Chi-square（连续校正卡方检验）" "Likehood ration chi-square test（似然比卡方检验）"，可用于对数线性模型的检验和 "Fisher's exactly test（费歇尔精确概率检验）"。在四格表中当：① n ≥ 40 且所有理论频数 ≥ 5 时用皮尔逊卡方检验；②当 n ≥ 40 但有理论频数大于等于 1 而小于 5 时用连续校正卡方检验；③ n<40 或有理论频数 <1 时，用费歇尔精确概率检验。

□ Correlations　计算相关系数

"Pearson" 相关系数用来检测两变量的线性相关程度；"Spearman" 相关系数用来检测秩序之间的关联。对于数值型变量，此项选择才有效。

Nominal 栏表示计算名义变量的统计量，共有四个复选项。

Ordinal 栏表示计算有序变量的统计量，共有四个复选项。

Nominal by Interval 栏表示计算一个名义变量，另一个为等间隔变量的检验。

□ Cochran's and Mantel-Haenszel statistics

可用于不匹配分层资料的分析，如按性别分为男女，按年龄可分为 20~39 岁、40~49 岁和 60 岁及以上等层，然后分析各层中暴露与疾病的关联。

□ Kappa　检验两个评估人对同一对象进行评估时是否具有一致性。

□ Risk　计算比数比

它应用于 2×2 联列表，可用于检验某事件发生和某因素暴露之间的关联性。

☐| McNemar 用于配对计数资料的差别的显著性检验。

单击 Continue 按钮,返回主对话框。在主对话框中,单击 Cells...,打开 [Cell Display] 对话框(见图 7-63)。

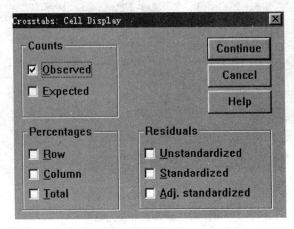

图7-63 Cell Display对话框

[Counts] 栏中的选项为输出计数的形式:

☐| Observed 输出实际频数(系统默认值)

☐| Expected 输出理论频数

[Percentages] 栏中的选项为输出表格百分比形式:

☐| Row 输出单元格中的数目占该行全部数目的百分比

☐| Column 输出单元格中的数目占该列全部数目的百分比

☐| Total 输出单元格中的数目占全部数目的百分比

[Residuals] 栏中的选择项为输出残差的形式。

根据需要勾选后,单击 Continue 按钮,返回主对话框。

(3)提交运行 [Crosstabs] 计算:单击 OK,在结果输出窗口得到如下结果(见表 7-15 ~表 7-17)。

表 7–15 数据处理概括

Case Processing Summary

	Cases					
	Valid		Missing		Total	
	N	Percent	N	Percent	N	Percent
处理 * 结果	113	100.0%	0	.0%	113	100.0%

表 7-16 处理 * 结果列联表

处理 * 结果 crosstabulation

Count

		结果		Total
		发癌鼠数	未发癌鼠数	
处理	鼻注组	52	19	71
	鼻注+VitB$_{12}$ 组	39	3	42
Total		91	22	113

表 7-17 卡方检验

Chi-Square Tests

	Value	df	Asymp. Sig. (2-sided)	Exact Sig. (2-sided)	Exact Sig. (1-sided)
Pearson Chi-Square	6.478[b]	1	.011		
Continuity Correction[a]	5.287	1	.021		
Likelihood Ratio	7.310	1	.007		
Fisher's Exact Test				.013	.008
Linear-by-Linear Association	6.420	1	.011		
N of Valid Cases	113				

[a] 表示仅用于 2*2 表

[b] 表示有 0 个格子的理论频数小于 5，最小理论频数为 8.18

（4）结果分析：表 7-17 显示最小格子的理论频数等于 8.18，因此 χ^2 =6.478，P=0.011<0.05，所以两组发癌率有差别，说明增加肌注维生素 B$_{12}$ 有可能提高大白鼠的鼻咽癌发生率。

3. 完全随机设计的两样本比较秩和检验

此又称成组设计两样本比较的秩和检验（两独立样本非参数检验，2 Independent Sample Test），两样本均数比较时，如果观察值一端或两端无确切数值，或数值变量资料不符合参数检验的条件，只能选用成组设计两样本比较的非参数检验。

（1）原始数据的两样本比较

例 7-4：某实验室观察局部温热治疗小鼠移植性肿瘤的疗效，以生存日数作为观察指标，各小鼠的实验结果如下，问两组小鼠生存日数有无差别？（生存日数不呈正态分布且一端无确切数据，不能用 t 检验，故采用用秩和检验。）

实验组生存日数（天）：10　12　15　15　16　17　18　20　23　90 以上

对照组生存日数（天）：2　3　4　5　6　7　8　9　10　11　12　13

①建立数据文件"生存日数 .sav"：建立变量名为"生存日数"和"分组"两变量。"分组"变量的变量值为"1"表示实验组，变量值为"2"表示对照组（见图 7-64）。

	生存日数	分组			生存日数	分组
1	10.00	1	12	3.00	2
2	12.00	1	13	4.00	2
3	15.00	1	14	5.00	2
4	15.00	1	15	6.00	2
5	16.00	1	16	7.00	2
6	17.00	1	17	8.00	2
7	18.00	1	18	9.00	2
8	20.00	1	19	10.00	2
9	23.00	1	20	11.00	2
10	90.00	1	21	12.00	2
11	2.00	2	22	13.00	2

图7-64　数据文件"生存日数.sav"

②选取分析内容：点击 [Analyze → Nonparametric Tests → Legacy Dialogs → 2 Independent Samples...] 命令，打开 [Two-Independent-Samples Tests] 主对话框（见图 7-65）。

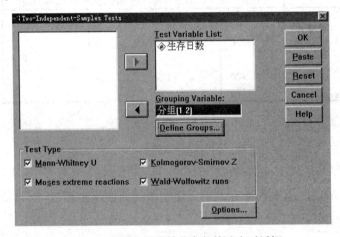

图7-65　两独立样本的非参数检验主对话框

检验方法（Test Type）栏包括：

☐ Mann-Whitney U

检验法应用最广（系统默认）。其基本思想是检验两抽样总体位置是否相同，它等价于 Wilcoxon 秩和检验及两组比较的 Kruskal-Wallis 检验。本例选取此复选项。

☐ Kolmogorov-Smirnov Z

该法的计算建立在两组累积分布最大差值的基础上。与 Wald–Wolfowitz runs 法思想相同，同时检验两抽样总体的位置及形状是否有差异。

☐ Moses extreme reactions

该法的基本思想是，在剔除了各 5% 的最大和最小值后，比较两组的极差是否相同。

□ Wald–Wolfowitz runs　该法是基于排秩后的游程检验。

将要检验的变量"生存日数"从左边的源变量框中选入 [Test Variable List] 框内。将分组变量"分组"从左边的源变量框中选入 [Grouping Variable] 的框内，单击 Define Groups... 按钮，打开分组变量值对话框（见图 7-66）。输入变量值"1"和"2"，单击 Continue 按钮，返回主对话框。

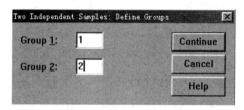

图7-66　定义分组变量值

单击 Options... 打开选项对话框，选择同图 7-59 相同的内容。单击 Continue 按钮，返回主对话框。

③提交 SPSS 计算：单击 OK，在结果输出窗口得到如下结果（见表 7-18 ～表 7-20）。

表 7-18　描述性统计

Descriptive Statistics

	N	Mean	Std. Deviation	Minimum	Maximum
生存日数	22	14.8182	17.7002	2.00	90.00
分组	22	1.55	.51	1	2

表 7-19　排秩结果

Ranks

	分组	N	Mean Rank	Sum of Ranks
生存日数	实验组	10	17.00	170.00
	对照组	12	6.92	83.00
	Total	22		

表 7-20 统计检验结果

Test Statistics[b]

	生存日数
Mann-Whitney U	5.000
Wilcoxon W	83.000
Z	-3.630
Asymp. Sig. (2-tailed)	.000
Exact Sig. [2*(1-tailed Sig.)]	.000[a]

a. Not corrected for ties.
b. Grouping Variable: 分组

④结果分析：表 7-18 显示一般描述统计量，如例数、均数、标准差、最小及最大值。表 7-19 显示各组秩次，试验组与对照组的平均秩次分别为 17 和 6.92，秩次之和分别为 170 和 83。表 7-20 显示统计检验，检验统计量 Mann-Whitney U =5.000，Wilcoxon W=83.000，Z=-3.630，$P=0.000<0.05$，精确概率 $P=0.000<0.05$。所以两组小鼠生存日数有显著的统计学差异。

（2）频数表资料或等级资料的两独立样本的检验：两样本均数比较时，如为等级资料或分组资料，只能选用频数表法非参数检验，并对各组或各等级下的频数进行加权处理。

例 7-5：就表 7-21 资料比较一般肝炎与重症肝炎患者血清胆红素（mg%）有无差别？

表 7-21 不同病情肝炎患者血胆红素含量

总胆红素（mg%）	人数（f）	
	一般组	重症组
<1	4	
1～	11	
5～	15	2
10～		10
15～		1
20～		4
25～		2

①建立数据文件"肝红素 .sav":变量"f"是人数;变量"g"是分组(变量值"1"为一般肝炎组,变量值"2"为重症组肝炎患者);变量"r"为总胆红素(mg%),"r"测定值 <1、1~、5~、10~、15~、20~ 和 25~ 分别赋值为"1""2""3""4""5""6"和"7"(见图 7-67)。

	r	f	g
1	1	4	1
2	2	11	1
3	3	15	1
4	3	2	2
5	4	10	2
6	5	1	2
7	6	4	2
8	7	2	2

图7-67 数据文件"肝红素.sav"

②对患者人数"f"加权:点击 [Data→Weight Cases…] 命令,打开 [Weight Cases] 对话框,对变量"f"加权。

其他步骤同同上,不再赘述。

(二)完全随机设计的多个样本比较

1. 完全随机设计的多个样本均数比较方差分析

成组设计中只有一个研究因素,此因素有 k(k ≥ 2)个水平(状态)。如在实验研究中,按完全随机设计原则将受试对象分配到一个研究因素的多个水平中去,然后观察实验效应;在观察研究(调查)中,按某研究因素的不同水平分组,比较该因素的效应。无论是实验还是调查,研究的目的都是比较不同水平下各组平均值之间的差别是否有统计学意义,这种多个样本均数的比较可用单因素方差分析(One-Way ANOVA)。

例 7-6 某职业病防治院对 31 名石棉肺矿工中的石棉肺患者、可疑患者及非患者进行了用力肺活量(L)测定,结果如下。问三者用力肺活量有无差别?

石棉肺患者:1.8 1.4 1.5 2.1 1.9 1.7 1.8 1.9 1.8 1.8 2.0

可疑患者:2.3 2.1 2.1 2.1 2.6 2.5 2.3 2.4 2.4

非患者:2.9 3.2 2.7 2.8 2.7 3.0 3.4 3.0 3.4 3.3 3.5

(1)建立数据文件"用力肺活量 .sav"(见图 7-68)。其中变量"x"是用力肺活量(L);变量"group"是分组变量(不同水平),其变量值"1"为石棉肺患者,"2"为可疑患者，"3"为非患者。

	x	group				
1	1.80	1.00		17	2.50	2.00
2	1.40	1.00		18	2.30	2.00
3	1.50	1.00		19	2.40	2.00
4	2.10	1.00		20	2.40	2.00
5	1.90	1.00		21	2.90	3.00
6	1.70	1.00		22	3.20	3.00
7	1.80	1.00		23	2.70	3.00
8	1.90	1.00		24	2.80	3.00
9	1.80	1.00		25	2.70	3.00
10	1.80	1.00		26	3.00	3.00
11	2.00	1.00		27	3.40	3.00
12	2.30	2.00		28	3.00	3.00
13	2.10	2.00		29	3.40	3.00
14	2.10	2.00		30	3.30	3.00
15	2.10	2.00		31	3.50	3.00
16	2.60	2.00				

图7-68 数据文件"用力肺活量.sav"

（2）选取分析内容：单击 [Analyze → Compare Means → One-Way ANOVA...] 命令，打开 [One-Way ANOVA] 的主对话框（见图 7-69）。

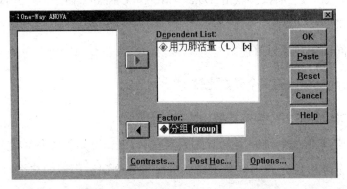

图7-69 One-Way ANOVA 主对话框

将要分析的一个或多个数值变量型变量从左边的源变量框中选入 [Dependent List] 框内，本例选用"用力肺活量（L）"。将分组变量选入 [Factor] 框内，本例选取分组变量"group"。单击 OK 即可获得默认的统计分析。

单击 Post Hoc... 按钮，打开 [Post Hoc] 对话框（见图 7-70）。

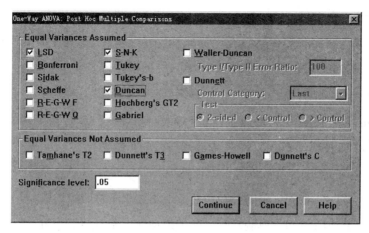

图7-70　验后多重比较对话框

验后多重比较（Post Hoc Multiple Comparisons）共有 18 种不同的检验方法。

在 Equal Variances Assumed（假定方差是齐性的）栏有 14 个复选项：

☐ LSD（Least-significant difference）　用最小显著法进行两两比较

　　用 t 检验对各组间均值进行配对比较，对多重比较的误差率不进行调整。

☐ Bonferroni（LSDMCD）　用修正最小显著法进行两两比较

　　用 t 检验对各组间均值进行配对比较，通过设置每个检验的误差率来控制整

　　个误差率。

☐ Sidak（Sidak 法）　计算 t 统计量进行多重配对比较

　　可以调整显著性水平，比 Bonferroni 方法的界限小。

☐ Scheffe（谢佛检验法）　对所有可能的组合进行同步进入的配对比较

☐ R-E-G-W F（Ryan-Einot-Gabriel-Welsch F 法）　用 F 检验进行多重比较检验

☐ R-E-G-W Q（Ryan-Einot-Gabriel-Welsch range test 法）　在 Studentized Range 分

　　布下进行多重比较

☐ S-N-K(Student-Newman-Keuls 法）　默认 $\alpha=0.05$，用 Studentized Range 分布进

　　行所有均值间的配对比较

☐ Tukey(图基法、可靠显著差异法）　用 Student Range 分布进行所有均值间的配

　　对比较，用所有配对比较误差率作为实验误差率

☐ Tukey's-b(图基 B 法）　用 [Student Range] 分布进行所有均值间的配对比较，其

　　精确值为前两种检验相应值的平均值

☐ Duncan（邓肯法）　指定一系列的 t 化极差值，逐步进行计算比较得出结论

□ Hochberg's GT2（Hochberg 法） 用正态系数进行多重比较

□ Grabriel（Gabriel 法） 用正态标准系数进行多重比较

□ Waller-Duncan（娃尔 - 邓肯法） 用 t 统计量进行多重比较检验

□ Dunnett（邓尼特法） 用多个处理组与一个对照组配对比较

选定此法后激活下面的 [Control Categories] 框，选择对照组，有两个选项 [Last] 和 [First]。在 [Test] 框内选择检验的单双侧：

◉ 2-side 双侧检验，默认选项

◉ <Control 单侧检验，处理组均数小于对照组均数

◉ >Control 单侧检验，处理组均数大于对照组均数

在[Equal Variances Not Assumed]（假定方差不齐）栏中有四个复选项：

□ Tamhane's T2（T2法） 用 t 检验进行配对比较

□ Duneet's T3（T3法） 用 t 化最大值下的配对比较

□ Games-Howell（Games-Howell 法） 方差不具齐次性时配对比较

□ Dunnett's C（邓尼特 C 法） 用 t 化极差下的配对比较

本例选用常用的三种方法为 LSD、S-N-K 及 Duncan 法。

单击 Continue 按钮，返回主对话框。

单击 Options... 按钮，打开方差分析选择项对话框（见图 7-71）。

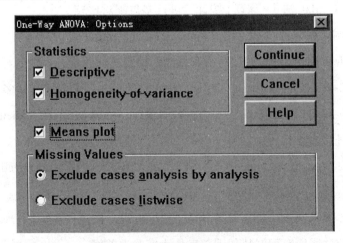

图7-71 选项对话框

在 Statistics（统计量）栏：

□ Descriptive 显示描述性统计量

□ Homogeneity-of-variance 计算 Levene 统计量进行方差齐性检验

□ Mean Plot（均数分布图形） 根据各组均数描绘出因变量的分布情况

在 [Missing Values]（缺失值）栏有：

⚪ Exclude cases analysis by analysis

统计分析时，根据缺失值是因变量还是自变量，将含有缺失值的观测量从有

关分析中剔除。

⚪ Exclude cases listwise 对含有缺失值的观测量从所有分析中剔除

本例选取 [□ Descriptive] 及 [□ Homogeneity-of-variance] 复选项，单击 Continue，
返回主对话框。

（3）提交 SPSS 运算：单击 OK，在结果输出窗口得到方差分析结果（见表
7-22～表 7-26）。

表 7-22 描述性统计分析结果

Descriptives

用力肺活量（L）

	N	Mean	Std. Deviation	Std. Error	95% Confidence Interval for Mean		Minimum	Maximum
					Lower Bound	Upper Bound		
石棉肺患者	11	1.7909	.2023	6.098E-02	1.6550	1.9268	1.40	2.10
可疑患者	9	2.3111	.1833	6.111E-02	2.1702	2.4520	2.10	2.60
非患	11	3.0818	.2926	8.823E-02	2.8852	3.2784	2.70	3.50
Total	31	2.4000	.6000	.1078	2.1799	2.6201	1.40	3.50

表 7-23 方差齐性检验结果

Test of Homogeneity of Variances

用力肺活量（L）

Levene Statistic	df1	df2	Sig.
2.852	2	28	.075

表 7-24 方差分析检验结果

用力肺活量（L）

	Sum of Squares	df	Mean Square	F	Sig.
Between Groups	9.266	2	4.633	84.544	.000
Within Groups	1.534	28	5.480E-02		
Total	10.800	30			

表 7-25　多重比较的最小显著法检验结果

Multiple Comparisons

Dependent Variable: 用力肺活量（L）

	(I) 分组	(J) 分组	Mean Difference (I-J)	Std. Error	Sig.
LSD	石棉肺患者	可疑患者	-.5202*	.1052	.000
		非患	-1.2909*	9.982E-02	.000
	可疑患者	石棉肺患者	.5202*	.1052	.000
		非患	-.7707*	.1052	.000
	非患	石棉肺患者	1.2909*	9.982E-02	.000
		可疑患者	.7707*	.1052	.000

*. The mean difference is significant at the .05 level.

表 7-26　多重比较的 SNK 法及邓肯法检验结果

用力肺活量（L）

	分组	N	Subset for alpha = .05		
			1	2	3
Student-Newman-Keuls a	石棉肺患者	11	1.7909		
	可疑患者	9		2.3111	
	非患	11			3.0818
	Sig.		1.000	1.000	1.000
Duncan a, b	石棉肺患者	11	1.7909		
	可疑患者	9		2.3111	
	非患	11			3.0818
	Sig.		1.000	1.000	1.000

Means for groups in homogeneous subsets are displayed.

a. Uses Harmonic Mean Sample Size = 10.241.

b. The group sizes are unequal. The harmonic mean of the group sizes is used. Type I error levels are not guaranteed.

（4）结果分析：表 7-22 显示描述性统计量，输出结果为组别、各组例数（N）、各组的均数（Mean）、标准差（Std. Deviation）、标准误（Std. Error）、均数 95% 可信区间的下限（Lower Bound）和上限（Upper Bound）、最小值（Minimum）和最大值（Maximum）。

表 7-23 显示单因素方差齐性检验结果，方差齐性的概率为 0.075。可认为方差齐（$P > 0.05$）。

表 7-24 显示方差分析的结果：F=4.517，Sig. 为 0.000，$P < 0.05$，故可认为三组矿工用力肺活量不同。

表 7-25 显示多重比较的最小显著法检验结果：三组中每两两组间都有显著性差别。（两组间有显著性差别的用 * 表示）。

表 7-26 显示 SNK 法与 Duncan 法结果：把差异没有显著意义的组列在同一列里，没有列出可认为各组之间均数均有显著意义。结论与 LSD 法相同。如果均数有在同一列里，说明该两均数间没有差别。

假如多重比较几种方法所得结论不一致时，需要研究者在设计阶段根据研究目的或专业知识选取不同的方法。如果决定某些均数间的两两比较，常见于事先有明确假设证实性实验研究，如多个处理组和一个对照间的比较，处理后不同时间与处理前的比较，此时宜选用 LSD 法和邓肯法，LSD 法常用于研究者侧重减少第二类错误，邓肯法常用于侧重减少第一类错误。如果每两两间都进行比较时，通常选用 SNK 法。

2. 完全随机设计的多个样本比较卡方检验

在行×列表中格子的理论数不能小于 1，并且 $1 \leq T \leq 5$ 的格子数不超过总格子数的 1/5。如不满足条件时有三种处理方法：①增大样本例数使理论数增大；②删除理论数太小的行或列；③将理论数太小的行或列与性质相近的邻行或列合并使理论数增大。

例 7-7 某省观察三个地区的花生污染黄曲霉毒素 B_1 的情况（表 7-27），问三个地区花生污染黄曲霉毒素有无差别？

（1）建立数据文件"黄曲霉.sav"。建立变量"地区"的行变量，变量值"1""2""3"分别代表甲、乙、丙三个地区；变量"结果"的列变量，变量值"1""2"分别代表未污染数、污染数。变量"检样数"代表所在行列的实际频数。

数据文件格式的图示类似于四格表，在此不再列出。

表 7-27　某省花生的黄曲霉毒素 B_1 污染率

地 区	检验的样品数	
	未污染	污染
甲	6	23
乙	30	14
丙	8	3
合 计	44	40

（2）选择分析内容：步骤与四格表卡方检验相同。

（3）提交运行 [Crosstabs] 计算：单击 OK，在结果输出窗口得到如下结果（见表 7-28～表 7-30）。

表7-28 数据处理概况

Case Processing Summary

	Cases					
	Valid		Missing		Total	
	N	Percent	N	Percent	N	Percent
地区 * 结果	84	100.0%	0	.0%	84	100.0%

表7-29 地区×结果列联表

地区 * 结果 Crosstabulation

Count

		结果		Total
		未污染	污染	
地区	甲	6	23	29
	乙	30	14	44
	丙	8	3	11
Total		44	40	84

表7-30 卡方检验结果

Chi-Square Tests

	Value	df	Asymp. Sig. (2-sided)
Pearson Chi-Square	17.907[a]	2	.000
Likelihood Ratio	18.755	2	.000
Linear-by-Linear Association	14.315	1	.000
N of Valid Cases	84		

a. 0 cells (.0%) have expected count less than 5. The minimum expected count is 5.24.

（4）结果分析：表7-30卡方检验的结果来看，χ^2=17.907，P =0.000<0.05，按 α =0.05 的水准拒绝 H_0，接受 H_1，故可认为三个地区的花生黄曲霉毒素 B_1 污染率不相等，有地区性差异。

第八章　中医临床科研开题报告

对于中医临床型研究生来说，科研过程中的主题和方法选择与学术型研究生不一样，其开题报告所要表达的内容与临床上资料的收集和统计方法息息相关，它应用性的部分更加突出。

第一节　开题报告的主要内容

一、中英文摘要

中英文摘要（约200字）应该是独立的，充分展现本文的创新之处。一般包括四个部分，即目的、方法、结果和结论，以及各部分的相应标题。更频繁地使用第三人称写作，尽量避免"这个""我们"等字眼。英文摘要尽可能使用被动语态。抽象的句子应该很简单，主语和谓语应该适当地匹配。

二、课题立项依据

课题的选题依据包括项目研究背景、国内外研究现状与分析、研究的目的与意义。研究背景也被称为问题，它是基于现实的。国内外的研究现状和分析主要是文献综述的一部分。

三、课题研究内容

研究内容一般包括三部分：研究对象、研究问题和研究方法。研究内容是研究课题需要解决的科学技术问题的具体化。医学研究的研究对象往往是动物、人类或人群。医学研究问题的针对性很强，通常包含需要测试的相关指标。医学课题的研究方法多种多样，应用最广泛的方法是流行病学方法。在选择统计方法时，我们必须特别仔细地考虑，因为选择正确的统计方法是提高结果的说服力和可信度的关键。严格的规范性科学研究必须得到严格的规范性方法的支持。

四、课题研究的技术路线

主题研究的技术路线是整个研究的实验方法和具体步骤。在医学方面，许多图表被用来使其看上去更加简洁明了。先进、可行的技术路线在很大程度上决定了研究项目的价值，也关系到研究的及时性和结果的准确性和可靠性。

五、初步研究基础或预实验结果及可行性分析

初步研究基础包括当前项目所在的研究阶段，准备工作情况和现状（包括人员，设备等），相对较长。因此，为了获得理想的研究结果，预实验是不可或缺的关键环节，可以对整个研究项目的长期目标做出更准确的判断。项目的可行性分析也主要是综合以上两点对整个科研课题进行综合评价，包括所获得的研究成果、研究人员的学术背景和研究经验，完成项目的技术支持，以及软件和硬件支持。

六、拟解决问题的关键问题和解决方案

课题中的关键问题和主要措施涉及整个研究过程中出现的关键问题、关键点和难点，以及对这些问题做出科学的评估和判断，并提出解决方案及具体措施。

七、课题研究计划进度

本项目的研究进度包括本项目研究的时限，不同阶段的研究任务（必须指定起止时间）和预期成果，不同学期的研究日程安排等。最后，还应要求研究生在开设问答评估过程中为此课题编制预算。

第二节　开题报告的注意事项

一、做好开题报告的知识储备

（一）恰当选择科研课题

科研选题的正确与否关系到科研的成败，选题应遵循以下原则：一般应在本学科范围内；导师指定命题或提出若干命题，由研究生自选一个，也可安排研究生参加导师所做课题的部分工作（约束性课题）；如果研究生拥有更多的知识储备和更多的兴趣，他们也可以自选课题（非约束性课题）；选题时要考虑学习时间短，经验不足，设备、技术力量、资金缺乏等因素，服从导师的整体布局；题目的大小要适当，难度要适中，太大则任务太难完成，太小则不能达到学位要求；应该充分了解课题的经费、时间和预期结果。

（二）广泛查阅相关文献

科研设计的前提是大量阅读有关文献，只有充分认识国内外相关领域的新动态和新发展，才能掌握前人的成果，吸取前人的经验教训。找到课题设计的科学基础和思路，选择自己的切入点，并避免不必要的重复。

在广泛的文献资料中，想要准确快速地找出主题的相关信息，需要注意以下几点：选择与主题相关的内容，注意其中所包含的作者、组织和杂志的权威性，特别是著名专家学者的作品；阅读原始文档，正确理解网络资料与书刊之间的关系，即网络资料较之书刊有其局限性和滞后性；重视文献资料的积累，特别要关注论文中的重要论点、中心思想、主要实证材料和科学思维方法；应在整个科研过程中进行文献获取，不断吸取新进展和新知识，及时补充，完善和更新项目内容；阅读相关书籍时，建议先阅读序言和目录，然后确定浏览范围或精读；论文首先要看摘要，然后筛选和深入阅读具有更大参考意义的文章。

二、认真写好开题报告

（一）课题的研究现状是其科学性和创新性的基础

科学研究项目的科学性是指在已知的科学理论和技术的基础上，以他人取得的成就为基础，对一个或多个方面进行深入探索。创新意味着在已知科学理论和技术的基础上进行创新，包括新材料、新方法、新发现、新想法等。研究生只有广泛阅读相关文献才能充分了解该领域的新进展和研究现状，进而分析该课题的科学基础，并提出创新思路。

写得好的开题报告通常伴随着一个或几个相关的文献综述。文献综述是指围绕某一主题收集一定时期内的大量文献，并在深入了解国内外新发展的基础上，对选定数据进行分析、综合、归纳和审查后编写的文章。

研究现状是基于回顾并选择与研究课题密切相关的内容，解释课题设计的依据、研究的目的和意义，并提出自己的创新点。

（二）项目技术路线是可行性和可靠性的基础

项目的技术路线是开题报告的重要组成部分。技术线路的主要内容包括：①选定的动物物种、标准和来源（如果临床问题应说明所选人群的来源、标准和基本条件）；②各种关键试剂的来源；③实验方法的过程及关键步骤；④标本的采集及处置方法；⑤测试结果判断，数据收集和处理方法；⑥各种指标的检测单位或人员。以上内容应解释其理论依据并附上参考文献。

应该注意的是，只要数据和图表在实验完成后填入，一篇好的开题报告实际上就是论文的原型，或者根据实验过程中的一些变化，稍作修改就可以成为一篇好论文。

（三）撰写开题报告常见的问题

1. 开题报告与科研标书互相混淆

开题报告与科研标书之间的混淆是研究生撰写开题报告时普遍存在的现象。实际上，开题报告和科研标书有相似之处，但有所不同。科研标书的撰写方法将在第六节中进行阐述。

2. 对中医基础理论的解释太少

中医基础理论是中医学和中西医结合专业研究生毕业论文和开题报告的重要内容

之一。开题报告应突出强调的中医基础理论包括：①课题的中医理论基础；②辨证施治的原理；③理、法、方、药的依据；④继承和推动中医理论和临床实践的意义和实践价值。

3. 技术线路的陈述太粗糙

（1）动物模型的选用依据不足：以动物模型为研究对象的课题，在开题报告中常常只介绍使用的动物和简单的建模方法，有的甚至只写出用某种方法复制的动物模型的名称。应该指出的是，这种表达对于科学论文是可行的，因为使用该模型的实验已经产生了适当的结果。而开题报告是提出一个需要被采纳的动物模型，因此应该以广泛介绍模型的类型、特点和适用性为基础，并阐明选择其中一种模型的依据。请务必附上原始文件以供专家参考，并确保能成功建立模型。

（2）实验分组命名不当：一些开题报告没有标准的实验动物名称，而是以英文字母代码命名，如 A 组（正常对照组）、B 组（模型组）、C 组（×× 大剂量组）、D 组（×× 中剂量组）、E 组（×× 低剂量组）、F 组（×× 药组或对照用药组）；还有使用罗马数字或英文字母名称，这些对读者随时了解、阅读实验方法及内容是非常不方便的，最好能在圆括号中标注组名。

（3）检测指标的针对性不够强：开题报告应以对课题研究各项指标的意义和实践范围的认识为基础，指出选择这些指标的依据和意义（除常用指标外）。有些公开报告列出了很多测试指标，但没有说明选定指标的依据或意义，有些则只是标注"×× 意义参见其临床意义"。事实上，作者自己并没有说清楚，甚至不知道为什么或如何选择。

（4）实验过程太简单：关于实验研究的一些开题报告，对如剂型的选择和依据、药物的浓度和剂量、途径的选择和依据、给药的时间和方法、选择处置场所、时间和方法（包括血液或组织、血清或血浆、组织匀浆或组织切片等）、数据收集和处理方法及结果判断依据等，描述非常简单，审阅者无法根据他的报告提出建议或意见。

（5）检测项目盲目追求大而全：开题报告选择的检测项目应根据国内外的进展情况，在预实验的基础上，自行列出，明确项目基础，然后请专家提出建议。但是，一些开题报告既没有做预实验，也没有针对性的检测项目，导致其实验方法、检测指标和设计的预期结果通常都是纸上谈兵。

4. 其他被忽视的"细节"

（1）书写体例不规范：开题报告（或论文）的撰写体例一般可以分为两类：一种是中文体例，如一、，（一），1.；另一种是英文体例，如 1，1.1，1.1.1，1.1.1.1，每项都顶格。在同一篇文章中，不应该同时使用两种风格的体例。

（2）英文缩写不恰当：首次出现缩写时应同时写出相应的中文名称及英文全称，如成纤维细胞生长因子（fibroblast growth factor，FGF）。

（3）语言文字较粗糙：首先，阅读没有小标题的整个研究报告或讨论部分的研究现状似乎非常费力；其次，整篇文章无页码，使人无从查阅；最后，病句、错字太多。

第三节　课题论证

课题论证是指评估选定主题和主题的初步构想的过程，主要问题需要进行两次演示。用通俗的话来说，就像提出一个论点，给出整体的想法或结构，并用简明的语言表达想要展示的主题。

一、对研究课题的论证

对课题的论证包括：课题立题依据，课题研究的基本内容，重点和难点及国内外同类课题的研究现状；本课题的研究方法，理论意义和现实意义。

二、对课题实施和完成条件的论证

对课题实施和完成条件的论证包括：负责人的研究水平，组织能力和时间保证；参加者的研究水平和时间保证；数据设备，科学研究方法，研究组人员分工，以及该单位提供的资金。

第四节　开题后修改

为了保证毕业论文的质量和标准的论文启动程序，以及便于研究生在开题后对论文进行修改，制定了以下规定：

1.修改论文题目指开题报告的研究内容和论文内容与现有论文题目不相符，需要重新修改。论文开题后，一般不允许论文题目改变。若重新选择标题，必须在开设学位点后将该主题提交给研究生院备案。若修改论文题目并重新开题，应及时向研究生院报告。

2.从论文开题到论文研究阶段开始的时间不超过一年；从论文开始至论文答辩，其间的论文研究阶段不少于一年。

3.论文内容是否与开题内容一致是研究生期中考核的重要内容。

第五节　科研标书的撰写

一、科研标书与开题报告的关系及特点

科研标书的撰写基于开题报告，并有以下特点：国内外有关新的研究进展要比开题报告更加广泛和深入；突出项目实施过程中的具体技术路线；充分考虑项目完成的有利条件、遇到的困难和解决方案，并客观分析项目完成的难度，努力获得专家或同事的帮助，积极寻求解决方案。

科研标书的写作需要密切关注与研究相关的话题，阐述国内外相关研究进展，并提出科学证据、理论意义和实用价值。在科学研究招标中，只需要更加一般地设计检测指标，列出有利的宏观条件，并提出争取科研经费的方法。

医学研究项目是指为探索医学问题提出想法和方案的基础研究单位，提出目标并设计实施计划和措施。撰写科学研究计划（招标）是医学研究中最重要和最初的阶段，因为招标文件可以清楚地说明研究项目及其实施步骤的理论基础。

撰写一份完整的标书的意义在于：首先陈述研究者想要研究的问题；鼓励研究人员在研究开始前准备详细的研究计划；请研究人员详细阐述整个研究过程；对所有科学参与者发挥指导作用，提醒研究人员及其导师（合作者）及时了解研究是否偏离了原来的目的；帮助研究人员监测科学研究过程。

全面竞标不仅是优秀科研人员科研能力的集中体现，也是保证科研项目顺利实施的重要指导手册。高质量的临床研究招标将基于临床科学思维方法、文献检索和评论、临床研究设计和临床数据。在标书的指导下进行数据收集、数据汇编和统计分析，并编写临床论文，可以检查临床医师的临床研究能力。

二、科研标书撰写的常见问题

（一）项目名称

1.字数过多，如"心脏移植后血管内皮生长因子基因转染的骨髓间充质干细胞促进心肌缺血大鼠心脏功能的评估"。项目名称是投标中心内容的简介，因此要提纲挈领，不可过长，可改为"大鼠骨髓间充质干细胞移植 VEGF 基因治疗实验性心肌缺血的研究"。

2.题目过小，如"IL-24 抑制肝癌细胞的探索性实验"。IL-24 除了有对肿瘤细胞抑制的作用之外，还可以促进细胞凋亡并杀死细胞。题目太小的话题限制了研究的范围，使得整个科学研究设计过于简单。

3.表达不具体，如 在上述例子中，没有描述肝肿瘤细胞或特定癌细胞系的细胞起源，并且"探索实验"似乎不够正式。标题可以改为"IL-24 对肝癌细胞系 Bel-7402 作用的研究"可能更为具体、贴切。

4.不恰当的表达名称会导致人们误解研究者的意图，如"大鼠哮喘模型中克拉拉细胞和分泌蛋白的表达"，根据其内容可改为"克拉拉细胞气道重塑效应及其在哮喘中分泌蛋白表达的实验研究"。

5.标题前后不一致，缺乏书写的严谨性。

6.书写格式上有误。 如果名称较长，则该行必须在下行开始时断开。

（二）项目摘要

1.字数太少，无法清晰地描述研究现状和研究的总体思路，如"它是从 MSC 中分离出来的，并用作基因的细胞载体，通过阳离子脂质体法转移血管内皮生长因子的靶基因。自体移植治疗缺血性心脏病合并细胞移植和基因治疗有望为冠心病患者的临床治疗和康复提供一种新的更好的方法"。摘要是对整个标书内容的高层次总结，应该说明研究的现状、项目的意义、项目的设想及预期的结果。

2.研究对象不明确，如在上面的例子中，主题是一只老鼠，但是研究的意义被写成了"为……患者的临床治疗和康复……"，可改为"为冠心病的治疗和康复提供理论和实验证据"。

3.一般性描述过多，"头重脚轻"，如用大量的篇幅来形容国内外研究内容过多，只用一两句话来介绍自己的研究内容。

4.研究意义不清晰，叙述不明确，如"如果这个实验能够证明一种基因对肝癌细胞的作用并阐明其作用机制，那么它将为肝癌基因治疗提供更先进的临床理论依据"，可改为"利用某种技术研究基因对肝癌细胞的作用，探讨其发生机制，为肝癌基因治疗提供理论依据"。

5.标书中出现错别字，误用标点符号等，如干细胞被写成"对细胞"。

摘要的常规写作思路可概括如下：①首先用3～4个句子描述研究或研究问题的状况，如"……已成为研究的热点，然而……机理（机制）尚未明确""……已广泛应用于……，但在……方面的研究有待于进一步深入"。②使用2～3个句子总结以前研究中的新发现和现在研究的总体思路。如"申请者在前期研究中发现……，已经（拥有……材料，或克隆出……）""本课题拟通过（采用）……分析（筛选）……，研究（获得）……，阐明（明确、揭示）……机理"。③用1~2句话明确研究的意义和价值，如"对……具有重要的理论意义与实际价值""为……提供理论与实验依据"。

（三）立项依据

这部分实际上是一个小评论，确定哪些问题已经解决，哪些问题尚未解决，以及研究准备解决哪些问题，实事求是、思路清楚地说明这个课题的科学理论的来源、形成、原因和创新，字数要求在2000字以内。在我们的调查中，立项依据不足的问题有以下几方面：

1.立项依据过于简单，如为了研究向心性压迫和缠结对中风患者肩手综合征的治疗效果，在列举患者的一些症状后，只说中央压缩卷曲是促进血液回流到近端和使肿胀消失。同时，给予受影响的身体感官刺激以促进患者本体感觉的恢复。只用一两句话来描述人们必须做的研究。

2.没有正确提出科学问题，比如只描述了别人的研究。正确的做法是总结他人的研究成果，解释问题，然后提出自己的科学假设。

3.话语不充分，如对研究现状的过度描述，以及关于该研究主题的关键问题讨论太少。如研究IL-1β与2型糖尿病之间的关联，用很大篇幅描述免疫与糖尿病之间的关系，仅在研究结束时使用一个句子描述想要做的研究。

4.叙述与本研究不相关的问题，如研究药物对窒息后肾损伤的保护作用，但文中也写道"为保护缺氧缺血性脑损伤提供理论和实验证据"。

5.书写格式有误，如英文格式、标点符号格式不统一；开始出现英文缩写时不带有完整的英文名称，如"对MACC-1基因进行了研究"，但整篇文章没有完整的英文名称，并且没有相应的中文解释。

6.引用文献未指明出处，参考文献的格式和标点符号不正确。常用的期刊参考文献格式为："作者. 标题 [文档类型]. 杂志名称，年份，卷（期）：页码."如果作者人数超过3人，则只列出前3名，并使用"等"或"et al"连接。常用文献类型标志有：书籍 M，会议记录 C，期刊 J，学位论文 D，报告 R，专利 P 等。不同的出版商对参考文献格式的要求稍有不同，可以根据具体要求进行调整。

医学相关科研项目的立项依据的写作一般模式可概括为：①"突破性问题"可以从与某病相关的公共卫生问题开始，并可引入相关的流行病学数据，如疾病发病率、死亡率、经济损失等，都可以作为项目的依据。然后可以引入对该主题的相关指导，这可能是预防、诊断或治疗的一个或多个方面，并且存在尚未确定的问题。②国内外的研究现状可以由远及近的时间顺序来描述，并且（或者）进行横向比较，如叙述在学术上有哪些不同的观点和学派。在肯定前人研究成果的同时，提出其尚未解决的关键科学问题，并且此问题是这个项目打算解决研究的问题。③根据重大科学问题，可以引用文献中的证据和申请人以前的研究基本技巧，并提出一个"科学假设"。④围绕"科学假说"，从病理学、分子学、细胞学、动物实验等方面阐述研究思路，并指出研究工作的意义或应用前景。不要盲目使用"国内第一""国际水平""填补空白"等不严肃或不科学的词语。

（四）项目的研究内容、研究目标和拟解决的关键科学问题

1.研究内容需要解释所提出的科学问题的哪些方面需要从哪些角度展示哪些范围，研究哪个层面及每个方面的哪些部分可供选择。

2.将研究目标误写为研究结果，如预计发表几篇论文，并将申请几项课题。研究目标是说明研究的理论意义、学术价值、直接或潜在的应用价值，以及可能的社会和经济效益等。提出的研究目标应该是具体和量化的，不应该过度。

3.将关键的科学问题误认为是需要解决的关键技术问题，如在实验过程中遇到的困难、使用高端仪器等。要解决的关键科学问题应该是整个研究需要解决的主要科学问题，重点应放在"科学"上。

（五）研究方案和可行性分析

一般研究计划包括与研究内容相关的实验方法、技术路线和关键技术。根据实验内容、实验条件、操作步骤和数据处理可以分段描述，指出使用哪些实验方法来实现

哪些实验目标及获得哪些实验结果。关键技术是整个研究过程中的主要技术环节，撰写这部分时存在的问题有：

1.大多数没有流程图。

2.处理因素不明确，如：为了研究药物对小鼠哮喘模型的治疗效果，仅描述了药物的用途，并没有说明药物的用量和给药方法。

3.受试对象信息不明确，如：在病例对照研究中，随机选择汉族人群作为研究对象，但没有说明研究人群所在地区，即城市还是农村，以及受试者的年龄。

4.对照设计不合理，如：在病例对照研究中，研究样本数量差异很大，对照组40例，实验组160例。正确的分组应该为，两组中的样本量应该大致相等。

5.对采用的方法不熟悉，甚至发生错误，如：一些研究者将实时荧光定量PCR（Real time PCR）与逆转录PCR（RT-PCR）混淆。

6.对关键技术叙述不恰当，如：为了研究药物对实验性肝损伤的作用，关键技术描述如下："荧光定量RT-PCR时排除RNA酶的影响。"这是检测方法的关键，而不是研究技术的关键。

（六）本项目特色及创新之处

1.大多数人没有提出科学问题，也没有提出创新点。创新点包括新的发现、新思想、新理论、新技术、新材料等，并且应该关注科学问题。

2.创新点阐述模糊、空泛或夸大，如"将基础实验研究与临床实践相结合，放弃传统的基础研究，而不是将其应用于临床实践""这项研究在国内外尚未见报道"等。

为了突出项目的特点，可以从主题、设计、方法和技术路线等方面加以阐述。可直接点题，如"通过……方法／技术，研究……，建立……的关系，探索……的规律"。

（七）年度研究计划及预期研究结果

1.第一年的研究计划是为了回顾数据，准备实验材料等而编写的，标书的书写是建立在此基础上的。年度研究计划主要反映项目的研究进展和工作安排，可结合研究计划具体列出。

2.研究计划过于简单。一般情况下，研究的阶段可以根据项目中代表性研究内容的预计完成时间进行划分。

3.将研究的预期结果与研究方案混淆。预计研究结果包括结果的内容、形式、数量等，如提议发表多篇论文、申请专利、建立和完善技术方法或理论等。

第九章　中医临床科研论文的撰写

第一节　撰写科研论文的意义

一、对整体人类社会的意义

从人类整体层面来看，科学论文与人类的生老病死及衣食住行等各个方面都有极其密切的关系。Aceto（2003）曾言：科学论文不仅能够增长人类某些领域的知识，并且科学论文也对人类社会做出了巨大的贡献。法国创办的第一部科学杂志可以追溯到1658年，这三百多年来无数事实也证实了这种论断。而且这种科学贡献于人类的事例数不胜数，在人类社会发展过程中更是比比皆是。无论是晶体管的发明问世，还是DNA双螺旋结构的发现、分子生物学的创立、互联网的出现等都与科学和科学论文有着密切相关性。

首先，我们用计算机和互联网为例证来加以说明。20世纪世界一个极为重要的科学成果就是数字计算机和互联网的问世及发展应用。如果把"视窗（Windows）"作为20世纪最伟大的产品之一及比尔·盖茨最杰出的作品，应该不会有人否认，因为它真的可以说是科技界的一次伟大的革命性创举。这个不可思议的神奇"窗口"改变了这个错综繁杂的世界上人们的生活和工作的方式。这一创举不仅使比尔·盖茨成为世界上最年轻的亿万富翁，并蝉联了12年的世界首富宝座，从此也成为无数青年人心目中的偶像，被誉为"坐在世界之巅的人"。但是，换个角度想一想，如果没有当初成千上万的研究者致力于钻研这个领域，如果没有不计其数的论文发表，那么，现代计算机和互联网怎么能够问世？而比尔·盖茨的神奇"视窗"又怎么能够出现？可能到目前为止，人们仍然处于无计算机和互联网的"悲惨世界"。

或许，在初期有些人曾发表了一些论文，但我们不了解也没意识到它的作用，更不会想到会在今天产生如此广泛巨大的作用。然而无可否认的是他们的每一项研究和所发表的每一篇论文都在不同程度上增长了人们对计算机和互联网的认识，从而促进了计算机和互联网的发展和应用，这些都是人类不可或缺的宝贵财富。这样看来，科学研究及科技论文的重要性就不言而喻了。我们不妨设想一下，再回到无计算机和互联网的年代尝试一番，那你就会体会到各个领域研究的重要价值，体会到撰写和发表论文的重要性及研究论文对人类的生存和生活所作出的贡献了。

其次，从另一个角度上看，人们对论文重视的程度也可反映出它的重要性和作用。据中国科学技术信息研究所 2006 年公布的数据来看，就 2005 年来说，中国科技作者在国内外发表的科技论文总篇数已高达 15 万篇，占世界论文数的 6.9%。如果按照国际论文数量的排序的话，中国已跃居世界第四位，仅次于美国、英国和日本。目前国际论文数据主要来自国际上权威的检索工具，如"科学技术会议录索引（ISPT）""科学引文索引（SCI）""工程索引（EI）"。从该统计数据来看，近年来我国发表的科技论文的数量确有很大幅度的增长。看来，无论是发达国家，还是发展中国家，没有不重视科学研究和论文发表的，并且均将其作为评价科研成果的重要指标。2008 年诺贝尔化学奖获得者钱永健教授表示，世界上再也没有比科学研究更重要的事情。很多人认为他的话体现了一个真正科学家对科学研究的认真态度，而且这并不夸张。

二、对于研究者个人的意义

或许不是每个研究者的研究领域都与人类生存紧密相关，然而有一点是我们能够肯定的，假如有人问他们"你为什么要进行科学研究"时，这些研究者都会毫不犹豫地说："为了发表论文。"这的确是真话。但是换另一个方面来说如果只做实验，只搞研究，而不写论文，那就等于没做研究一样。而当今的世界上，我们见到大多数都是做研究而论文难以发表的研究者，却不是只做研究而不写或不想发表论文的研究者。可以说，撰写和发表论文是科学研究过程的最后一个阶段，也是达到最终目的的阶段。在最后这一阶段里，论文作者们应该瞄准的是 SCI，也就是将自己的研究成果写成英语论文，然后发表在 SCI 收录的杂志上。显然，那些只做研究而不发表论文的研究者充其量只完成了科学研究的一半，而不是全过程。正如著名物理学家法拉第对研究工作程序的精辟总结："工作、完成、发表"。

关于论文对研究者个人的重要性来说，正如 Dr.Van Teijlingen 和 Hundley（2002）所总结的发表论文的七大原因之一："发表论文不仅可以提高作者的学术地位和专业可信度，还可以增加晋升的机会等。"这种一针见血的总结表明发表论文对作者的重要性。

请看 Gaeta（1999）的一席话："Publication is a marker of academic success.In academia, appointments and promotions are in many cases strongly linked to the candidate's bibliography." 充分说明了出版物对作者的重大意义。另外，Professor Day（1998）在其名著 *How to Write and Publish a Scientific Paper* 一书的"序言"中更明确地指出，科学研究的目的就是为了发表论文。他还指出对一个科学家的评估，从研究生开始，主要不是看他在实验室操作的灵敏程度，也不是看他在研究领域中掌握知识的多少，更不是看他的智慧和才能，而是看他的著作。也许并不是所有的人都能赞同或接受这种评价科研人员的观点或标准，因为不同的国度、不同的社会准则有完全不同的评判标准。但是，生活在欧美科技界的人们还是非常赞赏 Professor Day 教授的这句名言，因为他们非常真切地体会到，他们的论文和著作对晋升、谋求工作机会及提高生活水平的重要性。

三、撰写和发表科技论文是促进科学研究和学术交流的重要手段

如果一个研究人员只会做实验而不会撰写论文，那么我们将如何进行学术交流？科学将如何快速发展？学术只有通过互相交流，才能促进人类科学发展。英国文学家萧伯纳曾用非常生动的例证来阐述了互相交流的重要性。他曾说："假如你有一个苹果，我也有一个苹果，那我们互相交换了，你和我仍只有一个苹果。假如你有一种思想，我也有一种思想，那我们互相交流，那么我们将各自拥有两种思想。"撰写和发表科技论文，可以使各个领域的研究成果迅速在全世界得到更广泛的交流和传播，特别是在现在的信息时代更需要这样。人们最后得到的不是"一种思想"，而是"十种、百种思想"，乃至世界上"各家的思想"。在这种情况下，再来设计和实施自己的实验，就会有更宽广的思路、更充分的依据和较大的把握。

第二节 资料的处理及表现方法

一、"引言"的定义和作用

（一）什么是"引言"

"引言"顾名思义属于一篇论文的引导语或开场白。"引言"又称前言（preface）、

导言、序言或绪论等，在科技论文中，英语一般仅用"introduction"。按照"IMRaD"格式的要求，每篇论文都以"引言"开始，它是正文的引子，写在正文之前，属于整篇的论述部分。论文的"引言"其主要作用是说明论文的主题和总纲领，所以"引言"对正文起到提纲挈领和引起阅读兴趣的作用。正如北卡罗来纳大学"Writing Center"（1998 年）所说的"引言"和"结论"是架在你和读者之间的桥梁，它们为读者提供一个自身世界与论文所谈内容之间的过渡。"引言"也像一把钥匙，可以为读者打开你论文主题的大门提供必备工具。我们也可以把"引言"比喻为一幅十分重要的导航图，它为读者进入你论文的境界提供了详尽的路线。看来，"引言"在引导读者阅读论文的诸多方面起着不可忽视的重要作用。

（二）为什么要撰写"引言"

在科技论文中撰写"引言"的目的是让作者对进行本项研究工作的背景材料、研究的动机和原因、试图达到什么目的等做出详细的说明，从而让读者对该项研究有充分的了解和认识。中国国家标准 GB 7713—87 规定"引言"（或绪论）主要用来说明研究工作的目的、范围及相关领域的知识空白、理论基础和分析研究设想，还有研究方法和实验设计，最后是预期结果和意义等。威斯康星大学的 Kliewer 教授（2005）在他的论著 *Writing It Up: A Step-by-Step Guide to Publication for Beginning Investigators* 中也十分强调"引言"的作用："引言的目的是要提供本研究的基础背景材料和你研究的动机，以及与现行研究的全面关系。""引言"应言简意赅、简明扼要，不可与摘要雷同，更不能成为摘要的注释。可以说，一篇好的"引言"是论文胜利的一半，应多下功夫撰写"引言"，特别是"引言"的第一句话，如果写得好可以给读者留下很好的第一印象。

二、"引言"的主要内容

（一）背景资料

一般在"引言"的开始时应该首先简述你所研究领域的背景材料，也就是我们所说的历史的回顾。正如 Cetin 和 Hackam（2005）所说："The first question involves addressing what is known about the topic."即说明你所研究问题的总体现状和历史情况，还有你研究的动机及与全局的联系。然而需要注意这种历史的回顾应该密切结合你的研究主题，要做到是极其简要地、提纲挈领地简述，绝不可以面面俱到。由于过于阐述详尽的背景材料可能诱导你把一篇"引言"变成一篇相当篇幅的"综述"。而这种写

法我们常见于 "manuscript" 的第一稿，我们虽不予以采纳，但也无须畏惧，说明你阅读了大量的文献资料。你只有修改再修改并且做到简化再简化才不会浪费收集到的资料，有时还不得不大幅度地削减 "引言" 雏形。

（二）进展与问题

在你研究的领域里，我们要做到经常向自己提问，比如，研究进展状况如何？还存在什么问题和不足？问题的重要性在哪里？在我们负责阐述当前有关研究的来龙去脉、关键性的术语及概念之后，最后应该明确地把问题提到读者的面前，并且说明问题的重要性及综述有关研究，提出争论或未解决的问题，还有未测试的群体和未经检验的方法等，同时说明它的重要性，这样才能让读者确信你所提出问题的重要性和可靠性。可以从以下几个方面入手：

1. 在你所研究的领域中还存在什么问题需要解决？

2. 这些问题有什么重要价值？为什么值得研究？

3. 你计划怎样去研究？即下文中所说的如何解决现存的这些问题？

一个好的引言是具有吸引力和诱读力的，因为它把鲜明而具有兴趣性的问题摆在了读者面前，从而达到引导阅读全文的目的。

（三）怎么去解决问题

在提出上述当前研究所存在的不足和相关问题的基础上，进一步明确提出你研究解决这些问题的思路设想及解决办法，阐述你的实验设计方法和路线，还有研究的理论基础等。总之就是阐明如何通过你的实验研究，回答前面所提出的问题。通过这段叙述，让读者了解：①提出问题的根据；②解决问题的设想和方案，特别强调其独特性和优越性；③整个 "引言" 思路逻辑的合理性。符合这三条评价，我们应该可以说这篇 "引言" 是成功之作。

（四）阐述重要发现

在 "引言" 中是否可以简明扼要地阐述本研究的重要发现呢？有人说这种发现属于实验结果，不应出现在 "引言" 中，笔者并不认同这一观点。研究的成果或发现诚然是研究结果，必然需要在 "结果" 中详尽地描述，并在 "讨论" 中重点剖析及引申和探讨，但并不排除可以在 "引言" 之末尾，在阐述如何解决这些问题及所取得的成果之后，画龙点睛地指明你的重要发现，强调你的重要成果，这完全是顺理成章且符合逻辑的事。这样做既没有"多余累赘"之缺点，也无"画蛇添足"之弊端，反而在文章之初就让读者清楚地看到你的重要成果和发现，何乐而不为呢？但是我们需要注意的是，这一切做法都要以符合欲投杂志的基本要求为准则。另外我们还要在"引言"中非常简明扼要地说明成果，有时候只需要一句话就能够说明问题。

（五）什么时候写"引言"最合适

一般大多数作者是先撰写"引言"，他们似乎认为没有"引言"他们根本不知如何下笔，这也许是一种固有的写作习惯，并且很难改变。但是先写引言未必对每个作者都是最好的方法，这个也要因人而异。也不一定总是先写好"引言"才是成功完成论文最有效的途径，其原因可能有以下三方面：

第一，你在撰写论文过程之初，可能并不知道哪些问题值得在"引言"中提出来。而通过写论文的整个过程，可以慢慢发现争论的焦点所在，并知道应该如何表述。

第二，整个写作过程是你组织论点、思考议题、发展思维、精练争论的过程，而在写论文之初，往往在论点、议题、思维和争论等诸多问题上都有待于深入和锤炼。

第三，放到最后面写引言很容易与整体论文相配合，相呼应，而不致使"引言"与后继部分脱节。

第三节　撰写论文的主体部分

"材料和方法"是论文科学性的基础，是提供科学性研究的依据。尽管人们在阅读论文时并不一定把它放在首要的或重要的位置。但是，材料和方法却是"IMRaD"的重要组成部分之一，它的重要性是不容置疑的。按照"IMRaD"的要求，在科技论文中一定要介绍在实验研究中所使用的材料和方法。为什么？其目的是让读者了解你在研究中所使用的方法、材料、仪器设备，以及它们是否适合这种研究，是否被公认，以便读者学习、使用、鉴别和评价这些方法。对十分重要的方法，读者也可能进行重复或用于其他实验。

因此，论文作者必须对研究的材料和方法进行全面而详尽的介绍。描述的详细程度应以别人能重复和再现文中的实验条件和结果为标准。

一、"材料和方法"的主要内容

在材料和方法中所要回答的问题是：

1. 如何研究你所提出的问题？

2. 用什么具体方法进行研究？

3. 是如何用这种方法进行研究的？

4. 用什么方法进行统计学处理？

（一）研究对象

生物医学论文要求详细说明实验对象，包括正常人、患者、实验动物、组织、细胞和生物分子材料等。以下分别加以说明，并介绍一些英语实例。

临床研究的对象是患者，要说明具体的情况，包括人数、性别、年龄、健康状况、疾病状况等。在使用患者的各种资料时，须经患者的同意，并通过伦理委员会批准，临床上除上述基本信息外还应说明是来自住院部还是门诊部，并且必须同时将病例数、病因、病程、病理、诊断依据、疾病诊断分型分组标准、病情和治疗判断依据、观察方法和指标等情况加以说明。

再者，根据不同研究内容还有不同的具体要求，如：对于研究诊断方法的论文，要注意写明受试对象是否包括了各类不同患者、受试对象及对照的来源、正常值如何规定、该诊断方法将如何具体进行等；对于研究疾病的临床经过及预后的论文，要注意说明患者是处于病程哪一阶段，以及患者的转诊情况和观察疾病结果的客观指标等；对于病因学研究论文则需说明是临床随机试验还是队列试验等研究方法，是否做了剂量 - 效应观察等；对于临床疗效观察的研究，主要注意说明病例选择的标准、病例的一般资料和分组原则与样本分配方法（配对、配伍等）及疗效观察指标等；介绍治疗方法的论文，对于手术，应注明手术名称、术式、麻醉方法等，治疗方法如是药物治疗则应注明药物的各种性能、属性、产地等。

（二）随机分组方法

1. 如果使用动物进行研究，需要把动物的详细分组情况做一介绍。

2. 如果你使用细胞进行实验，也必须把细胞的类型、数量、传代次数、具体分组情况，以及具体实验测定方法进行全面而细致的说明。

（三）实验所使用的药物

实验中所使用的药物、化学药品、试剂等必须注明名称、商标、生产厂家、纯度、浓度、出产公司、产地、城市、国别等。试剂、化学物品及激素等也同药物一样，需要详细加以说明。在一些临床试验和动物实验研究中，还需要测定体内的药物代谢动力学。

（四）实验设备

实验中所使用的仪器、设备和装置均需说明名称、型号、商标、生产厂家、出产公司、产地、城市、国别等。应对使用设备时一些必要的步骤加以说明，尤其是对实验结果有重要影响的操作更要详细地介绍，以便为审稿人提供实验结果的可靠性。

（五）统计学分析 / 处理（statistical analysis）

统计学处理是"材料和方法"中不可欠缺的内容，也是最后一项内容。在这个小标题里需要从以下三方面说明数据处理的方法：

1. 所使用的统计学方法，如 Paired/Unpaired Student's t-test、ANOVA 等，不必介绍进行统计学处理的具体过程及程序。

2. 数据的表示方法，是使用平均值 ± 标准误，还是平均值 ± 标准差等，需要具体说明。

3. 说明在统计过程中所使用的 P 值的标准。

有了这三点，统计学分析或处理一项就基本上不会出现问题。

二、"结果"的重要性及其目的

实验结果是生物医学论文中的根基、核心和重要组成部分。Cetin 和 Hackam（2005）把结果比喻为论文真正的心脏和灵魂，因为这部分内容包含了支持你在文章中提出的理论或假说的全部资料。大体上说，一篇 SCI 论文的水平高低取决于实验的成败及实验结果的价值。由此可以看出"结果"在论文中起着极为重要且不可忽视的作用。因此，在所有论文的"结果"中，你所要回答的问题只有一个——"在实验中观察到了什么现象"。

论文中撰写"结果"的目的有二：第一，告诉读者在研究期间发生了什么，并且要让读者知道在研究中会发生很多事情，并且作者应该把最重要且最引人注目的结果放在最前面介绍以引起读者的注意。第二，展示研究中的发现，这就要求作者把所观察到的结果，客观而准确地呈现在读者面前。经过组织、总结、分析、科学归纳及统计学处理，采用文字、图表兼用的方式，把在实验中所观察到的现象、所记录下来的数据、所拍摄的资料和所测试的数据都一清二楚地呈现在实验"结果"里。

为了让读者看起来更为清晰、更有条理，人们在撰写实验结果时，也时常分出小标题。有些杂志在"作者须知"中明确要求作者列出小标题，这就没有什么选择的余地了。另外，如果在"材料和方法"中已列出小标题进行描述，那么在"结果"里，你也应该按前面的顺序，依次表述你所得到的实验结果，以便更有利于读者的阅读。

最后需要注意的是有关"结果"中的英语时态问题。由于我们大多数结果来自于过去做的实验，所以在"结果"中的时态应多使用过去时。

三、科技论文中数据的处理表达

在完成实验工作、进行统计学处理之后，就需要整理并总结所得到的数据资料，这些实验资料必然要在"结果"中进行表述。一般而言，实验数据在论文中的表达形式可归纳为三种：正文、表格和插图。

爱因斯坦在普林斯顿大学实验室的墙壁上曾写过这样一句话："并不是所有重要的事情都能够以数量计的，而且，并不是所有能够以数量计的事情都是重要的。"另外，在实际研究工作及论文撰写过程中就会发现，并不是所有的数据或结果都可以在图表中展示和出现的，它们还经常在正文中进行表述，即这些数据可以简洁和清楚地用文字加以说明。据分析，以下情况适于用文字表达：结果中数据的数量较小，能做同类比较的观测项目不多；结果的因素单一，与实验结果中的其他资料无法联系或没有太大关系的数据，一般不宜或无法用图表来表达；以观察形态特征为主的论文，一般不适于用表格表达，而以文字描述为主，配合以形态学图片。在这些情况下，不可勉强使用图表，最好的选择是在正文中进行描述。因此，用简单的句型来陈述单一的结果是经常被采用的，而且是一种不可忽视的表达方式。

在科技论文中，"插图"是一种形象化的表达方式，而"表格"是简明的、规范化的科学表达形式。正如英语所表达的那样，"Picture and table are worth a thousand words"。在如今检索到的生物医学科技论文中，使用插图和表格来表述实验结果是天经地义的事。在当今的科技杂志里，特别是 SCI 收录的杂志中，也很难找到图表兼缺的论文。相反，如果论文中的图表越多，说明实验所获得的数据资料越丰富。特别在一些 SCI 杂志中，有些杂志还要求作者提供一定数量的图表，从另一方面也说明了它的重要性。

图表隶属非自然语言符号系统，它是利用自然语言符号系统（如英语、德语、汉语、俄语、日语、法语和西班牙语等）以外的超自然语言符号系统，即假定性的书面符号系统用以表示、交流和传达科学信息。

概括性地说，设计图表的基本要求是：合理、简明、自明性。而我们把"自明性"作为衡量图表的重要标志，所谓"自明性"是指通过图与表就能大体了解研究的基本结果和内容。因此，对于一些想快速了解你实验结果的读者，并不需要一字一句地阅读"结果"中的正文，而是直接审读你所展示的图表即可，这样可以使读者在极短的时间里大致了解你所得到的实验结果及论文的结论。所以作为论文的作者，花费一些精力和时间，制作一些有"自明性"的插图和表格是非常重要的事情。

（一）图表的作用

归纳起来，图表的作用如下：

1. 有效而形象地表达结果

图表可以比文字更有效地、更形象地表达某一结果的要点，目的就是让读者看上去清晰明了并且一目了然。对作者来说，设计出一幅形象新颖且自明性高的插图，可以让读者像欣赏一幅画一样心情舒畅，百看不厌。

2. 简化文字，提高清度

图表还可以简化文字，提高"结果"的"清晰度"。对某些复杂的实验结果来说，在正文中用文字描述不仅难度较大，而且可能出现文字冗长、累赘、表达不清晰的后果。而如果使用图表，并稍加归纳和简要说明，就会让编者、审稿人和读者看了都感到轻松自如，"清澈如镜"。

3. 展示原始记录

在生物医学的研究中，有很多指标是通过仪器记录得到的，如临床上常用的心电图、脑电图、超声心动图，以及对生物单个细胞的电活动和单通道的记录。在论文中，这类数据都需要附上原始记录图。尤其是分子生物学与结构生物学的研究，时常需要绘制一些难以用文字描述表达的较为复杂的结构图示。

如上所述，图表的作用和优越性一目了然。但是，在 SCI 论文中使用图表时还有一些注意事项，需要遵守。

"结果"中的图表必须依次编号，而且图表要分别按顺序统一编号，避免重复和漏编序号出现；表格必具有表头，插图必写明图注，两者均不可漏缺；所有图表中的测量数据必须注明单位，如血糖浓度的单位为"mg/dL"，人参中 Rh2 的浓度为"mg/mL"；根据美国哈佛大学某学者的看法，在你的数据既可以用插图，也可以用表格来表达时，还是用图为好；由于刊物版面的限制，在设计图表的大小时，应在能正确反映数据实质内容，读者又可以清晰阅读的条件下，越小越好。

（二）表格的基本形式

表格的制作和设计，可使用计算机"Word"软件中的"Table"或（和）"Excel"程序进行操作。不同国家、不同型号、不同年代的计算机在表格的制作过程中会有些差别，但基本程序大同小异，因此使用起来不会有太大困难。

目前，表的设计一般采用三线式，即"顶线""目标线"和"底线"。由这三条线构成表的基本框架就组成了一个表格。

表格一般包含四部分：表头（table legend）、栏头（column title，顶线和标目线之间）、表体（table body，标目线和底线之间）、脚注（footnote）。

表头和表体之间必须用横线隔开，表体内的各项可设也可不设横线（目前更倾向于不设横线，使表格更为清晰）。应提醒作者注意的是，表格都是黑白制作，除特殊情况外一般不用彩色制表，以免带来不必要的麻烦。以下分别介绍表格的四部分。

1. 表头

表头可视为一幅表格的标题，通常放置于表的正上方的中间位置，一般使用 12 号黑体字。表头字数不宜过多，一般以能表达该表含义的最少字数为限，让读者一看即了解它的意义和内容。例如：

（1）Table 1：Reasons for publishing your research.

（2）Table 2：Overall recovery rates of grafted human prostate tissues at the subrenal capsule，prostatic orthotopic，and subcutaneous sites.

2. 栏头

栏头是表格内的小标题，也可视为某一栏的题目。栏头是根据实验结果的需要自行设计的，要求最少的字数或使用首字母缩写式。

3. 表体

表体是一个表格的主体，作者所要在表内展示的数据都根据大小栏头，分门别类地排列在表体里。对表体中的数据，有两点需要说明。

一般来说，表中常用的数据有两种表示法，即平均值 ± 标准差或平均值 ± 标准误。你可选择其中一种，但有些杂志明确指出它的要求，你除了"遵旨照办"，别无选择了。但论文作者应该明确的是，只用平均值而不显示标准差或标准误是绝不可取的。因为平均值本身无法表明数据的分布状况，难以说明实质性的问题，因此一般杂志都不会接受。

在比较数据时，都要求说明 P 值。只说明处理前、后某指标的数值明显增加或降低，而不标明 P 值，无法说明两者比较的统计学意义，也有可能不被刊物接受和发表。

4. 脚注

脚注只可在表格中使用，而不可用于插图中。而且在表格中脚注也并不是绝对必需的。需要时则加上，不需要则略去。表格中之所以可加脚注是因为表格内的空间有限，不可能把所有信息都放在表格之中，因此有些难以置入表内但又必不可少的信息只能在脚注中出现。

（三）插图的基本形式

广义地说，图解（illustration）不限于插图（figure），还应包括曲线图（graph）、示意图（diagram）、绘制图（drawing）、略图（schematic）、照片（photograph）及地图（map）等。插图是 SCI 科技论文中常用的图解形式，如棒状图（bar graph）、XY- 曲线图（XY-graph）、直方图（frequency histogram）和散布图（scatterplot or scatter diagram）等。这里，笔者将要介绍和讨论的主要是生物医学论文中最常用、最基本的插图——棒状图和 XY- 曲线图。

1. 棒状图

棒状图是 SCI 生物医学论文中最常用的一种插图，熟练掌握棒状图的制作方法，是撰写论文不可缺少的基本技能，初学者应多下些功夫，熟练掌握。

目前，国际上广泛用于论文制图的程序是"Excel"。简言之，在设计棒状图时，首先要选定横坐标和纵坐标，以及明确它们所代表的意义，而后才能输入数据，制成多个代表不同意义的棒，以及其上的标准误或标准差。为帮助初学者更快更好地在计算机上绘制棒状图，笔者在这里说明三点。

首先，如果你是首次制作某一图形，建议你还是先打草稿，在纸上画一个简单的草图或示意图。这时，你可以在纸上随心所欲地反复进行修改，在你定稿之后，再上机进行绘制。

其次，如果你已多次使用计算机作图，建议你花点时间、下点功夫把图样整理成各种模式，稳妥地储存在计算机里。当你再进行类似的实验而需要制作相似的插图时，把它调出来，输入新的数据，再加以修改，就可成为一幅新图，这样做可以节省你相当多的时间。只是不要忘记一些必要的修改，诸如纵、横坐标上的刻度、注释等。

一幅标准的棒状图应该包括以下七个部分：

（1）横坐标和纵坐标（X-axis and Y-axis）：这是棒状图的基本骨架和重要组成部分。

（2）主要刻度（major tick）：一般而言，横坐标上的主要刻度是非数字化的，即代表某种含义，如实验的处理方法等，无法用数字进行表达。但也有不少横坐标是用数字表达的，如植物茎长与 pH 的关系、人群身高的正常分布，以及和时间的关系等都可以用数字表达。而纵坐标则不同，其主要刻度一般是数字化的，如各种测量指标的数据，或其百分数等均可用数字表达在纵坐标上。由于纵坐标的数字化，在纵坐标上都要给出单位。

（3）起始点（origin）：横坐标和纵坐标的交叉点即为起始点。起始点一般设为零点，但也可以根据需要设为正数或负数。

（4）横坐标和纵坐标标题（X-axis and Y-axis labels）：横坐标和纵坐标各代表什么意义必须交代清楚。由于图的空间有限，你只能用最简单的文字清楚地表达它们的含义。

（5）棒（bar）：这是棒状图最重要的组成部分。读者可以从棒的高低来观察所得到的实验结果。为了便于观察，让读者一目了然，常常用不同的黑白图案或花样加以区分。"Excel"程序中的"Pattern"为你提供了各种各样的选择。毫无疑义，"Excel"程序也具备各种彩色图样的设计，在一般情况下最好不要使用。

（6）标准误或标准差（error bar）：棒上的"T字"即是标准误，有时也可以用标准差表示（标准差或标准误是对每组数据进行统计的结果，能反映每组数据的离散程度）。标准误或标准差是在实验组和对照组的相互比较中出现的，因此，对照组的棒上就不会出现标准误。

（7）P 值（P value）：P 值是与标准误或标准差相应出现的。它表示两个棒之间的统计学意义，让读者看了一目了然。P 值一般用星号（*）表示，星号置于标准误或标准差的上方。不同的 P 值用星号的数目表达，需要注意的是在书写"P"时，一般既要大写又要斜体。

另外，什么是"Key to Symbol"？在什么情况下使用它？

"Key to Symbol"是在较为复杂的情况下，诸如在多种因素的影响下，或几个条件作用下，相互比较时所需要使用的。因为只靠"处理说明"（treatment label）已不能反映这么多因素或条件，只有另加注释，这就是"Key to Symbol"的功能。

在应用了"Key to Symbol"之后，一些复杂的对比关系都清楚而明显地表现出来。在这种情况下使用插图，再加以简而明的描述，比单独使用文字叙述显得更为简洁明了，也更为清晰易懂。这也可以从一个侧面反映出插图在生物医学论文中的重要意义及难以取代的作用。

2.XY- 曲线图

同棒状图一样，XY- 曲线图也是 SCI 生物医学论文中最为常用的一种图示。曲线图也由 7 部分组成，即横坐标和纵坐标、主要刻度、起始点、横坐标标题和纵坐标标题、曲线、标准误及 P 值。此外还可以设计"Key to symbol"，表现出诸多因素之间的相互关系。可以认为，曲线图与前述棒状图在表现形式上虽然差别很大，但在内容上却大同小异。对于 XY- 曲线图，以下四点需提醒读者注意。

（1）从形式上看，曲线图是用曲线代替了棒状图中的棒状物。

（2）XY-曲线图也完全可以用"Excel"软件制作。所不同的是曲线图要选择"Chart Wizard"中的"Line"，而不是"Column"或"Bar"。

（3）XY- 曲线图能更好地表现研究因素的动态变化。

（4）同棒状图一样，通常曲线图的横坐标也是非数字化的。除此之外，生物医学科技论文中较为常用的数字化的横坐标有时间：毫秒（ms），秒（s），分钟（min），小时（h）及天数（d）等。

四、如何撰写"讨论"

"讨论"是结果的继续和延伸，是一篇论文的核心和重心。之所以称之为"核心"，是因为它告诉了读者该研究的主要发现，对实验结果的分析、阐述，可能的机制探讨，最新的理论基础，研究的模型或假说，研究的理论价值和实际意义，研究的缺点或不足及未来的研究设想等核心问题。总之，"讨论"是一篇论文中"讲道理"的部分，作者应把所要阐述的道理、机制、事物内部的深层联系及可能的规律在这里说清楚，而其"重心"则是评论了该研究在理论上的含义及可能的实际应用价值。同时讨论也是对引言所提出的问题的回应（如果在讨论中没有回应，那么在引言中就不应该提出这样的问题）。因此，讨论是论文中最重要的核心部分，也是难度最大的一部分，同时也常常是论文中最薄弱的一部分。

在讨论里，论文作者将尽可能地把实验结果表现的感性知识升华为本质上的理性认知。通过对研究结果的思考分析及推论，来阐明事物的内部联系和发展的规律，才能从深度还有广度等方面都提高对研究结果的认识水平。我们所说的深度就是在阐明提出问题研究的程度如何，而广度则是指在讨论中是否能全方位地分析和解释所得到的实验结果，并对可能的机理是否进行了多角度、深层次的探讨。这对初学者来说并非易事，所以必须在撰写讨论时多花些功夫，多读几篇有关专业著名论文中的讨论，以便为写讨论做好充分而必要的准备。

在讨论中，除了进一步解释结果，阐明所发表文章的新颖独到之处外，主要的目的还是扩展论文所支持的假说。例如，讨论部分经常包含一个用于解释论文的实验性结果或者描述题目机制的概要模型。在这种情况下，经常纳入其他研究人员得到的结果和结论。其实际的作用不仅为本文，而且为整个领域做了总结，类似于评论文章。很多论文之所以多次被引用，是因为文章中提出了新的模式。实际上很多重要的发现、假说及结论都出现在讨论部分。讨论部分所应付的另一个主要问题是解释本文和其他论文之间的区别，这包括为什么用于本文的方法学是更加可靠的，为什么本文与其他论文相比有不同的结论。这是很关键的，因为它解释了为什么本文是更加值得信任的。讨论部分的另一焦点是关于研究发现的生物学意义，这也是讨论的重要议题之一。

"讨论"的基本内容包括以下几个方面：

（一）在研究中，你的观察意味着什么

一般在讨论之初，先简述你研究中所得到的最主要的发现。当然，这种简述绝不是重复你的实验结果（请注意，"重复实验结果"是编者对讨论常有的评论或批语），而是根据讨论的需要，用极为概括的语言，归纳并提炼出实验结果中的主要发现。这时，可以并列地写出几条（如 Example 1 和 Example 2），也可以明确地列出 1，2，3……几点。

实际上，当今美国很多好的实验室在讨论部分不仅是提炼实验结果，更重要的是花费很多精力讨论文章中的重大发现，并且把它引申到更高的层次，试图形成一个新的理论或假说。讨论部分写得出色常常会促使文章在更好的 SCI 杂志上发表。此外，在讨论中还必须阐明你的发现和创新点相较于国际先进水平居于什么位置，这在以下的 "Example" 中均应有所体现。

（二）在研究中，你能得出什么结论

所能得出的结论是讨论中应该着力刻画的部分，应在认真构思和慎重考虑之后再动笔。这里，笔者将依照威斯康星大学写作中心设置提出的内容，逐一进行解释和说明，并尽可能地选择一些例证，以帮助大家理解和认识。应该说明的是，虽然写作中心使用了"Conclusion"一词，但绝不能理解为简单的结论，而是包括了五部分内容，以下将依次做一介绍。

1. 描述所展示结果的模式及可能的原理

在概括和归纳完实验结果以后，紧接着就要描述实验结果的模式及其可能的原理或机制，也就是描述与你的实验结果密切相关的模型及主题。在此，论文作者应强调说明本研究的创新点及实验结果如何支持你的创新点，而国际上有没有一些直接或间接的研究来支持这一创新点。应该说，这是讨论中"重点之重点"，是"核心之核心"，是应着墨最多的内容。你应该尽可能详细地描述你所进行的实验研究的特点、与众不同之处及实验结果所说明的问题等。在这里，你应该尽量发挥你的特长和优势，尽可能详尽地描述你所观察到的现象及所能说明的问题。也就是说，作者应该清晰地描述文章的强项及其重要性，以能够推动本领域的发展为宗旨，鲜明地提出本论文的独到之处。

2. 与引言中的引证相呼应

讨论应该与引言中所提出的问题相呼应，也需说明实验结果是否与你在引言中所引用的文献资料相一致。对于所研究的某一规律或理论来说，你的这些实验结果是同意、反驳还是一种例外的情况都须说明。这是与引言相呼应的内容，在此应该做出必要而明确的回应。对于与前人的结果完全一致的实验，虽然所写内容并不多，有时可能只需一两句话，但却不可遗忘。因为它在一定程度上说明你实验结果的可靠性。在此，你需要归纳、综合并简要摘录所阅读文献的要点，说明你的实验结果是否与所引文献一致，并说明所提示的问题及可能的机制和假说。一致的结果比较简单，也容易表达，但必须引出文献。

3. 对于负面结果的处理

首先必须明确的是，负面结果也同样是结果，有时还可能是重要的结果。因此，对负面结果不应该忽视或回避。Dr.Branson（2004）曾有以下描述来说明负面结果："The main finding of our research is that, with our lung model, the moisture outputs of device A and device B were not different." 看来，用 Dr.Branson 所说的肺模型所进行的实验，其

结果主要是负面的，因为使用设备 A 和 B 时潮气排出量没有显著性差别，也就是说，作者所实验的"device A"没有任何实用价值和意义。

如果实验所得到的是负面结果，而你对此经过了反复验证，对此结果确信无疑，并且确实具有显著的统计学意义，那么，笔者鼓励你毫不犹豫地把它写成英文论文，发送到你所研究领域的专业杂志上，因为在西方的生物医学杂志中发表的负面结果的论文并不少见。如果你的研究课题在此领域中占有重要位置，说不定会优先发表你的论文。这样做绝非"投机取巧"，而是看准方向，抓住时机，争取最大可能的成功。

4. 未解决的问题及对未来研究的设想

在讨论中常常还需要说明，你所实施的研究还存在哪些尚未解决的问题，应该增加哪些实验研究可能解决现存的这些矛盾或解释遗留下来的问题，这是前一问题的继续和发展。如果你的研究结果与某一理论相冲突，或与前人的结果不相一致，并且做了必要且合理的说明，那么，考虑或设计某些实验研究来解决这一问题是顺理成章的事。但是笔者认为，在讨论中详尽地描述和设计未来实验的方案是不明智的，也是不必要的。在多数情况下，作者可以在讨论中提出概括性的研究方案，作为一个方向性的研究提案是较为常见的一种方法，这种方向性的研究提案是一般性的、不详尽的，更是不具体的。

5. 讨论中的结论

在讨论的最后，人们习惯于以一个很好的结论（a strong conclusion）结束讨论部分。这是一个十分合理的顺序安排，尽管"IMRaD"对此没有任何提示和规定。因为在上述问题讨论之后，需要而且也应该做一个简洁有力、清晰明了的结论，以便为整个讨论画上句号。有不少 SCI 杂志就要求在讨论的最后做出结论。

6. 讨论中的结论与摘要中结论的比较

无论是在讨论中还是在摘要中，论文的结论应该是完全一致的。但是，一致的结论可以有不同的侧重，也可以用不同的语句来表述。因此，它们不应该是一字不差、完全雷同或一成不变的，应该避免给读者"重复感"，取而代之的应当是一种"新鲜感"。两者比较起来，摘要中的结论应更加简而明、短而小；讨论中的结论虽也要简明扼要，但却可以适当地加以发挥。

第十章 中医临床科研文献检索

第一节 文献概述

随着信息时代的飞速发展，信息呈几何级数增长，信息更新周期不断加快，信息素养作为信息时代的一种生存技能，已经被人们认识并接受。信息素养一词，最早产生于 19 世纪 70 年代，由保罗·泽考斯基（美国信息产业协会主席）提出。达成共识的主流定义是在 2003 年联合国教科文组织和美国图书情报学委员会联合召开的信息素质专家会议上发布的《布拉格宣言：走向具有信息素质的社会》，宣言中明确提出，信息素质是终身学习的一种基本人权。具体的阐释为："信息素养包括对信息重要性和需要的认识，为解决面临的问题确定、查寻、评价、组织和有效性生产、使用与交流信息的能力。"信息素养成为科研学术人员的必备素质和基本要素，是专业学习及终身学习的必备能力。

一、文献基础知识

文献是以文字的产生为基础，是人类社会发展到一定阶段的产物，并随着人类文明的进步而不断发展。文献是人类知识传承的最基本、最有效的手段。文献产生、发展的整个过程，与自然界、人类社会产生的各种信息和知识的记录、积累、总结、传播和继承相辅相成，通过文献的记录、整理、传播、研究而实现知识的传承。

（一）文献的概念

"文献"一词，最早见于《论语·八佾》："夏礼吾能言之，杞不足徵也；殷礼吾能言之，宋不足徵也。文献不足故也。"南宋朱熹《四书章句集注》中注："文，典籍也；献，贤也。"可见，古代"文"指典籍文章，"献"指的是古代先贤的见闻、言论以及他们所熟悉的各种礼仪和自己的经历。

1983 年 7 月 2 日发布的国家标准《文献著录总则》把文献规定为"记录有知识的一切载体"，其内涵有以下四个基本要素：其一，记录知识的具体内容，是文献的核心内容；其二，记录知识的手段；其三，记录知识的载体，知识赖以保存的物质外壳；其四，记录知识的表现形式。由此可见，凡是用文字、图形、符号、音频、视频等手段记录并保存下来的知识，并用以交流传播的一切物质形态的载体，都称为文献。除了我们常见到的书籍、期刊等形式的文献，凡载有文字的甲骨、金石、简帛、拓本、图谱，乃至随着科技发展而出现的缩微胶片、音像资料等，皆属文献的范畴。

（二）信息、知识与文献的关系

信息、知识和文献是既有区别又有联系的三个概念，在检索过程中，用户通过检索系统，获取信息或文献，将其中的信息点或知识点提取、内化，形成用户的认知体系。了解文献、信息和知识的概念及三者之间的关系是科研人员有效利用文献信息资源的基础。

1. 信息

信息是一个不断发展和变化的概念，不同学科对信息有不同的定义。信息论认为信息是有意义的数据，是加工过的数据；系统论认为物质、能量和信息构成系统的三大要素，信息是系统内外联系的特殊形式；认识论认为信息是人们对客观事物认识程度的度量。我们可以看到，信息是一种特殊资源，是人们能够直接或者间接识别的，通过语言、文字、符号、图形、声波、光波、电磁波等形式传递，以纸张、胶片、磁带、光盘、磁盘等作为记录知识的载体来表示。

2. 知识

知识是人们在认识和改造客观世界的实践中所获得的认识和经验的总和，人类通过对信息的感知、获取、提炼和深化等一系列思维过程，形成对客观事物的本质和规律的认识，形成科学知识体系。知识是一种特定的人类信息，以信息为原料，并以信息的获取为前提条件，信息贯穿于知识生命周期的全过程。

3. 三者之间的关系

由此可见，信息是文献、知识的基础，离开了信息，就产生不了知识，文献也就无从谈起。知识是文献、信息的核心，获取信息的目的是提炼深化为知识，文献是知识的载体。有用的知识信息，多以文献的形式存在，所以从用户角度来说，文献检索、信息检索及文献信息检索不必严格区分。

（三）文献的类型

依据不同的划分方式，可将文献区分为不同的类型。

1. 按载体分类

（1）印刷型文献：是文献的传统形式，以纸张为载体，以印刷为记录手段生产出来的文献，也是现有文献的主要形式，主要包括图书、期刊、报纸、地图、图片等。其优点是可直接阅读，符合传统阅读习惯，使用方便，流传广泛；缺点是存贮密度小，占据贮藏空间大，容易破损，难于实现加工利用的自动化。

（2）声像型文献：又称视听资料，是一种利用录音、录像等技术，直接记录声音信息和图像信息的文献形式，包括唱片、幻灯片、录音带、录像带、影片等。声像型文献的特点是形象直观，视听兼备，可以记录印刷型文献无法记录的内容，如物体的运动、火山爆发等，但利用声像型文献需要特殊的设备。

（3）缩微型文献：是以感光材料为存贮介质，以缩微照相为记录手段，把原始文献信息原封不动地以缩小影像的形式生产出来的高缩小比率复制文献，包括缩微胶卷、缩微平片和缩微照片等。缩小比率通常为几十至上万倍，一张全息胶片可存贮20万页文献。缩微型文献的优点是体积、质量小，密度高，贮藏空间小，可用于法律凭证；缺点是必须借助显微阅读器才能阅读，不具备检索功能。

（4）机读型文献：是以计算机可识别的机器语言形式储存有信息的磁性载体，主要指计算机使用的磁盘、磁鼓、光盘等，是能高密度存储大量信息，按各种体系加以组织，并能高速度地通过多种途径（如文献的题名、著者、主题、分类等）进行检索，并借助于计算机及现代化通信手段进行利用的一种新型文献。目前包括电子期刊、电子图书及各种类型的数据库等，已经成为最重要的信息获取渠道，也是图书馆文献信息资源收藏的重要组成部分。

2. 按出版形式分类

（1）图书：又称"书""书籍"。图书具有悠久的历史，至今仍是一种主要的文献形式，在记录、保存和传递知识等信息方面起着巨大作用。根据联合国教科文组织的规定，图书的篇幅应在49页以上，并制成卷册的非连续刊行的文献。其内容全面系统、成熟可靠，出版周期较长，传递知识的速度较慢。图书从功能看，有阅读性图书和参考工具书两大类。从载体形态上说，分为纸本图书和电子图书。

（2）期刊：又称"杂志"，是指具有相对统一的名称，版式、篇幅和内容范围相对固定，按一定的年（卷）、期顺序号连续出版的出版物。期刊能及时反映新的理论、技术、方法和动向，知识新颖，信息量大，发表文章快，出版周期短，流通传播速度快，在促进学术交流和迅速传播知识等方面有着不可替代的作用。期刊按其学科属性，可分为科技期刊和社会科学期刊，现已成为人们从事科学研究、技术创新和日常学习、生活不可缺少的重要文献资料。

核心期刊，又称"重点期刊""重要期刊"等。一般指少数刊载某一学科大量高质量文献的期刊。通常情报密度较大，代表着某学科或专业领域较高的学术水平，借阅率和被引用率较高，出版较稳定，所刊论文的文献寿命较长，是进行期刊评价而非具体学术评价的工具。国内现行较常用核心期刊（或来源期刊）遴选体系有：北京大学图书馆《中文核心期刊要目总览》、南京大学"中文社会科学引文索引（CSSCI）来源期刊"、中国科学院文献情报中心"中国科学引文数据库（CSCD）来源期刊"。相当一批教学科研单位申请高级职称、取得博士论文答辩资格、申报科研项目、科研机构或高等院校学术水平评估等，都需要在核心期刊上发表一篇或若干篇论文。

（3）特种文献：狭义的特种文献指非书非刊，出版形式比较特殊的印刷型文献，包括会议文献、专利文献、学位论文、科技报告、政府出版物、技术标准、技术档案、产品样本等。这类文献内容广泛新颖，类型复杂多样，从不同领域及时反映当前科学技术的发明创造、研究水平及进展动向，公开或内部发行，出版周期不定，收集比较困难，现实性强，情报价值高。广义的特种文献指普通书刊之外，包括非印刷型文献在内的所有类型的文献。

3. 按加工深度分类

（1）一次文献：指以作者本人的研究或研制成果为依据而创作的原始文献，如期刊、论文、研究报告、专刊说明书、会议文献等。作者创作时可以参考或引用他人的著述，一次文献中所记录的情报，一般比较具体、详尽和系统化，含有前所未有的发现、发明或创造，科研人员可以从中获得第一手材料。

（2）二次文献：是对一次文献进行加工、整理后所产生的文献，是为便于管理和利用一次文献而编辑、出版和累积起来的工具性文献，如书目、题录、简介、文摘等形式的检索工具书，是查找一次文献的线索。

（3）三次文献：在一、二次文献的基础上，经过综合分析之后所编写出来的综述、专题述评、学科年度总结、进展报告、数据手册等文献的统称，是科学情报研究的结果。

（4）零次文献：指未经正式发表或未进入社会交流的最原始的文献，如私人笔记、实验数据、观测记录、调查材料、文章草稿、书信及各种内部档案等。这些未融入正式交流渠道的信息，往往反映的是研究工作取得的最新发现，或是遇到的最新问题，或是针对某些问题的最新想法等。这一特殊的文献信息，具有内容新颖、零散、不成熟和难以获得的特点。

二、医学文献的特点

随着科学技术的飞速发展，学科之间的交叉与融合，医学的发展日益加快，医学文献信息资源亦呈现出相应的变化，主要表现在：

（一）数量庞大，呈知识爆炸的现象

随着医学科技成果的大量涌现，医学文献的数量也急剧增长。医学文献的数量及增长速度较其他学科更为明显，占各学科之首。据统计，全球期刊有 15 余万种，其中生物医学期刊已超过 22000 种，占将近 1/6；其他各类文献，如专利文献、会议记录、学位论文、科技报告等，医学类文献所占比例基本类似。

（二）文献载体多样化，机读型文献逐渐占主导地位

目前医学文献的载体除传统的印刷型外，还出现了缩微型、视听型、机读型等多种形式，机读型文献逐渐占主导地位。载体的多样化大大方便了读者，但在相当长的时期内，印刷型文献将与机读型文献类型同时并存，互为补充。

（三）交流传播及传播速度加快

以往以书信、期刊论文等形式互通信息，进行学术交流。如今随着网络技术的普及，信息的传播已是瞬息之间的举手之劳，大大促进了文献信息的快速传播交流。

（四）知识信息更新加快，文献半衰期缩短

由于科学技术飞速发展，信息传播加速，新知识的产生日益加快，致使已有知识越来越快地被新知识所代替，文献的使用寿命也必然随之缩短。科技文献信息的更新周期，已从 19 世纪的 50 年左右缩短到目前的 5 ～ 10 年，甚至更短。因此，缩短文献出版周期、掌握最新文献信息，已成为跟上时代发展的步伐及知识更新的迫切要求，也是倡导继续教育、终生学习及构建学习型社会的重要原因。

第二节　文献检索概述

随着计算机技术、通信技术、网络技术的飞速发展和广泛应用，以及移动终端服务的开发及应用，文献、信息的载体及传输介质经历了纸质、软盘、专线联机、光盘、网络几个发展阶段。文献检索和信息检索之间的区分越来越模糊。一些学者也将文献检索扩大到信息检索，或者提出文献信息检索的概念。

一、文献检索原理（包含文献检索类型）

广义的文献检索包括文献的存储和检索两个逆向过程。检索的实质就是将用户的提问特征与文献组织方法中的标识进行对比，然后将二者相一致或比较一致的内容提取出来。因此，检索系统由两个部分组成：一个是存储过程，即把大量杂乱无序的文献信息加以科学的组织，借助检索语言，将文献转换为文献标识（标引词），使之有序化；另一个是检索过程，将用户的检索需求进行分析，转换为提问标识（检索词），并将提问标识与检索系统的文献标识进行比对，依据匹配与否，获取检索结果，如图10-1所示。

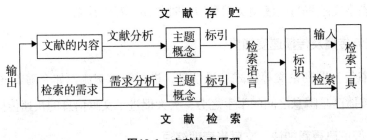

图10-1　文献检索原理

在计算机检索系统下，文献信息以数字化形式存在，它们可以是文本、图像、音频、视频等形式。对于用户来说，文献检索就是用户输入检索提问式，系统将其在数据库的特征标识系统中进行的匹配检索技术。如图10-2所示。

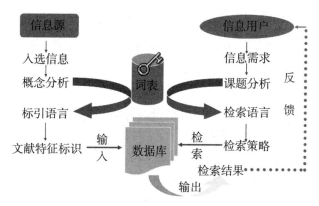

图10-2 计算机检索原理

二、文献检索语言

信息检索的过程实质上就是把检索提问与检索标识进行比较并决定取舍的过程。为了使这个过程顺利实现，检索提问与检索标识都要用一定的语言来表达，借助于这种语言，检索者和标引员才能彼此沟通。这种把存储与检索两个过程、标引员与检索者两个方面联系起来表达相同概念和主题的语言就是检索语言，也叫索引语言、标引语言。

检索语言是用于描述信息系统中信息的外表特征或内容特征、用户信息提问的专门语言，是人与信息系统对话的媒介。检索语言是由信息专业人员在自然语言基础上创建，并提供信息系统及检索人员使用。目前信息检索工具中经常使用的检索语言主要有以下两种：

（一）分类检索语言

分类检索语言是以学科体系为基础，用号码作为概念标识，按分类编排的检索语言。分类的方法能较好地体现学科的系统性，反映事物的平行、隶属和派生关系，适合于人们认识事物的习惯，有利于从学科或专业的角度进行族性检索。国内外比较重要的分类语言表有《国际专利分类表》《杜威十进分类法》《中国图书馆分类法》等。

《中国图书馆分类法》（简称《中图法》）是我国应用最广泛的分类法，不仅广泛用于各类型图书馆藏书排架和目录组织体系，还较多地应用于文献数据库和数字图书馆，以及网络资源的组织等。目前《中图法》的最新版是2012年出版的第五版。

《中图法》按学科体系，分为5个基本部类、22个基本大类。大类之下又继续划分为二级类目、三级类目等以此类推，分类号采用字母与阿拉伯数字结合的混合制号码，用一个字母表示一个大类，以字母的顺序反映大类的序列，在字母后用数字表示大类下的类目划分，采用层累制的方式。数字的编号使用小数制，即首先顺序字母后的第一位数字，然后第二位数字。见表10-1及图10-3所示。

表10-1 《中国图书馆分类法》简表（第五版）

类号	类目名称	类号	类目名称
A	马克思主义、列宁主义、毛泽东思想、邓小平理论	N	自然科学总论
B	哲学、宗教	O	数理科学和化学
C	社会科学总论	P	天文学、地球科学
D	政治、法律	Q	生物科学
E	军事	R	医药、卫生
F	经济	S	农业科学
G	文化、科学、教育、体育	T	工业技术
H	语言、文字	U	交通运输
I	文学	V	航空、航天
J	艺术	X	环境科学、安全科学
K	历史、地理	Z	综合性图书

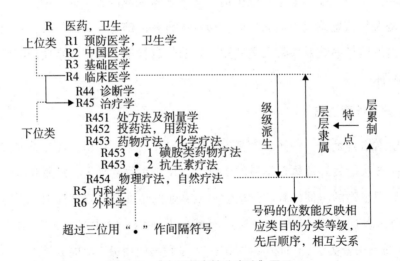

图10-3 《中国图书馆分类法》图示

（二）主题语言

主题语言是用于表达文献主题内容的词语标识系统，以语词作为概念标识，按字顺编排,应用较多的是主题词法和关键词法。

1. 主题词法

主题词又称叙词,是在标引和检索中用以表达文献主题的人工语言,具有概念化和规范化的特征。其主要特点为:

(1)采用严格的规范化词语表达某个概念,该概念的同义词、近义词、拼法变异词及缩写等,均通过参照系统指向该词条下。如:弓形足见足畸形、昏睡见睡眠期,其中足畸形、睡眠期为主题词。

(2)通过主题词与副主题词的组配,对文献进行标引。主题词表达确切的概念,如某种疾病、药物等,而副主题词用于对主题词做进一步的限定,使概念更为专指,表达的文献内容更为确切。

(3)主题词及副主题词均来源于主题词表,主题词表由主表、副主题词表、分类索引、等级索引、轮排索引等构成。

《医学主题词表》(*Medical Subject Headings*,MeSH)是美国国立医学图书馆编制的大型医学受控词表,该词表问世于20世纪60年代,1962年起每年修订再版一次。MeSH是一部规范化的可扩充的动态性主题词表,是世界上最权威的医学主题词表,已被全世界生物医学界广泛采用。MeSH主要由主题词、副主题词、补充概念名词三部分组成。词表涵盖了生物医学各个学科的相关概念。《中医药学主题词表》第一版于1987年问世,1996年修订后更名为《中国中医药学主题词表》,2008年第三次修订,2015年网络版发布并每年更新。

2. 关键词法

关键词法是为了适应计算机自动编制索引、计算机检索的需要而产生的。所谓关键词是指出现在文献或网页的题名(篇名、章节名)字段、文中关键词字段、文摘字段甚至全文中,能够表达文献实质内容的,并且能被人们作为检索入口的关键性名词术语。由于关键词表达事物和概念比较直接,不受词表控制,能及时反映新事物新概念,目前被广泛地应用于手工检索和计算机检索系统中。但关键词索引不显示词间关系,不能进行缩检和扩检,影响检索效率。不过,在计算机检索系统中,利用关键词之间的逻辑组配,在一定程度上解决了这个问题,还可采用编制禁用词表和关键词表等方法,以提高关键词抽取的准确性和对词间关系进行控制,提高检索效率。

三、文献检索方法及途径

（一）文献检索方法

简单地说，就是查找文献的方法。常用查找文献的方法有检索词法、浏览法、引文追踪法和综合法。

1.检索词法

检索词法是指直接利用检索工具（数据库）输入检索词，进行一定的条件限定而检索文献信息的方法，这是文献检索中最常用的一种方法。如：检索"乙型肝炎 AND 干扰素诱导"，限定时间为"近三年"。

2.浏览法

浏览法是指研究人员平时对与本专业或本学科相关的原始文献资料进行浏览、阅读和积累的一种方法。研究人员根据学科分类，选择本学科最新生产的文献进行浏览，不断积累相关资料，跟踪学科发展的前沿。

3.引文追踪法

此法也称参考文献查找法、跟踪法、追溯法等，它是以一篇现有文献（特别是专著和综述）为依据，以其文后所附参考文献为线索，进一步追踪、查找相关文献。这种方法的优点在于所获文献就某一课题有很强的针对性，往往会找出密切相关的重要的原始资料，并根据引证关系可获取针对同一课题的大量文献。但由于受文献资料原作者引用资料的局限性及主观随意性等因素的影响，出现获取文献的片面性及漏检现象。

4.综合法

此法又称为循环法，它是把上述两种或两种以上方法结合运用的方法。综合法既要利用检索工具进行常规检索，又要利用文献后所附参考文献进行追溯检索，分期分段地交替使用这两种方法，即先利用检索工具（系统）检到一批文献，再以这些文献末尾的参考目录为线索进行查找，如此循环进行，直到满足要求时为止。

文献检索的方法多种多样，究竟采用哪种方法更合适，需要根据学科的特点、检索的要求和检索的条件来确定，一般以检索词法为主，其他方法作为补充。

（二）文献检索途径

文献检索途径即检索工具、检索系统提供给用户用于检索所需文献的检索入口。为了适应用户多样化的需求特点，基于文献的某些特征，检索工具（检索系统）往往制作各种索引，设置各种各样的检索途径，如主题途径、题名途径、关键词途径、摘要途径、关键词途径、分类途径、著者途径、分子式途径等。

1. 主题途径

主题途径是指通过文献资料的内容主题进行检索的途径，它依据的是各种主题索引或关键词索引，检索者只要根据项目确定检索词（主题词或关键词），便可以实施检索。

主题途径检索文献的关键在于分析项目、提炼主题概念，运用词语来表达主题概念。主题途径是一种主要的检索途径。

2. 题名途径

题名途径是以书名、刊名、篇名等文献名称作为检索标识来查找文献的途径。

3. 著者途径

著者途径指从著者、编者、译者、专利权人的姓名或机关团体名称字顺进行检索的途径。许多检索系统备有著者索引、机构（机构著者或著者所在机构）索引，专利文献检索系统有专利权人索引。著者途径常常会有一些较为复杂的情况，如姓氏的单姓、复姓，带前缀的姓和带冠词的姓等。著者途径的检索，需要注意同名异人和同人异名的情况，以及中国作者英文名称的不同书写方式。

4. 分类途径

分类途径是从文献所属学科类目来检索的途径，它所依据的是检索工具中的分类索引。分类途径检索文献关键在于正确理解检索工具的分类表，将待查项目划分到相应的类目中去。

5. 其他途径

其他途径包括利用检索工具的各种专用索引来检索的途径。专用索引的种类很多，常见的有各种号码索引（如专利号、入藏号、报告号等），专用符号代码索引（如元素符号、分子式、结构式等），专用名词术语索引（如地名、机构名、商品名、生物属名等）。

四、文献检索技术

（一）布尔逻辑检索

布尔逻辑组配检索是现行计算机检索的基本技术，它利用布尔逻辑组配符表示两个检索词之间的逻辑关系，常用的组配符有："逻辑与"（AND）、"逻辑或"（OR）、"逻辑非"（NOT）三种，其优先级依次为"NOT""AND"和"OR"；改变优先级的方法是使用括号"（ ）"，括号内的逻辑式优先执行。为缩短检索式和醒目起见，有些检索系统中"AND""OR""NOT"算符可分别用"*""+""–"代替。

1. 逻辑与

逻辑与也称逻辑乘，用关系词"and"或"*"表示。A and B（或 A*B）表示两个概念的交叉和限定关系，只有同时含有这两个概念的记录才算命中信息，见图 10-4，阴影部分即为命中信息。使用"逻辑与"组配技术，将会缩小检索范围，增强检索的专指性，能够提高检索信息的查准率。

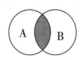

图10-4　A and B

2. 逻辑或

逻辑或也称逻辑和，用关系词"or"或"+"表示。A or B（或 A+B）表示两个概念的并列关系，记录中只要含有任何一个概念就算命中信息，即凡单独含有概念 A 或单独含有概念 B 或者同时含有 A、B 两个概念的信息均为命中信息，可用图 10-5 表示，阴影部分为命中信息。使用"逻辑或"组配技术，可扩大检索范围，能够提高检索信息的查全率。在检索中，可对与检索概念有关的同义词、近义词、相关词等用逻辑或来连接，以避免漏检。

图10-5　A or B

3. 逻辑非

逻辑非也称逻辑差，用关系词"not"或"-"表示。A not B（或 A-B）表示两个概念的排除关系，指记录中含有概念 A 而不含概念 B 的记录为命中信息，可用图 10-6 表示，阴影部分为命中信息。使用"逻辑非"组配技术，则剔除了不需要的概念，可提高检索信息的查准率，但这种方式也会排除掉相关信息，影响检索信息的查全率。

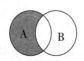

图10-6　A not B

4. 复合检索

使用布尔逻辑组配检索词构成的检索式，逻辑算符 AND、OR、NOT 的运算次序在不同的检索系统中有不同的规定，往往在检索系统的"帮助"菜单中会有说明。布尔算符的优先执行顺序一般是：逻辑非、逻辑与、逻辑或，但用括号可以规定或改变其执行顺序，三个逻辑算符和括号的配合使用，可将检索词组配成较为复杂的逻辑提问式，以满足复杂概念信息检索的需要。

（二）位置检索

布尔算符检索时，只对检索词进行逻辑组配，未限定检索词之间的位置及检索词在记录中的位置关系。在某些情况下，若不限制检索词之间的位置关系则会造成误检，影响查准率。例如检索"生物防治"的文献，若用检索式"biological*control"检索，则会将"抑制生物"（control biological）的文献也查出来，这显然不是所需文献。

位置检索也叫临近检索，是用来表达检索词与检索词之间的临近关系，并且可以不依赖主题词表而直接使用自由词进行检索的技术方法，主要应用于英文文献的检索。常用的相邻位置算符有"W""nW""N""nN""IN"等。但在不同的检索系统所采用的位置运算符是不一样的，功能也有差异，使用时应具体对待。

1. "W"算符

"W"含义为"with"。这个算符表示其两侧的检索词必须紧密相连，除空格和标点符号外，不得插入其他词或字母，两词的词序不可以颠倒。例如，检索式为"liver（W）treatment"时，系统只检索含有"liver treatment"词组的记录。

2. "Wn"算符

（Wn）表示此算符两侧的检索词必须按此前后邻接的顺序排列，顺序不可颠倒，而且检索词之间允许插词，插词量小于或等于 n 个。例如：liver（W1）treatment 检索出包含"liver-thrombolytic treatment""liver cancer treatment"和"liver Metastases treatment"的记录。

3. "N"算符

"N"的含义为"near"，这个算符表示其两侧的检索词必须紧密相连，除空格和标点符号外，不得插入其他词或字母，两词的词序可以颠倒。例如，检索式为"liver（N）treatment"时，系统检索含有"liver-treatment"和"treatment-liver"词组的记录。

4. "Nn"算符

"Nn"表示允许两词间插入最多为 n 个其他词，两词的词序可以颠倒。例如，检索式为"liver（N3）treatment"时，系统检索含有"treatment of colorectal cancer liver"和"treatment of steroid refractory liver"词组的记录。

5. "F"算符

"F"中的"F"的含义为"field"。这个算符表示其两侧的检索词必须在同一字段（例如同在题目字段或文摘字段）中出现，词序不限，中间可插任意检索词项。

6. "S"算符

"S"中的"S"算符是"Sub-field/sentence"的缩写，要求被连接的检索词必须同时出现在记录的同一句子（同一子字段）中，不限制它们在此子字段中的相对次序，中间插入词的数量也不限。

（三）截词检索（Wildcard）

在英语等西方语言中，常常有词语单、复数表示形式不同，英美拼写方式不同，词根相同、含义相近而词尾形式不同等情况，为使检索时不遗漏相关词，提高检索效率，一般信息检索系统都发展了截词技术，利用截词符来屏蔽未输入的字符。截词符根据检索系统的不同而不同，常用截词符有"？""*""$""！"等，按截词位置可分为前截词、后截词和中间截词；按截断字符数的不同，可分为有限截断和无限截断。

1. 前截词

前截词也称左截词或后方一致，截词符位于词干的前边，允许检索词的前端有若干变化形式，如?computer可检索computer、minicomputer、microcomputer等结果。

2. 后截词

后截词也称右截词或前方一致，截词符位于词干的后边，允许检索词尾部有若干变化。如computer？可检索computer、computers、computerize、computerized、computerization等结果。

3. 中间截词

也称"通用字符检索法"，截词符作为通用字符位于检索词的中间，而词的前后方一致，凡前后方一致的词，都能检出，通常用在英美对某些词的不同拼写法。如：defen*e可同时检出defence和defense的结果。

（四）短语检索功能（Phrase）

也称精确检索功能，常用""表示。当把一个短语作为一个整体进行检索时，在短语的两端加上双引号。

如"gene express"只能检出 gene express 的结果，而不会检出 express human gene、gene constructs to express 等结果。

（五）限定字段检索

文献数据库的每条记录通常都由多个代表不同信息内容的字段组成，几乎所有机检系统中均设置了字段限定检索的功能，以满足用户特定检索某一字段信息的要求。限定字段检索即指定检索词在记录中出现的字段，检索时，计算机只对限定字段进行匹配运算，以提高检索效率和查准率。不同数据库和不同种类文献记录中所包含的字段数目不尽相同，字段名称也有区别。在一些网络数据库中，字段名称通常放置在下拉菜单中，用户可根据需要选择不同的检索字段进行检索。数据库中常见的字段和代码见表 10-2。

表 10-2　数据库中常见的字段和代码

基本字段			辅助字段		
字段名称	英文全称	缩写	字段名称	英文全称	缩写
题目	Title	TI	记录号	Document Number	DN
文摘	Abstract	AB	作者	Author	AU
叙词	Descriptor	DE	作者单位	Corporate Source	CS
标题词	Identifier	ID	期刊名称	Journal	JN
			出版年份	Publishing Year	PY
			出版国	Country	CO
			文献类型	Document Type	DT
			文献性质	Treatment Code	TR
			语种	Language	LA

五、文献检索的步骤

文献检索步骤与检索的具体要求密切相关，科技文献检索中最常见的检索要求是查找有关某一课题的针对性文献，大致可分为以下几个步骤：

（一）分析检索课题，明确检索要求

1. 分析主题内容，确定检索主题词

对检索课题进行深入的主题分析，明确所需文献的具体内容、性质和特点，并形

成检索的主题概念，力求检索的主题概念能准确地反映检索要求，并找出与之有关的所有主题词。

2. 根据检索的主题概念，确定课题涉及的学科范围

当课题涉及多学科时，以主要学科为检索重点，次要学科为补充，以全面系统地检得所需文献。

3. 分析文献类型，提高检索的针对性

若进行基础理论研究，侧重于期刊、图书和学位论文；搞技术创新，侧重于专利文献；做定型产品设计，侧重于标准文献；探讨科学的最新发展及动向研究，侧重于科技报告和会议文献。

4. 分析查找年代

根据课题的历史背景和检索要求，确定检索的最有可能、最为适宜的时间范围。如申请专利的查新检索，回溯年限要长；而了解课题的研究水平与动向等，回溯时间可短。

（二）选择检索工具，确定检索方式

由于用于检索数字资源的数据库种类很多，各数据库的内容也有很大差别，正确选用合适的数据库就显得非常重要。选择数据库之前应弄清课题明确的检索要求，所需要的主要文献类型等事项。

许多数据库提供多种检索方式，如《中国期刊全文数据库》提供了初级检索、高级检索、专业检索和分类检索等途径，搜索引擎如百度等提供简单检索与高级检索界面。

（三）选择检索途径，确定检索策略式

数据库都会根据文献的内容特征和外部特征提供多种检索途径，除主要利用主题途径、篇名途径、摘要途径和关键词途径外，还应充分利用分类途径、著者途径等多方位进行补充检索，以避免单一途径不足所造成的漏检。

检索策略式是通过检索界面的构造来表达用户检索提问的逻辑表达式。一般一个课题需用多个检索词表达，并且将这些检索词用一定的方法确定关系，以完整表达一个统一的检索要求。在编制检索提问式时，准确、合理地运用位置逻辑算符、截词符、字段符等技术是编制检索式的基本要求。

（四）查找相关文献，修正检索策略式

实施检索后，获得的检索结果即为文献线索，对文献线索进行整理，分析其相关程度。根据检索的结果，判断检索策略式是否合适。如果检索的结果不合适，就需要分析原因，修正检索策略式。经过反反复复的实验性检索，直到结果符合要求为止。

（五）获取原始文献

对于全文数据库，多数文献可以直接下载全文。对于不能直接下载全文的文献，可根据检索结果中提供的文献线索，索取原文。

六、文献检索的评价

（一）文献检索评价的指标

信息检索效果是指信息检索系统检索的有效程度。查全率和查准率是信息检索效果评价的两个定量指标，是用来评价每次检索的全面性和准确性，以及信息检索系统评价中衡量系统检索性能的重要指标。

1. 查全率

这是指检出的相关文献数占系统中检出文献总数的百分比，它反映该系统文献库中实有的相关文献量在多大程度上被检索出来。

2. 查准率

这是指检出的相关文献数占检出文献总数的百分比，它反映每次从该系统文献库中实际检出的全部文献中有多少是相关的。

（二）检索策略调整

1. 扩检

（1）原因分析：输出篇数过少，多数由漏检造成，具体原因如下：

①对检索词进行限制或限制过严，包括字段、时间、分类限制等。

②检索概念不全面，未考虑其上位类。

③同义词、近义词、缩写词等没有充分考虑，如仅使用"乙肝"，未使用"乙型肝炎"。

④检索词过多且用"逻辑与"进行组配。

⑤所选数据库收录范围较小或不全面。

（2）调整方法：扩大检索范围，提高查全率，具体措施如下：

①限制条件：如字段、时间、类型等，尤其改变检索字段，如题名→摘要→关键词→全文。

②检索词：选全同义词、近义词（用 or 连接）；使用规范主题词（有词表）；降低检索词的专指度，选一些上位词或相关词。

③构造恰当的检索提问：减少 and 运算，增加 or 运算，选择模糊匹配方式等。

④试检其他同类数据库。

2. 缩检

（1）原因分析：输出篇数过多，多数由误检造成。具体原因如下：

①没有对检索词进行限制或限制过松，包括字段限制，时间限制，分类限制等。

②主题概念不够具体或具有多义性而导致误检，如检索世界贸易组织（The World Trade Organization）仅输入"WTO"，系统可能会检索出"World Tourism Organization"（世界旅游组织）。

③对所选的检索词截词截得过短，如使用 compu? 进行检索，会有太多检索结果。

④输入检索词太少。

（2）调整方法：缩小检索范围，提高查准率。具体措施如下：

①限制条件：如字段、时间、类型等，尤其改变检索字段，如全文→关键词→摘要→题名。

②选择合适的检索词：尽量使用专指词、特定概念或非常用词，避免普通词、泛指概念。

③构造恰当的检索提问：增加 and 运算，减少 or 运算，选择精确匹配方式等，还可利用"二次检索"。

④增加适当的检索词。

第三节　中医文献检索数据库

中医学历史悠久，先辈们为我们留下了浩如烟海的中医药古代文献。同时，在现代的中医药研究和实践中，也不断积累着新的经验和知识，形成了大量的中医药现代文献。如何检索和利用好这些文献资源，是中医药临床和研究人员必须掌握的一门技术。

一、中医古籍文献检索

（一）中医药参考工具书

参考工具书（Reference Book）是专供查参考资料和线索的特种图书，它广泛汇集某一学科范围的知识信息，按照一定的体例和检索方法编排而成。常用参考工具书的类型包括：字典、词典、百科全书、年鉴、手册、名录、图谱等。

1.《中医大辞典》

本辞典第一版由中国中医研究院及广州中医学院编写，由人民卫生出版社于1981年出版，是我国第一部现代中医大型综合性辞书，是卫生部医学科学发展规划重点课题之一。全书选收中医基础理论、临床、针灸、中药、方剂、人物、文献、推拿、气功等条目，释文简明扼要，并于定义后进行解释。

2.《中药大辞典》

本辞典第一版由江苏新医学院编写，由上海科学技术出版社于1977年出版。全书分为上、下两册及附编，收载药物5767味，包括植物药4773味，动物药740味，矿物药82味，以及传统作为单位药使用的加工制成品等172味。该书以中药正名为辞目，下分异名、基原、原植（动、矿）物、栽培（饲养）、采集、制法、药材、成分、药理、炮制、性味归经、功用主治、用法用量、宜忌、选方、临床报道、各家论述、备考等19项，顺序著录，内容全面。

3.《中药辞海》

本辞海第一版由《中药辞海》编辑组编写，由中国医药科技出版社于1993年出版，是一部综合性的中药工具书，分为4卷，每卷书后，附有中药拉丁学名索引。全书收载条目4万余条，各条目按中文名称首字笔画数顺序排列，并分为12类，可根据需要按类查找。

4.《中医方剂大辞典》

本辞典第一版由彭怀仁主编，由人民卫生出版社于1993年出版，收录自秦汉时期到1986年底计1800余种中医药文献记载的96592首方剂，以方剂名称为辞目，辞目又分正辞目和副辞目，正辞目下设方源、异名、组成、用法、功用、主治、宜忌、加减、方论选录、临证举例、现代研究、备考等；副辞目则仅写其名称与出处，与相关正辞目的关系。附编有全书方名总录、疾病名称索引、参考书目索引、古今度量衡对照表等。

5.《伤寒论辞典》

本辞典第一版由刘渡舟主编，由解放军出版社于 1988 年出版。这是一部集注性辞典，以《伤寒论》全部文字和名词术语作为收录对象，是研究《伤寒论》的专用参考工具书。全书共收录词目 2274 条，其中单字词目 1035 条。正文按词目笔画排列，每一词条按注音、释义、例证及各家论述进行著录，凡引用文献均注明出处。

6.《中医药常用名词术语辞典》

本辞典第一版由李振吉主编，由中国中医药出版社于 2001 年出版，是中医药学专业性辞典，是一部查检中医药常用名词术语的综合性工具书，共收载中医基础理论、中药、方剂、诊断、内经、伤寒、金匮、温病、中医内科学、中医外科学、中医妇科学、中医儿科学、中医骨伤科学（含骨伤科学基础、筋伤学、正骨学、骨病学）、针灸学、推拿学、中医眼科学、中医耳鼻喉科学、中医急症学等学科的常用名词术语共 5701 条。释文一般先定性后解释，包括拼音、分类、出处、定义、释义。词目按学术体系分为：阴阳五行、藏象、气血津液精神、经络、病因、病机、诊法、辨证、治则治法（含内治法、外治法、专科治法）、中药、方剂、疾病、养生康复、五运六气等词目系统。

7.《黄帝内经大辞典》

本辞典由周海平等主编，由中医古籍出版社于 2006 年出版，共收辞目 10900 余条，是目前收辞最多、词义新解最多的一部大型内经学专用工具书。本辞典解释词义以词性为纲，各项具体含义为目，层次清楚，一目了然。在解释义项之后，引录《黄帝内经》原文，并将其用重点号标出。书后附有汉语拼音索引，便于查找。

8.《温病学辞典》

本辞典由李湘云主编，由中医古籍出版社于 1991 年出版。从《温病条辨》《温热经纬》《温疫论》等温病学经典著作中选择温病学基础理论、历史文献、医学精句，以及有关温病病名、病因、病理、症状、治则等类词目 1833 条。

9.《新编针灸大辞典》

本辞典由程宝书编著，由华夏出版社于 1995 年出版。收录针灸学及相关辞目，内容包括经络、经穴、奇穴、针灸法、其他疗法（耳针、头针等）、疾病针灸治疗仪器、针灸歌赋、针灸医家、针灸医籍等。

（二）中医药古籍数据库

1.《中华医药典籍资源库》

中国国家图书馆（国家古籍保护中心）逐步建设中华医药典藏资源库，目前先对221种中医古籍影像进行发布测试，网页截图见图10-7。

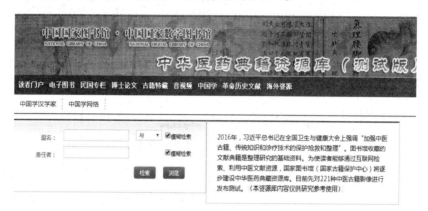

图10-7　中华医药典籍资源库页面

2.《书同文古籍数据库》（需购买使用）

书同文古籍全文检索软件是一个超大型古籍全文检索数据库，现有20多个分库，其中的《中医中药古籍大系》全文库共汇集历朝各代经典中医中药著作104部及《日本医书》100部，包括了著名的中国历史上最大的方剂书籍《普济方》和《本草纲目》著作，堪称中医中药古籍较为齐全的总汇。

该数据库为全文资源数据库，提供影印本与电子版之间的切换，提供字、句检索，并实现简繁体通查；内容可复制，复制粘贴文本时候，出处自动带出；提供免安装式在线手写，帮助冷僻字输入。如图10-8、图10-9所示。

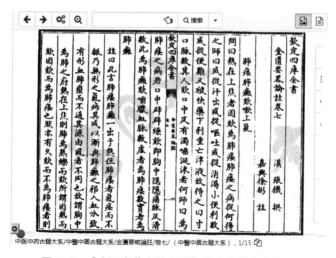

图10-8　《中医中药古籍大系》全文库影印本页面

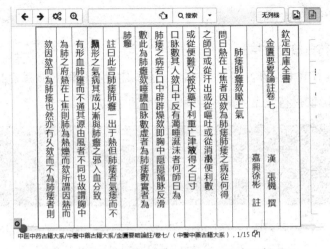

图10-9 《中医中药古籍大系》全文库电子版页面

《书同文古籍数据库》还包括《四部丛刊》分库。《四部丛刊》是 20 世纪初由著名学者、出版家张元济先生汇集多种中国古籍经典纂辑的。学者们公认此书的最大特色是讲究版本。纂辑者专选宋、元、明旧刊（间及清本者，则必取其精刻）及精校名抄本。多年来，该书一直深受文史工作者推崇，所收书常被用作古籍整理的底本。该书电子版底本采用北京大学图书馆善本部藏上海涵芬楼影印《四部丛刊》（图 10-10 ）。

其中包括：

《四部丛刊》初编 民国十一年（1922）上海商务印书馆再版影印本

《四部丛刊》续编 民国二十一年（1932）上海商务印书馆再版影印本

《四部丛刊》三编 民国二十五年（1936）上海商务印书馆初版影印本

以上共计收书 504 种、3134 册、232478 页，近九千余万字。每编内皆分经、史、子、集四部。所收书主要来源于上海涵芬楼、江南图书馆、江南书寓及其他藏书家的珍本藏书。

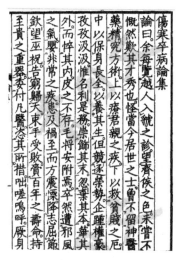

图10-10　《四部丛刊》分库影印本页面

二、现代中医文献检索

（一）中国知网（CNKI）

中国知网，源自中国国家知识基础设施（China National Knowledge Infrastructure，CNKI）的概念，CNKI 工程是以实现全社会知识资源传播共享与增值利用为目标的信息化建设项目，由清华大学、清华同方发起，始建于 1999 年 6 月。CNKI 中的文献信息资源有《中国学术期刊（网络版）全文数据库》《中国优秀硕士学位论文全文数据库》《中国博士学位论文全文数据库》《中国重要报纸全文数据库》《中国重要会议论文全文数据库》《国际会议论文全文数据库》《中国工具书网络出版总库》《中国专利全文数据库》《中国引文数据库》等多种数据库，涵盖多种文献类型资源，其中以《中国学术期刊（网络版）全文数据库》影响最大、利用率最高。

2016 年，该数据库又推出了移动端应用服务，通过在手机上下载"CNKI 全球学术快报 App""CNKI 手机知网 App"等应用，可进行文献的检索、在线浏览及下载功能，提供更为方便快捷的文献资源利用途径。

《中国学术期刊全文数据库》以学术、技术、政策指导、高等科普及教育类期刊为主，内容覆盖自然科学、工程技术、农业、哲学、医学、人文社会科学等各个领域，收录国内学术期刊 8000 余种，全文文献总量 5036 余万篇，自 1915 年至今出版的期刊，部分期刊回溯至创刊。产品分为十大专辑：基础科学、工程科技Ⅰ、工程科技Ⅱ、农业科技、医药卫生科技、哲学与人文科学、社会科学Ⅰ、社会科学Ⅱ、信息科技、经济与管理科学，十大专辑下又分为 168 个专题。

1. 检索方式

该数据库有分类浏览检索、初级检索、高级检索、专业检索、作者发文检索、科研基金检索、句子检索和来源期刊检索等多种检索方式（图 10-11）。

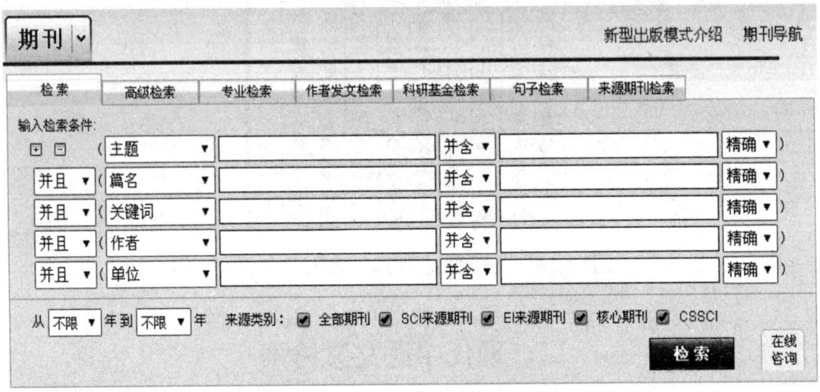

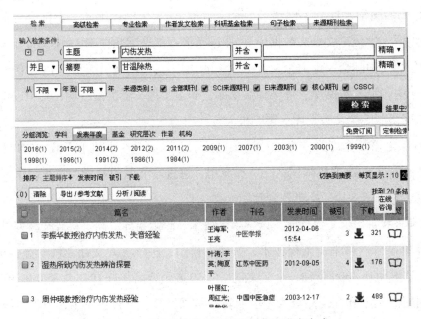

图10-11 CNKI的不同检索方式

2. 检索结果浏览及排序

检索结果中提供多种分组浏览方式，包括学科、发表年度、基金、研究层次、作者、机构；提供多种排序方式，包括主题排序、发表时间排序、被引排序、下载排序（图 10-12）。

图10-12 CNKI检索结果多种浏览及排序方式

3.检索结果的输出

检索结果输出形式包括题录信息输出和全文下载。题录信息输出依据需求可以有多种输出方式，并可以导出与相关文献管理软件相匹配的文献格式（图10-13）。

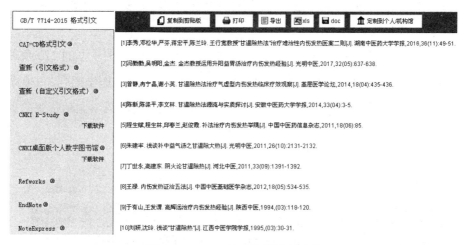

图10-13　CNKI检索结果输出形式

4.全文下载

CNKI 将具体的某一篇文献称之为"知网节"，通过文献的引用和被引用关系，形成知识的网状结构。CNKI 全文有两种格式，CAJ 和 PDF 格式。CAJ 格式文献，需要通过 CNKI 官网提供的 CAJ Viewer 全文浏览器或者 E-Study 文献管理软件进行阅读。PDF 格式文献，需要 Adobe Acrobat Reader 全文浏览器进行阅读（图10-14）。

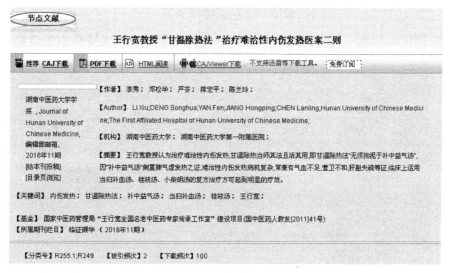

图10-14　CNKI全文下载页面

（二）万方医学网

万方医学网为万方数据股份有限公司联合国内医学权威机构、医学期刊编辑部、医学专家，推出的面向广大医院、医学院校、科研机构、药械企业及医疗卫生从业人员的医学信息整合服务平台。

万方医学网独家收录中华医学会、中国医师协会等权威机构主办的 220 余种中外文医学期刊，拥有 1000 余种中文生物医学期刊、4100 余种外文医学期刊、930 余部医学视频等医学资源，该网站已成为中国医疗卫生专业人士查阅医学文献资源的重要网站（图 10-15）。

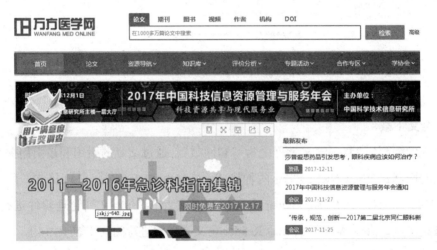

图10-15　万方医学网页面

其提供简单检索、高级检索及专业检索三种检索方式，支持布尔逻辑检索（图 10-16）。

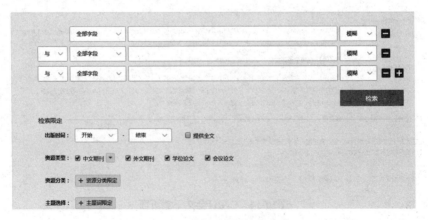

图10-16　万方医学网检索方式

（三）《中文科技期刊数据库》

《中文科技期刊数据库》是维普资讯最新推出的期刊资源型产品（图 10-17）。

期刊总量：14000 余种，其中现刊 9456 种。

文献总量：5900 余万篇。

回溯年限：1989 年，部分期刊回溯至创刊年。

更新周期：中心网站日更新。

学科分类：医药卫生、农业科学、机械工程、自动化与计算机技术、化学工程、经济管理、政治法律、哲学宗教、文学艺术等 35 个学科大类，457 个学科小类。

检索方式：文献检索、期刊检索、主题检索、作者检索、机构检索、基金检索、学科检索、地区检索，以及基于这 8 个维度的综合检索。如图 10-18 所示。

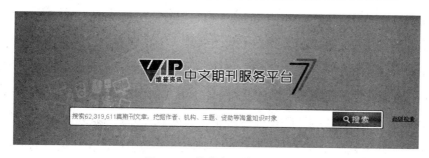

图10-17 维普资讯检索页面

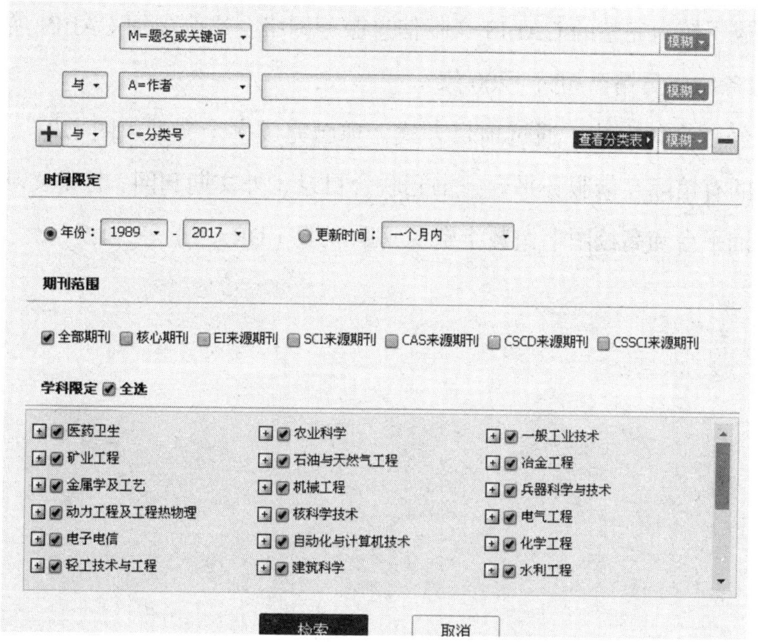

图10-18 维普资讯学科分类及检索方式

第四节 文献信息服务保障系统

一、中国高等教育文献保障系统（CALIS）

中国高等教育文献保障系统（China Academic Library & Information System，简称 CALIS）网址为 http://www.calis.edu.cn/（图 10-19），是经国务院批准的我国高等教育总体规划中三个公共服务体系之一。CALIS 的目的是将高校丰富的文献资源和人力资源整合起来，建设以中国高等教育数字图书馆为核心的教育文献联合保障体系，实现信息资源共建、共知、共享，为中国的高等教育服务。

CALIS 管理中心设在北京大学，下设了文理、工程、农学、医学四个全国文献信息服务中心，华东北、华东南、华中、华南、西北、西南、东北七个地区文献信息服务中心和一个东北地区国防文献信息服务中心，其中医学中心位于北京大学医学部。

从 1998 年开始建设以来，CALIS 管理中心引进和共建了一系列国内外文献数据库，包括大量的二次文献库和全文数据库；采用独立开发与引用消化相结合的道路，主持开发了联机合作编目系统、文献传递与馆际互借系统、统一检索平台、资源注册与调度系统，形成了较为完整的 CALIS 文献信息服务网络。迄今参加 CALIS 项目建设和获取 CALIS 服务的成员馆已超过 1200 家。

CALIS 经过多年运营，通过项目方式，现已完成多个文献（图书馆）服务平台建设，较常用的有馆际互借服务平台、书刊联合目录、外文期刊网、E 得文献获取、E 问联合参考咨询平台和高校图书馆数字资源采购联盟（DRAA）等。

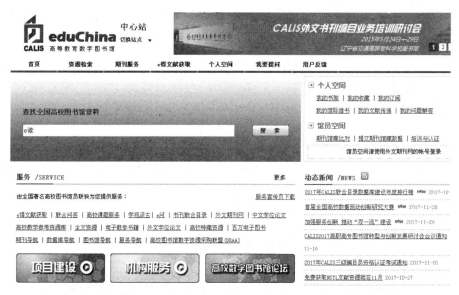

图10-19　中国高等教育文献保障系统（CALIS）主页

CALIS 外文期刊网（http：//ccc.calis.edu.cn/）是面向全国高校广大师生的一个外文期刊综合服务平台。平台收录近 10 万余种高校收藏的纸本期刊和电子期刊信息，其中有 4 万多种期刊的文章篇名信息周更新，目前期刊文章的篇名目次信息量达 8000 多万条且资源在不断增长中（图 10-20）。

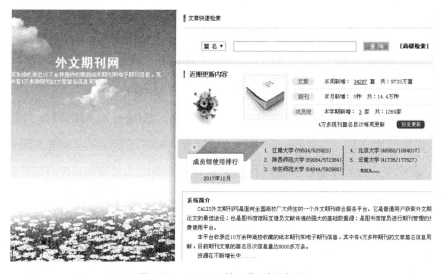

图10-20　CALIS外文期刊网主页

二、国家科技图书文献中心（NSTL）

国家科技图书文献中心（National Science and Technology library，NSTL）网址为

http://www.nstl.gov.cn/（图 10-21），是经国务院领导批准，于 2000 年 6 月 12 日成立的一个基于网络环境的科技信息资源服务机构。中心由中国科学院文献情报中心、中国科学技术信息研究所、中国农业科学院农业信息研究所、中国医学科学院医学信息研究所等 7 家机构组成。

按照"统一采购、规范加工、联合上网、资源共享"的原则，采集、收藏和开发理、工、农、医各学科领域的科技文献资源，建设成为国内权威的科技文献信息资源收藏和服务中心，面向全国开展科技文献信息服务。用户可以通过申请文献传递的方式获取文献全文。

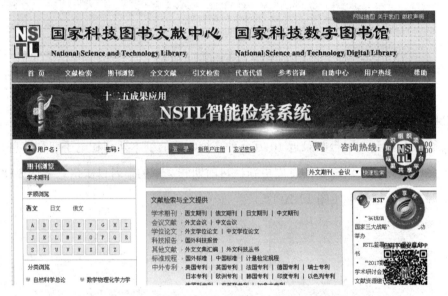

图10-21　国家科技图书文献中心（NSTL）主页

NSTL 提供二次文献检索服务及原文传递服务，普通互联网用户可以免费检索 NSTL 提供的二次文献，注册用户可申请原文服务。NSTL 平台现收录学术期刊、会议文献、学位论文、科技报告、标准规程、中外专利等多种文献类型。NSTL 成员馆收藏有这些文献的原文，注册用户可以随时向 NSTL 提出原文请求，NSTL 在一个工作日内将原文复印件或原文电子版有偿发送给用户（图 10-22）。

除此之外，NSTL 以国家形式，申请部分国外网络版期刊、购买国际部分回溯数据库，通过 NSTL 的服务平台免费为全国非营利学术型用户提供服务，面向中国内地学术界用户开放。用户为了科研、教学和学习目的，可少量下载和临时保存这些网络版期刊文章的书目、文摘或全文数据。另外，NSTL 与中国科学院及 CALIS 等单位联合购买国外网络版期刊，并组织开发了大量互联网免费获取的全文文献，面向中国内地部分学术机构用户开放。

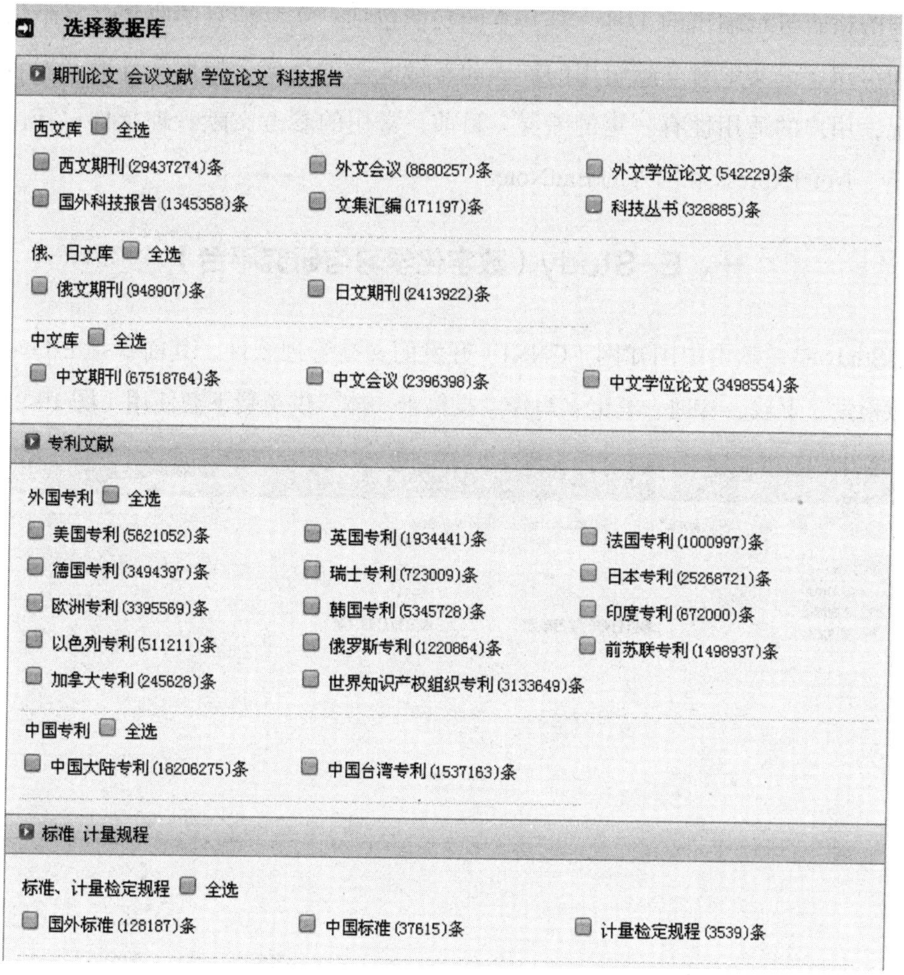

图10-22 国家科技图书文献中心（NSTL）数据库分类

第五节 文献管理软件

随着科技文献的快速增长和电子文献的快速发展，科研人员面对的文献信息的数量和类型越来越多，越来越丰富，在科学研究工作中，科研人员需要对各类文献进行获取、阅读和分析，传统的文件夹式的手工文献管理方式不能满足大量、多模式信息的存储、组织、检索和使用等各方面的需要。因此，能对文献进行有效管理的文献管理软件应运而生。

文献管理软件是一种帮助用户对各类型文献信息进行高效收集、管理、检索及按照不同的格式进行输出的工具。其基本的功能包括：文献信息的收集、文献信息的整理和组织、论文中对文献引用的插入和参考文献的生成。根据软件的开发者和收费情况，用户的适用性有一定的差异。目前，常用的参考文献管理软件包括国内的E-Study、NoteExpress 和国外的 EndNote。

一、E-Study（数字化学习与研究平台）

E-Study 是一款由中国知网（CNKI）开发的文献管理软件，其前身是 E-Learning，集文献检索、下载、管理、笔记、写作、投稿于一体，供免费下载使用（图 10-23）。

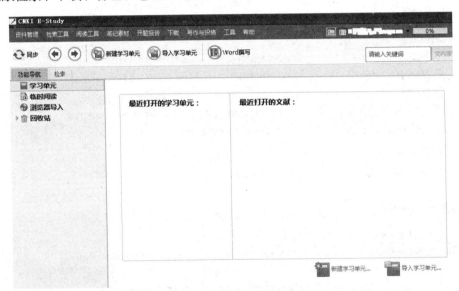

图10-23　E-Study主界面

E-Study 主要包括以下功能：

1. 一站式阅读和管理平台

E-Study 支持多类型文件的分类管理，支持目前全球主要学术成果文件格式，包括CAJ、KDH、NH、PDF、TEB 等文件的管理和阅读。新增图片格式文件和 TXT 文件的预览功能。

2. 文献检索和下载

支持 CNKI 学术总库、CNKI Scholar、CrossRef、IEEE、Pubmed、ScienceDirect、Springer 等中外文数据库检索及文献信息导入学习单元中；支持将题录从浏览器中导入、下载到 CNKI E-Study 的"浏览器导入"节点。

3. 深入研读

支持对学习过程中的划词检索和标注，包括检索工具书、检索文献、词组翻译、检索定义、Google Scholar 检索等；支持将两篇文献在同一个窗口内进行对比研读。

4. 记录数字笔记

支持将文献内的有用信息记录成为数字笔记，并可随手记录读者的想法、问题和评论等；支持笔记的多种管理方式，包括时间段、标签、笔记星标；支持将网页内容添加为笔记。

5. 支持写作与排版、在线投稿

基于 Word 的通用写作功能，提供了面向学术等论文写作工具，包括插入引文、编辑引文、编辑著录格式及布局格式等；提供了数千种（中文期刊 700 余种，外文期刊 400 余种）期刊模板和参考文献样式编辑。撰写排版后的论文，作者可以直接选刊投稿，即可进入期刊的作者投稿系统。

6. 云同步

微软系统计算机、MAC 上学习单元实时同步。注册 CNKI 账号，可以同步在微软系统计算机、MAC 上创建、收藏的文献。

二、NoteExpress

NoteExpress（NE）是北京爱琴海软件公司开发的专业文献检索与管理系统，其核心功能涵盖了"知识采集，管理，应用，挖掘"等知识管理的所有环节，需购买使用（图 10-24）。

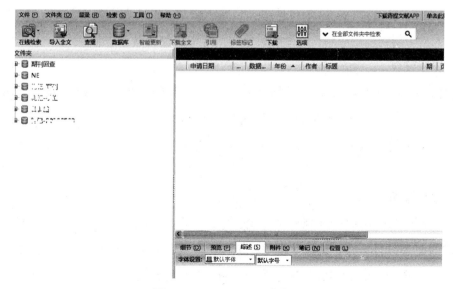

图10-24　NoteExpress主界面

NE 主要包括以下功能：

1. 文献数据收集

题录采集支持数据的手工录入，支持从本地文件中导入用户以前搜集的各种文献资料题录，支持搜索互联网在线数据库、在线书店和电子图书馆和检索结果的直接导入，从而快速形成个人的参考文献数据库。

2. 题录信息管理

其可对参考文献数据库进行分类、排序、查重、编辑、统计、标识文献重要程度等操作。提供多种检索途径，检索结果能够保存到特定目录，形成一个研究方向专题。提供题录的导入导出，方便数据的共享交流。

3. 参考文献管理

题录使用提供快速检索和浏览功能，帮助用户了解研究方向的最新进展。提供 MS Word 插件，可在正文中的指定位置添加相应的参考文献注释或说明，并可在文章末尾按照不同期刊的格式要求，自动生成参考文献列表。

4. 全文文献管理

其以附件方式保存参考文献的全文及相关资源，如电子书、图形、表格等，并将题录、笔记和附件关联成一个整体，形成个人的知识管理系统。

三、EndNote

EndNote（EN）是最早出现的参考文献管理工具之一，由美国科学信息所（ISI Research soft）于 20 世纪 80 年代推出，是文献管理者的先驱，界面简单，搜索方便，在科研人员中得到广泛应用，需要购买使用。其主要包括以下功能：

1. 资源整合

提供了互联网上 1500 多种数据库的接口，包括著名的 Web of Science、Pubmed、Ovid、the Library of Congress 等，可以进行在线搜索，提供了 600 多个导入过滤器，帮助用户把不同数据库的检索结果直接导入应用程序之中，从而快速创建个人数字图书馆。

2. 文献管理

EN 图书馆支持多种文献类型的存储，包括书目、图像、PDF 文件等，可根据需要对存储的记录进行查找、编辑、排序、统计、查重、添加笔记、全文管理（PDF、图片、表格、其他文件）、链接转换、数据库输出及合并数据库等操作，实现个人图书馆的有效组织和管理。

3. 论文模板

EN 提供了内建的 Word 模板，能够协助用户进行稿件的创建，帮助用户通过出版商严格的稿件要求。EN 目前提供了 180 多种刊物的论文模板供用户选择使用。

4. 文献引用

EN 与 MS Word 无缝集成，可以在 Word 文档中定位引用参考文献，自动生成引用标记和规范的、符合出版版式的参考文献格式。到目前为止，已提供了超过 2800 种重要期刊的引用及参考文献著录格式，涵盖了如人文科学、生物医学、物理、生命科学和社会科学等多个领域。

参考文献

[1] 申杰，徐宗佩.中医科研思路与方法[M].北京：科学出版社，2013.

[2] 季光，赵宗江.科研思路与方法[M].北京：人民卫生出版社，2016.

[3] 申杰，王净净.医学科研思路与方法[M].北京：中国中医药出版社，2016.

[4] 王福彦.医学科研方法[M].北京：人民军医出版社，2012.

[5] 刘平.中医药科研思路与方法[M].北京：人民卫生出版社，2012.

[6] 闫永平.临床流行病学[M].北京：人民卫生出版社，2009.

[7] 詹思延.流行病学[M].7版.北京：人民卫生出版社，2014.

[8] 王家良.临床流行病学——临床科研设计、测量与评价[M].4版.上海：上海科学技术
    出版社，2014.

[9] 刘建平.循证医学与中医药现代化[J].华西医学，2002，17（3）：289-290.

[10] Critchley J A, Zhang Y, Suthisisang C C, *et al*. Alternative Therapies and Medical Science：
    Designing Clinical Trials of Alternative/Complementary Medicines——Is Evidence-Based Traditional
    Chinese Medicine Attainable?[J]. *Journal of Clinical Pharmacology*, 2000，40（5）：462-467.

[11] 刘建平.循证中医药临床研究方法[M].北京：人民卫生出版社，2000.

[12] 申杰.假说在中医科研中的作用[J].天津中医药大学学报，2002，21（3）：58-59.

[13] 黄敏娜，贾英杰，陈军，等.中医药治疗肿瘤相关性贫血疗效的Meta分析[J].中国中西医结合
    外科杂志，2017，23（4）：343-348.

[14] 张前德，郁斌.中医药临床科研应遵循的伦理学原则[J].南京中医药大学学报（社会科学
    版），2001，1（3）：141-143.

[15] 胡雁.护理研究[M].4版.北京：人民卫生出版社，2012.

[16] 刘民.医学科研方法学[M].2版.北京：人民卫生出版社，2014.

[17] 王家良.循证医学[M].2版.北京：人民卫生出版社，2010.

[18] 康德英，许能锋.循证医学[M].3版.北京：人民卫生出版社，2015.

[19] 方积乾.卫生统计学[M].7版.北京：人民卫生出版社，2013.

[20] 李立明.流行病学[M].6版.北京：人民卫生出版社，2011.

[21] 孙振球，徐勇勇.医学统计学[M].4版.北京：人民卫生出版社，2014.

[22] 陶茂萱，郭忠琴.SPSS统计软件在生物医学领域中的应用[M].银川：宁夏教育出版社，2001.

[23] 金丕焕，陈峰.医用统计学方法[M].4版.上海：复旦大学出版社，2009.

[24] 王雪苔.针灸的国际化与现代化[J].中国针灸，2004，24（2）：75.

[25] 杨承智.从针灸角度论述中医现代化的问题[J].针灸临床杂志，2002，18（2）：3.

[26] 郜守兰，任宏丽.近代针灸发展的历史特点[J].中医文献杂志，2012，30（2）：50-51.

[27] 胡继明，马文涛，童华，等.他山之石，可以攻玉——浅析国外针灸与经络研究40年[J].中国针灸，2001，21（12）：753-757.

[28] 李连达.解放思想，转变观念，实现中医药现代化[J].中国中西医结合杂志，2001，21（7）：490.

[29] 雒成林.紧紧把握中医学术思想积极探索现代针灸医疗器械开发与创新研制[J].中华中医药学刊，2007，25（2）：392.

[30] 张斌.针灸器械的类别与原理探讨[J].陕西中医学院学报，2004，27（5）：17.

[31] 齐丽珍，黄琴峰，黄颖.从现代中医期刊透视针灸疾病谱[J].上海针灸杂志，2006，25（11）：47.

[32] 张全爱，李彤，黄迪君.针灸科研的现状与思考[J].上海针灸杂志，2007，26（11）：33.

[33] 郭义，罗汀，李庆雯.针灸临床科研思路探讨[J].中国针灸，2005，25（1）：3.

[34] 许建阳.关于针灸学科研的思考[J].中国针灸，2001，21（8）：467.

[35] 范刚启，王茵萍，何崇，等.实现针灸科研思维模式的转变[J].中国针灸，2002，22（9）：631.

[36] Sackett DL，Straus SE，Richardson WS，*et al. Evidenced-based Medicine*：*How to Practice and Teach EBM* [M]. 2nd ed. Edinburgh：Churchill Livingstone，2000.

[37] 梁万年.临床医学研究方法[M].北京：北京科学技术出版社，2002.

[38] 王吉耀.循证医学与临床实践[M].北京：科学技术出版社，2002.

[39] 秦殿启.泛在信息社会公民信息素养教育的探索[J].图书情报工作网刊，2012（08）：43-48.

[40] 方平.医学文献检索[M].北京：人民卫生出版社，2005.

[41] 周汝英.中国古代文献新论[J].社会科学战线，2004（01）：261-263.

[42] 王绍平，陈兆山，陈钟鸣.图书情报辞典[M].北京：汉语大词典出版社，1990.

[43] 张华敏，符永驰.中医药图书馆学[M].北京：科学出版社，2016.

[44] 方海红.《中图法》中的特殊编号制度浅析[J].图书馆学研究，1998（01）：46-48.

[45] 国家图书馆《中国图书馆分类法》编辑委员会.中国图书馆分类法[M].5版.北京：北京图书馆出版社，2010.

[46] 崔蒙，吴朝晖，乔延江.中医药信息学[M].北京：科学出版社，2015.

[47] 严怡民.情报学概论[M].武汉：武汉大学出版社，1983.

[48] 蒋永光.中医药情报信息方法[M].北京：中国医药科技出版社，1999.

[49] 蔡敏.三种常用参考文献管理软件比较研究[J].现代情报，2007，27（10）：176-179.